国家社会科学基金项目"失能老年人家庭照顾者压力及社会支持研究"(13CRK012)成果

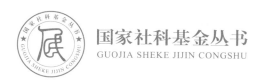
国家社科基金丛书
GUOJIA SHEKE JIJIN CONGSHU

被隐匿的光景

——失能老年人家庭照顾者压力及社会支持研究

The Invisible Life：
Stress and Social Support of Family Caregivers of the Disabled Elderly

梁丽霞 著

人民出版社

目　　录

表 目 录

图 目 录

前　　言

随着全世界范围内人口老龄化的快速发展,失能老人群体的养老问题日益受到重视。人口老龄化、高龄化、失能化是贯穿我国 21 世纪的基本国情,在新时代背景下,经济、政治以及社会的不断变迁为家庭养老带来巨大冲击,如何维系家庭照顾能力与资源,提升家庭照顾品质,实现"失能老年人老有所依、老有所养"以及"失能老人家庭照顾者愿养、乐养、能养"的目标,已成为政府有关部门以及学术界、实务界关注的议题。在这个过程中,失能老人的照顾问题开始进入公共政策领域,"失能老人家庭照顾者"这一群体也不再处于"被隐匿"的状态,他们的处境、需求以及支持体系的建构等问题,逐渐引起学者们的重视。

本书研究的总体目标是通过实证研究了解失能老人家庭照顾者的角色承担状况、其承担照顾工作过程中的压力状况,以及其需求及需求满足状况,并通过对域外失能老人家庭照顾者社会支持及相关政策的梳理,建构适合我国国情的失能老人家庭照顾者的社会支持体系,为今后制定失能老人家庭照顾者的公共政策以及开展失能老人家庭照顾者的社会支持性服务提供理论和实务依据。

围绕这一总体目标,结合研究问题及研究对象的特点,本研究所使用的研究方法主要是质性研究方法。根据研究计划,本研究围绕研究目标,沿着"规范研究—实证研究—对策研究"的思路,以及"失能老人家庭照顾者压力—失能老人家庭照顾者需求—失能老人家庭照顾者社会支持体系"的分析框架展开,有步骤地完成了如下工作:

1.查阅了国内外大量的相关文献,深入开展文献综述,系统梳理了国内外学术界对"照顾"内涵的拓展性理解,关于"家庭照顾者"相关问题的理论与应用研究成果,以及国际上相关国家及中国港台等地区家庭照顾者的社会支持体系的构建经验,为研究提供学理基础,进而明确了本研究的定位及研究视角,确定了研究的基本理念与分析框架。

2.分析了失能老年人家庭照顾关系。分别从横向和纵向两个角度出发,对失能老年人家庭照顾关系的特点进行总结分析;对本研究中访谈的20个失能老人家庭的照顾关系进行梳理,绘制出20个失能老人家庭照顾关系图谱;同时,对失能老人家庭照顾者的照顾工作的内容和特点进行总结。

3.分析了失能老年人家庭照顾者的角色。对失能老年人家庭照顾者的概念进行了更为深入系统的界定;分析了失能老人家庭照顾者的角色身份特点,以及照顾者角色的形成过程及影响因素。

4.分析了失能老年人家庭照顾者面临的压力状况。通过进一步的实证研究,探讨了失能老人家庭照顾者在照顾过程中承受的压力,分别从身体压力、心理压力、经济压力、家庭关系压力、社会参与压力五个角度出发,对失能老人家庭照顾者承受的压力进行深入剖析。

5.分析了失能老年人家庭照顾者的需求及满足状况。结合失能老人的特点、失能老人照顾者的特征以及照顾者的照顾压力状况,探讨了失能老人家庭照顾者的需求,分析了失能老人家庭照顾者需求的特点,并分析了失能老人照顾者需求及其满足状况,了解照顾者需求满足获取的途径,关注照顾者对各种社会支持的主观感受。

6.建构了我国失能老年人家庭照顾者社会支持体系。首先分析了当前我国失能老人照顾者社会支持体系,探讨各种正式、非正式社会支持的积极效用及存在的问题;在此基础上,构建了本土化的失能老年人家庭照顾者社会支持体系,对符合我国国情的失能老年人家庭照顾者的社会支持体系进行了设计,探讨了我国以照顾者为中心的立体化、多元化社会支持系统。

本研究主要取得了如下具体成果:

1.分析厘清了失能老人家庭照顾关系的构成及类型。研究发现,失能老人家庭照顾关系的构成,其中一条线索是以婚姻关系为纽带,另一条线索是以血缘关系为纽带。失能老人家庭的照顾关系类型,既有横向平行的照顾关系,也有纵向层级的照顾关系。横向照顾关系主要包括两类:一是夫妻之间的照顾关系;二是手足之间的照顾关系。在横向照顾关系中,以夫妻之间的照顾关系最为常见。纵向层级照顾关系也包括两类:一是自下而上的纵向照顾关系,指子代对父辈的照顾,或者孙辈对祖辈的"隔代照顾";二是自上而下的纵向照顾关系,指高龄父母对其进入老年行列的子代进行照顾的关系。在纵向照顾关系中,以子代(包括成年子女及其配偶)对父辈的照顾为主。

2.通过实证研究,对失能老人家庭照顾者的照顾工作的内涵及特点进行了概括。照顾者为失能老人提供的照顾工作基本上涵盖了两个方面:老年人日常生活活动能力项目(ADLs),老年人工具性日常生活活动能力项目(IADLs)。总体而言,照顾者提供的照顾工作具有四个特点:ADLs 和 IADLs项目相叠加;照顾活动项目数量多;照顾活动项目种类多;照顾活动工作强度大。

3.对失能老人家庭照顾者角色的特点进行分析发现,照顾者角色的特点多元且复杂,与以往相比,也呈现出一些新的变化。总体而言,照顾者角色具有以下三个特点:照顾者角色女性化、照顾者角色老龄化、照顾者角色多重化。其中,照顾者角色"高龄化"以及"多重化"的特点与我国人口结构、家庭结构以及两性关系发生重大变化的过程相伴随,对于这些特点所隐含的一些新的挑战和危机应该引起足够的重视。另外,"女性化""高龄化""多重化"等多元化特点又呈现出相互交织、相互叠加的状态,使得失能老人家庭照顾者往往面临着角色束缚、角色冲突以及角色超载等问题,从而使家庭照顾者陷入困境,因此,也需要深入思考如何兼顾"照顾者—被照顾者"视角有效应对这些困境与问题。

4. 通过对失能老人家庭照顾者角色的形成原因进行研究发现,照顾者角色是在一个错综复杂的情况下由多重因素交互作用而形成的,不是一个简单因果关系的形成过程,照顾者在面临照顾情境进行抉择的过程中可能会受到多重因素的影响。本研究通过梳理访谈资料,从个人因素、家庭因素以及社会因素三个层面分析失能老人家庭照顾者承担照顾任务的影响因素。其中,个人因素包含性别、工作、情感以及个体特征等方面;家庭因素包括家庭收入/经济、家庭成员结构、其他家庭成员态度等方面;社会因素包括内在孝道观念的引导与外在社区情理的约束等。以上这些因素的交互影响和相互作用使得照顾者最终选择承担照顾任务、担任照顾角色。当然,每个照顾者个体及家庭的异质性可能会非常大,除去本文所阐述的个人、家庭、社会因素之外,还有可能会有其他因素对照顾者的抉择过程产生影响。

5. 通过进一步梳理访谈资料,对失能老人家庭照顾者在照顾过程中的照顾压力进行研究。总体而言,失能老人照顾者的压力主要体现为 5 个方面——身体层面、心理层面、经济层面、家庭关系层面、社会参与层面。其中,身体层面的压力表现为体力难以支撑、睡眠难以保证、自身病痛加重;心理层面的压力表现为负面情绪累积、负面情绪受压抑以及负面情绪失控;经济层面的压力表现为失能老人照护所需费用高、失能老人经济收入低、照顾者家庭经济条件差、照顾者家庭经济负担重;家庭关系层面的压力表现为照顾者与被照顾者的关系、与兄弟姐妹间的关系、与核心家庭成员间关系遇到挑战与压力;社会参与层面的压力表现为社会交往压力与工作参与压力两方面。因其承受的这些压力长期以来被忽视,失能老人家庭照顾者群体成为"无声的照顾者""隐藏的照顾者",了解他们的照顾过程、倾听他们的照顾经验、分析他们的照顾困境,这是剥离其"隐藏性""潜藏性"的关键环节。

6."压力—需求"是一组密不可分的概念,压力是产生需求的重要前提,需求是压力形成后的必然结果。本研究在深入分析了失能老人家庭照顾者的压力状况之后,也重点分析了照顾者的需求状况。从分析结果来看,首先,失能老人家庭照顾者的需求具有丰富的内涵和特点,其特点包括需求的多样性、层次性、个别性、动态性、隐蔽性,以及需求满足的互促性。其次,本研究将照顾者需求的类型分为两类,其一为"私人化需求",其二为"制度化需求"。"私人化需求"主要指以照顾者自身及其初级关系为主要途径能够满足的需求,包括身体适度休息的需求、健康维护的需求、情感支持的需求、经济方面的需求、以及喘息时间的需求等,这些需求满足的途径主要是依靠照顾者自身以及以照顾者为中心的非正式网络(非正式支持)。"制度化需求"主要指照顾者期待以公共部门或正式团体为主要途径来满足的需求,包含国家政策支持的需求、社区居家服务的需求、工作单位支持的需求、医护体系支持的需求、社会组织支持的需求。与私人化需求相比,制度化需求在现阶段还难以满足照顾者群体的期盼,目前已有的一些制度性支持措施,也还存在一些不足。在私人化需求分析中,本研究以需求的内容为导向,因为满足需求的主体为照顾者自身及其初级关系,所以重点分析其需求的内容;在制度化需求分析中,本研究以满足需求的主体为导向,因为制度化需求的内容指向与私人化需求无差,但是满足需求的主体可以是多元的。所以说,私人化需求与制度化需求从界定的起点上是不同的,其含义的具体指向是不同的,但是二者之间的关系是互嵌性的,私人化需求与制度化需求不是截然二分的两个部分,而是相互影响的。当私人化需求内容无法仅仅依靠照顾者自身及其家庭得到满足时,就需要制度化需求的多元主体发挥作用加以支持;私人化需求内容越多、强度越大,意味着照顾者及其初级关系群体越难以支撑和满足,同时也意味着照顾者对制度化支持的需求越强烈。

7.在对失能老人家庭照顾者社会支持的现状进行分析的基础上,建构我国失能老人家庭照顾者社会支持体系。我国失能老人家庭照顾者现有的社会支持,包括非正式支持与正式支持,其中,非正式支持是照顾者首选的支持模式。当前我国失能老年人家庭照顾者社会支持的现状,主要呈现出两方面的特点:在非正式支持层面,呈现出"以照顾者为中心的差序圈层"的支持特点;在正式支持层面,呈现出"以喘息服务为核心的多层次支持"的特点。照顾者的非正式支持与正式支持体系,为照顾者提供了实质性支持、情感性支持以及信息性支持等,在一定程度上缓解了照顾者的照顾压力和负担。但是,当前我国照顾者社会支持体系存在着明显不足,一方面是非正式支持体系的支持力度在持续减弱,另一方面是正式支持体系还有待加强,与此同时,照顾者的非正式支持与正式支持体系之间还缺乏有效结合。

本研究在照顾者现有社会支持状况的基础上,提出构建一个更具整合性的、功效更为显著的"失能老年人家庭照顾者社会支持体系"的设想。本研究主要从五个方面进行了探讨:(1)支持对象应更为明确,建立"以照顾者为中心"的支持体系;(2)支持来源应更为多样化;(3)支持内容应更为多元化;(4)支持层次应更为立体化;(5)照顾者的非正式支持与正式支持应进行有效的结合,使其相互促进,从而建构起以照顾者为中心的功能更为显著的整合性"失能老年人家庭照顾者社会支持体系"。

本研究的理论与应用价值体现在如下几个方面。

第一,理论价值。目前学界进行的老年人研究,数量急剧增加。但是大多数研究多以被照顾者群体——老年人为关注焦点,对照顾者群体的关注和研究远远不足,因此,本研究以长期以来被遮蔽的失能老年人家庭照顾者为研究焦点,对失能老年人照顾者面临的压力以及社会支持展开深入探讨,借此还原该群体在涉老照顾研究中的应有位置,弥补由照顾者缺场致使的资料与解释的缺失,推动学界从理论和方法上进一步深化对该领域的研究;另外,当前各个学科对老年人问题研究都有所涉及,老年人研究领域的学科相当多元,包括如社会学、人口学、人类学、经济学、心理学等,以及应用学界,如社会工作、公共卫生、医学、护理学等。但是,这些学科在本领域内各自分头探讨老人问题时,亦限制了对此"社会问题"的认知角度以及方法上的运用。因此,需要对各学科进行理论以及方法等方面的整合,本书所涉研究是一项结合人口学、社会学、社会政策、心理学等学科的多学科交叉研究,有利于拓展这些相关学科的研究视域、推动这些学科对老人照顾问题研究的进一步深入、增加其学术增长点。

第二,应用价值。失能老人与失能老人家庭照顾者紧密联系在一起,照顾者的问题与被照顾者的问题是一体两面,关注照顾者的处境、保障照顾者的利益亦是在关注老年人的处境和保障老年人的利益,有助于提高失能老年人的生活质量,使其共享社会经济发展的成果,营造"不分年龄,人人共享"之社会;另一方面,相对于西方发达国家对家庭照顾者已经形成了较为系统的社会支持体系而言,我国针对家庭照顾者的支持还非常薄弱,现有的政策几乎没有直接涉及,目前照顾者所获得的一些支持主要依赖于政府对失能老人的政策,或因其本身是老人而享有相关的福利性政策,无法从根本上保障照顾者的权益。本书通过对失能老年人家庭照顾者群体现状的研究,准确把握我国老年人家庭照顾者的困境压力与实际需求,探索失能老年人家庭照顾者的社会支持体系与模式,可以为完善国家福利政策、家庭政策等提供理论支持,为政府尤其是民政和保障部门制定相关的老年人社会政策和法律法规提供理论依据和决策参考。

总之,在当前我国人口老龄化、高龄化、失能化急剧加速的背景下,失能老人的照顾问题已经不仅仅是一项"家事",同时也是"国事"。"失能老人家庭照顾者"承担着照顾失能老人的照顾任务,为家庭、社会以及国家都作出了重要贡献,针对这个群体的现状关怀及福利建构不应再忽视。唯有照顾者的问题能够获得妥善的解决后,被照顾者才能得到更好品质的照顾。因此,应该积极探索失能老人家庭照顾者照顾过程的心路历程,揭示失能老年人照顾者群体的生活状况、困境、需求以及社会支持等问题,使其从私人生活的隐秘幕后转入公共领域的前台,并将之置为重要参考,进而建构根本而全面的、能增补或改善主要照顾者处境的社会支持体系及福利政策。无论从学界研究方面还是从实务部门政策制定方面来看,对这样一个领域的发展、知识建构和政策影响的过程,值得一探再探。

第一章 失能老年人家庭照顾者研究：意义、理论与思路

随着全世界范围内人口老龄化的快速发展,失能老人群体的养老问题日益受到重视,与此同时,失能老人家庭照顾者群体也逐渐进入研究者的视域。但是,针对失能老人家庭照顾者群体的角色特点、照顾状态、支持状况等问题的系统性研究,仍然较为缺乏。

本章将分析本书研究的背景和意义,对研究涉及的关键概念进行界定和解析,阐述相关理论基础并介绍本书研究的主要内容和基本思路。

第一节 研究背景和意义

一、研究背景

(一)日益凸显的老年人照料问题

人口转型和人口老化是世界性的发展趋势,世界上许多国家都已经或正在经历着这种人口变迁的力量。中国于1999年开始进入老龄化社会,且老龄化发展规模和发展速度惊人。2019年1月,国家统计局发布最新的人口数据表明,截至2018年末,我国60周岁及以上人口2.49亿人,占总人口的

17.9%;其中 65 周岁及以上人口 1.67 亿人,占总人口的 11.9%。① 更值得注意的是,伴随中国老年人口死亡率降低和不同出生队列进入老年人口行列,中国人口高龄化趋势也异常迅速。数据表明,2013 年,我国 80 岁以上高龄老人数为 0.23 亿人。据预测,高龄老年人口年均增长 100 万人,这种高速增长的态势将持续到 2025 年,到 2050 年高龄人口数量将达到一个高峰,上升至 1.07 亿—1.50 亿。②

　　人口老龄化和高龄化意味着人类预期寿命的延长,然而,长寿未必带来长健③,寿命的延长并不等同于健康生命的延长。人类寿命延长的这段时间是低质量的,高龄化的过程同时也是个体身体不断羸弱和健康不断恶化的过程,老年人的日常生活能力、自理能力不断下降,也就是说,高龄化往往与失能化相伴并存。④ 从世界范围来看,全球人口老龄化浪潮最汹涌的洪峰即是失能老年人口(the disabled elderly)规模的迅速增长。伴随着人口老龄化、高龄化,我国失能老年人口总数及其所占比重增长的速度也十分迅猛。研究数据显示,我国城乡老年人的失能率在 10.48%—13.31% 之间。⑤ 根据中国老龄科学研究中心发布的数据,截至 2014 年年底,我国失能、半失能老年人口达到 4063 万人;到 2030 年,我国失能老年人口预计将达到 6168 万人。⑥ 预计到 2050 年,我国老年人整体失能程度加深速度将更快,半失能以及完全失能老

　　① 参见李希如:《人口总量平稳增长　城镇化水平稳步提高》,国家统计局网站 2019 年 1 月 23 日,http://www.stats.gov.cn/tjsj/sjjd/201901/t20190123_1646380.html。
　　② 参见董彭涛、翟德华:《积极应对人口老龄化成为中央的战略部署》,《中国老龄事业发展报告(2013)》,社会科学文献出版社 2013 年版,第 3 页。
　　③ Cf. Crimmins, E. "Americans Living Longer, not Necessarily Healthier Lives." *Population Today* 29.2(2001):5-8.
　　④ 参见杜鹏、武超:《中国老年人的生活自理能力状况与变化》,《人口研究》2006 年第 1 期,第 50—56 页。
　　⑤ 参见张文娟、魏蒙:《中国老年人的失能水平到底有多高?——多个数据来源的比较》,《人口研究》2015 年第 3 期。
　　⑥ 参见总报告起草组、李志宏:《国家应对人口老龄化战略研究总报告》,《老龄科学研究》2015 年第 3 期。

年人口将达到 1 亿人左右。①

　　与此同时,也应该注意到,失能老人群体中虽然以 80 岁以上的高龄老年人为主,但是随着个体步入老年期,就已经开始面临着失能的风险,随着老年个体年龄的不断增长,身体日渐孱弱,失能的风险也日益提升。国外有学者针对老年人失能状况的研究表明,随着平均年龄的增长,老年人的活动能力日益受限,失能的危机与日俱增,将越来越需要他人的协助来处理日常事务。②联合国报告显示,在目前全球 75 岁及以上的老年人口当中,还能够继续保持健康体魄的仅占 10%,其余老年人都在经历着各种各样的顽疾和伤残。③ 有学者对不同年龄组老年人失能情况进行研究的数据表明④,在 65 岁以上的老年人口中,至少患有一种慢性病的老年人占比 85%;在日常生活自理能力(ADL)方面,近 20% 的老年人需要他人提供洗澡、穿衣、吃饭等日常生活照料方面的援助;在工具性日常生活自理能力(IADL)方面,有 20% 的老年人需要他人提供做饭、理财等援助。75 岁以上的老年人口中,有 80% 的老年人至少面临 1 项 ADL 的活动能力限制,30% 的老年人则会面临 4 项甚至更多的 IADL 的活动能力限制。国内研究也表明,我国老年人口的失能状况同样不容乐观。2004 年全国人口变动抽样调查数据显示,60 岁以上老年人口中,生活不能自理的比例达到 8.9%;80 岁以上的高龄老年人口中,生活不能自理的比例超过了 20%。⑤ 有学者依据中国健康与养老追踪调查(CHARLS)2011 年、2013 年和 2015 年的数据,对中国老年人失能率及变化趋势进行测算和分析,结果表

---

①　参见杜鹏:《新时期的老龄问题我们应该如何面对——从六普数据看中国人口老龄化新形势》,《人口研究》2011 年第 4 期。

②　Cf. Dooghe, Gilbert. "Informal Caregivers of Elderly People: an European Review." *Ageing and Society* 12.03(1992): 369–380.

③　参见乌日图:《医疗保障制度国际比较》,化学工业出版社 2003 年版,第 65 页。

④　Cf. Kinney, J. M. "Home Care and Caregiving." In Birren, J. E. (Ed.). *Encyclopedia of Gerontology* 2. (1996): 667–678. San Deigo: Academic Press.

⑤　参见杜鹏、武超:《中国老年人的生活自理能力状况与变化》,《人口研究》2006 年第 1 期。

明,跨年追踪的同一队列老年人随着年龄的增长,失能率以翻倍增长的态势迅速上升:以 ADL 为基础评估的失能率,2011 年为 7.96%,2015 年上升至 12.99%;以 IADL 为基础评估的失能率,2011 年为 17.77%,2015 年则增长至 24.91%,这些数据的上升意味着老年人整体失能程度在加深且加深速度不断提升。①

老年人口、高龄老年人口特别是失能老年人口数量的不断增长及其增长速度的不断加快,对世界各国而言都是严峻的挑战,特别是失能老年人群体的养老风险已被视为社会风险,甚至是国家风险。规模日益庞大的失能老年人生活照料问题,成为各国政府以及学界持续关注的焦点。经济合作与发展组织(OECD)在研究报告《照顾孱弱老人:政策的演进》(1996)中提出,伴随着人口老龄化和高龄化的快速发展,"老年人的日常生活照顾问题"将成为人口问题中一个崭新且重要的政策议题。②在老年人失能期来临后且失能期不断延长的情形下,失能老年人对日常生活照顾的需求不断增长且愈益迫切。研究数据显示,一旦进入老年期,老年人的平均预期照料时间为 4—8 年(男性 4—5 年,女性 7—8 年),随着平均预期寿命的不断延长,未来平均预期照料时间会不断增加;随着照料内涵的丰富,照料时间需求也会相应延长。③ 这些需求是否能被满足、以何种方式满足、满足的程度和效果如何等,不但是每一个家庭面临的重大挑战,同时也是国家和政府面临的严峻考验。

(二)面临挑战的老年人家庭照顾资源

第一次老龄问题世界大会(1982 年)发布的《维也纳老龄问题国际行动计

---

① 参见丁华、严洁:《中国老年人失能率测算及变化趋势研究》,《中国人口科学》2018 年第 3 期。

② Cf.OECD.*Caring for Frail Elderly People*:*Policies in Evolution*. Paris:Organization for Economic Co-operation and Development,1996.

③ 参见黄匡时、陆杰华:《中国老年人平均预期照料时间研究——基于生命表的考察》,《中国人口科学》2014 年第 4 期。

划》中,特别强调了全世界各地都有一个共通的现象,即家庭在支持老年人方面扮演着"中心角色"(central role)。① 家庭是个人经济来源与情感依附的基本单位,历来都是老年人养老的主要场所,家庭的支持和对老年人的照顾一直以来都被视为老年人照顾的重要资源。"家庭照顾"模式是指由家庭成员为家中因生理或心理疾病而无法从事日常功能活动的老年人所提供的照顾工作。② 有数据显示,国际上超过80%的老年人希望能够生活在家庭之中得到子女的照顾。美国年满65岁的失能老年人中,超过50%的比例选择家庭照顾模式。③ 在英国,老年人首选的养老方式也是居家养老,入住养老机构的老年人比例仅占2%。④ 国内学者的研究结果亦发现,我国老年人安养的理想状态仍然是与家人同住由家人照顾,对于需要照顾的老年人,主要由配偶、子女或孙子女等家庭成员提供照顾的比例在城市为90.8%,在农村这一比例达到97.3%。⑤ 中国健康与养老追踪调查(CHARLS)数据表明,当前虽然社会养老对家庭养老存在一定程度的替代,但效果有限。⑥ 另有学者根据中国老年社会追踪调查(CLASS)数据进行的统计也同样表明,家庭照护模式仍然是我国城市老年人的首选,93.3%的城市老年人打算在家中养老。⑦ 与机构照顾等正式照顾模式相比,我国以家庭照顾为主的照顾模式状况没有改变,甚至家庭

---

① 参见[美]哈尔·肯迪格等:《老年人的家庭支持》,张月霞译,五南图书出版公司1997年版,第5页。

② Cf.Nancy R.Hooyman, H. Asuman Kiyak. *Social Gerontology:A Multidisciplinary Perspective.* Allyn and Bacon,Inc.2005:182.

③ Cf.Becker, G.S. "Family Economics and Macro Behavior." *American Economic Review* 78.1 (1988):1-13.

④ 参见施巍巍:《发达国家老年人长期照护制度研究》,知识产权出版社2012年版,第4页。

⑤ 参见吴蓓、徐勤:《城市社区长期照料体系的现状与问题》,《人口研究》2007年第3期。

⑥ 参见张川川、陈斌开:《"社会养老"能否替代"家庭养老"? ——来自中国新型农村社会养老保险的证据》,《经济研究》2014年第11期。

⑦ 参见孙鹃娟、沈定:《中国老年人口的养老意愿及其城乡差异——基于中国老年社会跟踪调查数据的分析》,《人口与经济》2017年第2期。

照顾这种非正式照顾利用率还有所上升。① 因而,有学者指出,对于体弱或失能的老年人来说,家庭照顾模式是"长期照顾的脊梁"②。

随着现代化、工业化、城市化的发展,社会结构、人口结构、家庭结构亦发生了剧烈而深刻的变迁,在此背景下,虽然家庭仍然作为供给主体持续提供失能老年人的日常照料,但家庭养老各构成要素对养老功能的承载力呈现出日趋下降的态势,"家庭照顾"这一传统的照顾模式正日益受到挑战,家庭照顾资源不断弱化。③

首先,从家庭养老环境方面来看。环境要素是家庭能否以及如何发挥养老功能的前提。一方面,家庭养老的文化环境受到冲击。我国家庭照顾的文化基础是以孝道观念为核心的家庭伦理,儒家思想以"孝"来规范传宗接代与养老送终,"孝道"影响着家庭成员的个人心理与行为,保障着家庭养老功能的发挥和延续。但是,在市场化以及世界性现代化思潮的影响下,传统的孝道观念被弱化,孝文化的某些内涵已经不再是现代家庭主要依循的文化规范。另一方面,家庭养老的空间环境受到挤压。传统的家庭照顾往往以多代同堂的大家庭居住模式为空间基础,同堂共居的空间环境有利于孝道伦理的遵守。许多研究显示,来自家庭的照顾资源在共同居住的情况下比在非同居的情况下更广泛。④ 但是随着代际之间思想观念、生活习惯等方面差距的日益明显,以及城乡之间人口流动的加快,同堂共居的空间安排机制难以为继,留守老人、独居老人、空巢老人的数量渐趋庞大。

---

① 参见张瑞利、林闽钢:《中国失能老人非正式照顾和正式照顾关系研究——基于 CLHLS 数据的分析》,《残疾人研究》2018 年第 6 期。

② Cf.Kane, R. A., Reinardy, J. D. "Family Caregiving in Home Care." in C. Zukerman, N. N. Dubler. , B.Callopy(eds) Home Health Care Options:A Guide for Older Persons and Concerned Families. New York:Plenum.1989.

③ 参见梁丽霞:《农村家庭养老失能状况分析及复能策略探讨》,《山东社会科学》2015 年第 10 期。

④ Cf.Clark, L.Family Care and Changing Family Structure:Bad News for the Elderly.Allen, Perkins, 1995.

其次,从家庭养老的责任主体方面来看。养老问题的核心在于养老资源的提供者,家庭养老的主体要素即提供养老资源的家庭成员,主要指成年子女。其一,随着家庭规模不断缩小、老年人口赡养比不断提高,家庭中可承担老年人照顾责任的人力资源严重不足,家庭养老主体的数量减少。其二,随着家庭结构的"核心化"发展,使得子辈对个人小家庭核心利益的重视超越了对父辈的养老责任意识,家庭养老主体对年老父母的奉养意愿大为降低。有学者对欧盟 15 个成员国的养老态度进行分析发现,随着大家庭联系的松散,子女对父母的奉养意愿亦呈现降低趋势。[①] 我国学者针对 2002—2011 年中国老年健康影响因素追踪调查(CLHLS)的数据分析也表明,随着老人失能时间的延长,子女对失能老人的照料意愿也在不断下降。[②] 其三,随着人口流动特别是城乡之间人口流动规模的扩大以及速度的不断提升,养老主体的养老行为难以实施或难以保障连续性。成年子女为取得适当的工作机会或获得更多的收入往往需要进行长距离的迁移,与父母同居以及提供日常生活照料的机会减少。正如有学者所言,经济发展带来的劳动力外流会削弱家庭赡养老年人的能力。[③] 此外,家庭照顾体系中,女性无疑扮演着重要的照顾支持者角色,研究表明,在家庭成员中,为年老体弱或失能老年父母提供照顾的人数中,女性家庭成员远比男性家庭成员更多。[④] 但是,随着妇女地位的提高以及妇女参加工作比例的日益提升,女性从无酬照顾者转变为工作者,大大改变了女性的家庭地位和社会地位,也使得家庭照顾体系出现照顾人力资源的严重短缺。

---

① 参见柯琼芳:《谁来照顾老人? 欧盟各国奉养态度的比较分析》,《台大人口学刊》2002 年第 24 期。

② 参见刘仁鹏、张奇林:《失能老人子女照料的变动趋势与照料效果分析》,《经济学动态》2018 年第 6 期。

③ Cf. Yuan F. "The Status and Roles of the Chinese Elderly in Families and Society." *Aging China: Family, Economics, and Government Policies in Transition.* The Gerontological Society of America. 1987.

④ Cf. Horowitz, A. "Sons and Daughters are Caregivers to Older Parents: Differences in Role Performances." *The Gerontologist* 25.6 (1985): 612–617.

第三,从家庭养老的客体方面来看。家庭养老的客体即需要照顾的老年人群体。一方面,老年人口规模庞大尤其是日益加剧的高龄化、失能化趋势,使得老年人不仅仅需要经济上的供养,而且需要更多且更长时间的日常护理和生活照料,从而加剧了家庭养老的人力成本和时间成本,加重了家庭养老的负担;另一方面,老年人的社会地位、所拥有的资源与权力以及年老失能之后所能得到的家庭照顾程度,与社会的现代化程度呈反比。[1] 随着现代社会中老年人权威的失落,老年人由传统家庭养老中的强势地位转为家庭养老中的弱势地位,逐渐丧失对子女的控制力,进而削弱了子女对老年父母的赡养反馈,影响了家庭养老功能发挥的效果。

第四,从家庭养老的内容方面来看。家庭养老的内容要素分为经济供养、生活照料和精神慰藉三方面,这三个方面的有机统一能够满足老年人的生存需求、安全需求和情感需求。其一,与传统社会相比,家庭养老提供的内容萎缩残缺,在老年人的需求结构中,除了生存需求、安全需求之外,精神情感方面需求的满足要放在特别重要的位置上来对待。[2] 但是,在现实养老实践中,家庭养老提供的内容特别是对老年人的精神慰藉严重不足,"赡养不足"现象日趋明显;[3]其二,养老内容的提供呈现"延时性"特点,子女为年老父母提供养老内容的时间不断推迟,这种养老内容的延时性意味着子女往往忽略了老年人平时的需求,使老年人不能及时得到关怀和照护,降低了老年人的生活质量。

上述分析说明,支撑家庭发挥养老功能的环境要素、主体要素、客体要素以及内容要素等均受到了巨大的冲击,各构成要素对家庭养老功能的承载力呈现明显下降的趋势,家庭照顾资源不断减少或削弱,作为重要养老方式的家

---

① Cf.Cowgill,D.O.*Aging Around the World*,Calif.:Wadsworth.1986.

② 参见穆光宗:《银发中国:从全面二孩到成功老龄化》,中国民主法制出版社2016年版,第50页。

③ 参见姚远:《中国家庭养老研究》,中国人口出版社2001年版,第178页。

庭养老支持系统能力逐渐弱化。"亲情模式"这种传统且重要的老年人照顾模式面临严峻挑战,①照顾已成为超乎个别家庭能够独自承担的重担。

(三)被隐匿的老年人家庭照顾者群体

人口结构与家庭结构的变化以及女性的角色转变等一系列政治、经济、文化的变迁,产生了老年人照顾供需的失衡,被学者们定义为"新型社会风险或危机",或直接阐述为"照顾危机"②。然而,虽然家庭养老作为老年人照顾的方式,其功能的发挥受到多重挑战,家庭中蕴含的老年人照顾资源(环境、时间、人力、内容等)亦面临挤压,但是,不可否认,即便在这种状态下,家庭仍然是当前老年人特别是失能老年人养老的重要倚靠。正如韦特里奇(Whitlatch)等认为,家庭照顾支持系统仍然是老年人最偏爱和最常使用的援助资源。③

从西方老年人照顾领域政策发展的历程来看,近现代西方家庭政策大致呈现出从"去家庭化"到"再家庭化"的演化路径。④ 从最初的"完全家庭化"——即完全由家庭来负责老年人的照料问题;到"去家庭化"——即由于家庭养老功能衰弱,养老由"家庭化"向"机构化""社会化"转向,国家和市场开始干预老年人的照料;再到"再家庭化"——即"机构化""社会化"养老虽然能部分解决老年人的照料问题,但是依然面临着护理人力短缺、社区养老形式化、机构服务少温暖等问题。⑤ 因此,"家庭"再次回到理论界及政策部门的

---

① 参见石人炳、王俊、梁勋厂:《从"互助"到"互惠":经济欠发达农村地区老年照料的出路》,《社会保障研究》2020年第3期。

② Cf.Daly,M.and J.Lewis."The Concept of Social Care and the Analysis of Contemporary Welfare States." *British Journal of Sociology* 51.2(2000):281-298.

③ Cf. Whitlatch, C. J., & Noelker, L. S. "Caregiving and Caring." in Birren, J. E. (Ed.) *Encyclopedia of Gerontology* 2(1996):253-268.San Diego:Academic Press.

④ 参见胡湛、彭希哲、王雪辉:《当前我国家庭变迁与家庭政策领域的认知误区》,《学习与实践》2018年第11期。

⑤ 参见张思锋、唐敏、周淼:《基于我国失能老人生存状况分析的养老照护体系框架研究》,《西安交通大学学报(社会科学版)》2016年第2期。

视野,提出"再家庭化",或"把家庭找回来"(bring the family back in)①,提出要重新重视家庭在养老中的重要作用,并重新考虑家庭、国家、市场间的复杂与动态的关系。由此可见,围绕着老年人照顾的主体问题,虽然在不同的社会脉络中以及在不同时期有着不同的政策意涵,但是不可否认,"家庭"在其间始终占据着非常重要的位置。

事实上,当老年人进入失能或半失能状态,即老年人在生活方面部分不能自理或者完全不能自理后,就进入了必须依赖他人提供生活照料、心理慰藉、医疗护理等照护内容的状态。这些照护活动主要在居家环境中进行,照护内容的提供者也主要是老年人的配偶、子女、兄弟姐妹或其他亲属,这些家庭成员是失能老年人照护内容的主要承担者,被称为"家庭照顾者"。

数据表明,在美国有2/3的失能老人由家庭成员提供照顾,仅有9%的失能老年人完全由机构照顾;2012年加拿大照顾者调查显示,有超过1000万的加拿大成年人为患有残疾、慢性疾病或因衰老而失能的家庭成员提供照顾服务。② 我国虽然暂无家庭照顾者相关的统计数据,但是,根据2008年《中国城市居家养老服务研究报告》,选择入住养老机构的老人只有6%—8%,③说明老人依然对家庭养老具有依赖性。众所周知,我国历来重视且强调"家庭养老"的重要性。历代政府均提倡"孝行"、重视"家庭"的责任承担、强调子女等家庭成员对老年人的照护责任,"以孝治天下"被视为我国传统的政治哲学。④ "以孝治天下"的原则维系的是家庭照顾伦理,将老年人照顾这一社会问题"化约"为家庭问题,潜在的意涵是照顾老人是家庭的责任,而非国家或政府

---

① 刘香兰、张玉芳:《把家庭找回来:台湾、香港家庭之政治经济学分析》,《社会政策与社会工作学刊》2016年第1期。

② 参见杜娟:《城市失能老人家庭照料与社区支持》,科学出版社2017年版,第1页。

③ 参见张盈华:《老年长期照护:制度选择与国际比较》,经济管理出版社2015年版,第139页。

④ 参见赖泽涵、陈宽政:《我国家庭形式的历史与人口探讨》,《中国社会学刊》1980年第5期。

的责任。在这个化约的过程中，家庭外的社会因素消失，各种社会变迁导致的家庭内部照顾者角色的失调以及因之产生的困境与需求也被消弭。

在家庭照顾伦理的运作下，老年人照顾问题的解决方式是朝向"非公共"的家庭/私人方式解决，老人照顾责任被认定为私领域议题。对于失能老人的安排，首先是家庭的责任，国家或政府往往是在家庭成员无法提供照顾后才介入，由国家照顾的对象是以无"家"的老人为先。这种政策安排以维护家庭伦理作为前提，在运作的过程中长期以来也被视为理所当然。家庭伦理具体而微地规训着家庭的日常养老行为，家庭成员特别是子女自然而然地承担起"照顾者"的角色，自然而然地被视为失能老人主要甚至唯一的"照顾资源"。而国家对老年人应有的基本保障职责，以及对于老人照顾问题中有关公共资源再分配原则等重要议题，在"家庭照顾伦理"的框限中被淡化了。选择以家庭论述框限老人照顾政策，使得政府的照顾提供者角色被冲淡，而将家庭中子女的照顾者角色进行强化，政府作为一个潜在提供者角色的重要性和必要性未被予以应有的重视。

这种强调失能老人照顾"家庭化"、强化老人照顾是私领域的政策，导致了照顾工作的"隐形化""无偿化"，即未能认清照顾工作实际上深具劳务的性质；同时，这种政策也导致家庭照顾者的"隐形化"，即"家庭照顾者"一直被视为理所当然的"照顾资源"，由于身处"亲人"及"传统孝道"的双重约束下，被要求承担照顾责任的子女或其他家庭成员们，大部分都是被隐藏在所谓"私领域"的家庭中走过一生，家庭照顾者的声音及需求往往淹没在日常生活琐事之中、被排除在公共领域政策之外。"照顾家人"被认为是天经地义之事，漠视了家庭照顾者在提供照顾过程中所承担的身体及精神等方面的压力，也掩盖了照顾工作会对家庭照顾者的劳动参与及其在社会保障体系中的地位造成不利影响。在国家的福利政策体系或公共话语体系中，"家庭照顾者"群体长期处于"失语"状态。因此，家庭照顾者也被称为"无声的照顾者""隐藏的照顾者"。尤其是女性照顾者，妇女一向是无声的健康照顾主力军，特别是在对失能老人的照顾中,许多妇女是以妻子、媳妇、女儿甚至母亲的身份,扮演着"主要照顾者"的角色。女性俨然成为提供无酬照顾的"第一人选"。[1] 但是女性对家庭所付出的无酬照顾劳动,却成为一种不被社会所承认的援助。[2] 传统文化意识形态将照顾工作形塑成"女性天职""为爱牺牲",强化了女性的传统照顾职责,却遮蔽了女性照顾者的权益。

随着我国人口老龄化、高龄化、失能化的规模不断扩大、速度不断加快,以及低生育率及其逐渐改变的代间交换关系,愈发使得老年人照顾特别是失能老年人照顾问题日益严峻。长期以来,国家关注的角度或焦点主要集中于需要照顾的"老年人"群体,为失能老人提供的服务逐步增多,逐渐系统化、多样化,对于为老年人提供照顾的"家庭照顾者"群体的支持及服务却依然很少,家庭照顾者的社会支持状况仍未引起政府和社会的正视和关注。正如有学者所言,"家庭照顾者"一直被视为理所当然的"照顾资源",长期以来并不被视为值得服务的"潜在案主"。[3] 对"家庭照顾者"缺乏政策上的考量,形成另一项社会不平等[4],甚至形成社会人力资源的极大浪费。[5] 如果失能老人的照料问题仍然仅仅依靠家庭,对于家庭照顾者这一重要的照顾提供群体的需求,国家或社会政策仍然不予介入,那么未来成年子女或其他家庭成员对于失能老人的照料负担将愈来愈沉重,进而将会影响家庭以及社会的稳定。在这种背景下,失能老人的照顾责任势必由家庭和国家来分摊,大多数国家失能老人的照顾问题逐渐开始进入公共政策领域并得到关注。

---

① Cf.Finch, J. & Groves, D (eds). *A Labour of Love: Women, Work and Caring.* London: Routledge and Kegan Paul.1983:13-30.

② Cf.Dominelli, Lena. "Love and Wages: The Impact of Imperialism, State Intervention and Women's Domestic Labour on Workers' Control in Algeria,1962-1972." Norwich: Novata Press.1986.

③ Cf.Ungerson, C. "Cash in Care." in Madonna H.Meyer (eds.). *Care Work: Gender, Labor and the Welfare State.* New York: Routledge.2000.

④ Cf.M.Evandrou. "Care for the Elderly in Britain: State Services, Informal Care and Welfare Benefits." *The Economics of Care of the Elderly.* Alder Shot, England: Avebury.1991:69-89.

⑤ Cf.Wright, Ken. "Social Care Versus Care by the Community: Economics of the Informal Sector." *The Economics of Care of the Elderly.* Alder shot, England: Avebury.1991:53-68.

我国是目前世界上老年人口最多的国家,其中,失能老年人的数量也急剧攀升,纵使经济、政治以及社会的不断变迁为家庭养老带来巨大的冲击,但是家庭在很长的时期内依然是老年人养老的重要场所,家庭照顾者也必然在未来相当长的时期内被期望继续承担重要的照顾者角色。如果想要确保家庭养老能够持续维持,如果想要失能老人能够在熟悉的家庭环境内接受高品质的照顾,那么,就必须要重新认识家庭照顾者的"照顾工作",必须要真正重视家庭照顾者群体的需求,为家庭照顾者提供相应的帮助和支持。如何使长期以来"隐形"的照顾工作"显性化",如何使家庭照顾者群体不再处于"被隐匿"状态,我们的社会应该提供哪些支持和福利保障? 这些议题,将是政府有关部门以及学术界、实务界面临的最严肃也最紧迫的问题。

二、研究意义

如上所述,家庭照顾者承担着失能老年人日常照料的重任,是失能老人养老资源的重要支撑。但是,家庭照顾者群体长期被"隐匿"在私领域中,该群体的生活状态、面临的困境以及实际需求被隐形化,不被公共领域所探知,在学界亦长期没有得到学者们的重视。

随着人口结构发生急剧变迁,失能老人的照顾问题日益进入公共领域范围,被公认为是一项社会问题,逐渐成为社会政策的重要议题。在了解失能老人问题的实质情况以及政府政策介入的方针等问题的过程中,失能老年人家庭照顾者的重要性逐渐显现。当一个问题开始超越个人私下的关注,进入公共问题的领域时,学术界的介入和参与便十分重要且必要,学者们凭其理论及方法的知识,收集资料、分析探讨问题,并得以提出建议、引导政策,或进入政府干预过程,并借之说服和引导社会大众对该群体的认知。

首先,从理论意义方面来看。目前学界进行的老年人研究,数量急剧增加。但是大多数研究多以被照顾者群体——老年人为关注焦点,对照顾者群体的关注和研究远远不足,因此,本研究以长期以来被遮蔽的失能老年人家庭照顾者为研究焦点,对失能老年人家庭照顾者面临的压力以及社会支持展开深入探讨,借此还原该群体在涉老照顾研究中的应有位置,弥补由照顾者缺场致使的资料与解释的缺失,推动学界从理论和方法上进一步深化对该领域的研究;另外,当前各个学科对老年人问题研究都有所涉及,老年人研究领域的学科相当多元,包括社会学、人口学、人类学、经济学、心理学等,以及应用学界,如社会工作、公共卫生、医学等。但是,这些学科在本领域内各自分头探讨老人问题时,亦限制了对此"社会问题"的认知角度以及方法上的运用。因此,需要对各学科进行理论以及方法等方面的整合,本研究是一项结合人口学、社会学、社会政策、心理学、护理学等学科的多学科交叉研究,有利于拓展这些相关学科的研究视域、推动这些学科对老人照顾问题研究的进一步深入、增加其学术增长点。

其次,从现实意义方面来看。失能老人与失能老人家庭照顾者紧密联系在一起,照顾者的问题与被照顾者的问题是一体两面,关注照顾者的处境、保障照顾者的利益亦是在关注老年人的处境和保障老年人的利益,有助于提高失能老年人的生活质量,使其共享社会经济发展的成果,营造"不分年龄,人人共享"之社会;另外,相对于西方发达国家对家庭照顾者已经形成了较为系统的社会支持体系而言,我国针对家庭照顾者的支持还非常薄弱,现有的政策几乎没有直接涉及,目前照顾者所获得的一些支持主要依赖于政府对失能老人的政策,或因其本身是老人而享有相关的福利性政策,无法从根本上保障照顾者的权益。本课题通过对失能老年人家庭照顾者群体现状的研究,准确把握我国老年人家庭照顾者的困境压力与实际需求,探索失能老年人家庭照顾者的社会支持体系与模式,可以为完善国家福利政策、家庭政策等提供理论支持,为政府尤其是民政和保障部门制定相关的老年人社会政策和法律法规提供理论依据和决策参考。

因此,积极探索失能老人家庭照顾者参与照顾过程的心路历程,揭示失能老年人照顾者群体的生活状况、困境、需求以及社会支持等问题,使其从私人生活的隐秘幕后转入公共领域的前台,并将之置为重要参考,才能建构根本而全面的、能增补或改善主要照顾者处境的社会福利政策。无论从学界研究方面还是从实务部门政策制定方面来看,对这样一个领域的发展、知识建构和政策影响的过程,当然值得一探再探。

第二节　相关概念界定

本研究以失能老年人家庭照顾者的压力、需求与社会支持体系为研究对象,以失能老年人家庭照顾者为目标人群,研究涉及失能老人、照顾、家庭照顾者、照顾者压力、照顾者需求、照顾者社会支持等一系列相关概念。在此,首先需要厘清这些概念。

一、失能老人

失能是指由于意外伤害或因年老、疾病等原因导致各种机体功能出现障碍,从而影响个体生活自理能力的一种情况;或指个体无法按照自身观念和偏好进行生活和行动。[①] 一般而言,失能包括身体方面及心智方面。

失能老人又称丧失生活自理能力的老人。具体而言,失能老人是指因老化、残疾或罹患慢性病导致日常生活功能丧失或障碍,不能照顾自己而需要别人照顾的老人。

目前国际上鉴定老年人的失能状况主要是依据日常生活活动能力量表。一般来说,日常生活活动能力量表包括两个指标,即基本日常生活活动能力(Activity of Daily Living,简称 ADL)和工具性日常生活活动能力(Instrumental Activity of Daily Living,简称 IADL)。前者指基本的自我照顾活动,包括进食、沐浴、穿衣、如厕、大小便控制、室内活动(上下床、站立行走)等日常生活必备

---

① Cf.World Health Organization. *World Report on Ageing and Health.* Geneva:World Health Organization,2015:46.

的功能项目,这些功能状态的完好与否将会影响老年人的基本自我照顾能力。后者指更复杂、更高级的自我照顾活动,包括做家务、做饭、服药、理财、购物、打电话、外出等在家中独立居住所必备的功能项目,这些功能状态的完好与否将会影响老年人的生活独立性。[①]

本研究界定的失能老人是指年龄在 60 岁及以上,由于年老、残疾或罹患慢性病等原因,导致日常生活功能丧失或部分丧失,在基本日常生活活动能力(ADL)或工具性日常生活活动能力(IADL)各项指标方面,有两项或两项以上无法自行完成、需要他人协助或完全依赖他人协助才能完成的老年人。

理论上,老人年龄越大,失能的可能性越大,失能等级也越高,照顾强度也越大。

二、照顾

随着需要照顾的失能老人数量急剧增长,"照顾"成为一个重要概念,在 20 世纪 70 年代后期开始逐渐受到学界的注意与讨论。[②] 有学者指出,"照顾"是由家庭执行的重要活动之一,但是其重要性体现在为家庭成员以及整个社会在执行这项活动。[③]

对于"照顾"最简单的定义,就是吉莉安(Gillian)所界定的"照料其他人"[④]。随着学界对"照顾"概念与议题的讨论愈加深入,总体来说可分为宏观和微观两个层面。从宏观层面来看,包括了相关照顾政策的拟定、公共领域与私人领域的责任与分工、照顾提供的方式(如家庭照顾、社区照顾、机构照顾等)以及照顾输送流程等;从微观层面来看,相关的讨论则涵盖了照顾的活

---

① 参见尹德挺:《国内外老年人日常生活自理能力研究进展》,《中国老年学杂志》2008 年第 5 期。

② Cf. Leira, A. "Aspects of Intervention: Consulation, Care, Help and Support." *Beyond Disability: Towards and Enabling Society* 6(1994):185–201.

③ 参见刘二鹏、张奇林、韩天阔:《照料经济学研究进展》,《经济学动态》2019 年第 8 期。

④ Cf. Pascall, Gillian. *Social Policy: A Feminist Analysis*. London: Tavistoc Publications, 1986.

动内涵、照顾者的压力与支持、照顾者与被照顾者的互动关系、照顾对照顾者/被照顾者生活的影响等。

针对"照顾"的本质解释,学者们打破了传统上人们认为"照顾是出于对家人的爱的流露"这一刻板印象。学者芬奇(Finch)等人认为,"照顾"是包含两个层面的意义,照顾本身是一种"爱的劳务"(a labor of love)①,包含心理层面的爱与情感的表达以及实际的劳力行动两大部分。所以维尔尼斯(Wareness)等人认为"照顾"是同时具备工作和感觉的活动。② 格雷厄姆(Graham)从照顾者的角度出发,进一步说明"照顾"这一概念含括了"照料"(care for)和"关怀"(care about)。前者与照顾他人的活动和任务有关,即照顾者满足被照顾者的物质需求以及具体的照料需求;后者则与对另一个人的情感有关,即照顾者对被照顾者的爱与关心。③ 但是,照顾的过程并不总是呈现"爱与劳务和谐整合"的状态,当照顾的劳动强度大于对被照顾者的关爱时,照顾就成为一项责任与义务。如吕宝静等人虽然也认同"照顾"包含有关爱的情感,但是更加侧重于强调"照顾"所涵盖的一系列任务与活动。④

除了"照顾"一词在定义上的双重意涵,杰弗里(Jeffrey)等人进一步从七个维度建构"照顾"的概念⑤:(1)照顾的本质,即照顾是一种情感还是一种活动;(2)照顾者的社会认定,即照顾者的社会属性,如从家庭角色、性别、职业等方面来界定照顾者;(3)被照顾者的社会属性,即界定被照顾者的社会属

① Cf.Finch, J. & Groves, D (eds). *A Labour of Love*: *Women, Work and Caring*. London: Routledge and Kegan Paul.1983:13-30.

② Cf.Wareness, K.and Ringer, S. "Women in the Welfare State: the Case of Formal and Informal Old-Age Care." *The Scandinavian Model: Welfare States and Welfare Research*.M.G.Sharpy Inc.1987.

③ Cf.Leira, Arnlaug. "Concepts of Caring: Loving, Thinking, and Doing." *Social Service Review* 68.2(1994):185-201.

④ 参见吕宝静、陈景宁:《女性家属照顾者之处境与福利建构》,载刘毓秀主编:《女性·国家·照顾工作》,台湾女书文化 1997 年版,第 59~92 页。

⑤ Cf.Jeffrey, W.D., Gary R.L., & Thomas B.J. "Reciprocity, Elder Satisfaction, and Caregiver Stress and Burden: The Exchange of Aid in the Family Caregiving Relationship." *Journal of Marriage and the Family* 56.1(1994):35-43.

性,如老人、身心障碍者、低收入者等;(4)照顾者与被照顾者的关系,如家庭关系、亲属关系、邻里关系等非正式关系还是涉及政府、社会组织等的正式关系;(5)照顾关系所发生的社会领域,即发生在私人领域还是公共领域,如果是私人领域,家庭便为照顾提供者,如果是公共领域,则政府与社会需负起照顾责任;(6)照顾关系的经济属性,即照顾是有酬的还是无酬的形式;(7)提供照顾的场所,即照顾提供的地点是家庭,还是医院、机构或社区。

"照顾"一词也被用来描述各种类型的服务内容。关于照顾活动内容的分类,有几种不同的界定。有学者认为"照顾"一词是指照顾者对被照顾者提供身体上、物质上和精神上的照料。因此,将照顾活动分为三类:(1)身体方面的照料;(2)物质方面的支持;(3)精神方面的慰藉。

也有学者针对成年子女照顾老年父母的活动,根据照顾活动功能的向度进行分析,将照顾活动分为五类:(1)预期性照顾;(2)预防性照顾;(3)监督性照顾;(4)工具性照顾;(5)保护性照顾。[1] 此外,马修斯(Matthews)等人从照顾的频率这一角度来界定照顾内容,分为经常性协助、支持性协助、有限性协助、偶发性协助、游离性协助五类。[2]

从照顾提供的来源方面来看,可区分为"正式照顾"(formal care)与"非正式照顾"(informal care)两类。正式照顾是来自政府、社会组织等专门的机构或服务供给商的收费型服务,非正式照顾是指由家庭成员、亲友邻里以及志愿者提供的照顾服务,此类服务没有收费标准且不以收取费用为目的。[3] 也有学者反对使用"非正式照顾"这样的界定,因为"非正式"照顾者的角色因其"非正式"的身份经常被忽视,且相较于"正式"部门的照顾服务提供者,非正

---

① Cf.Bowers,B.J."Intergenerational Caregiving:Adult Caregivers and Their Aging Parents."*Advances in Nursing Science* 9.2(1987):20-31.

② Cf.Sarah H.Matthews & Tena Tarler Rosner."Shared Filial Responsibility:The Family as the Primary Caregiver."*Journal of Marriage and Family* 50.1(1988):185-195.

③ 参见张盈华:《老年长期照护:制度选择与国际比较》,经济管理出版社 2015 年版,第17 页。

式照顾者通常处于一种"无权力"的地位。①

除了对"照顾"的本质、活动内容、功能以及来源等方面进行界定,学者们也对照顾的品质进行了阐释。如果单从"被照顾者模型"来看,照顾的功能主要是强调维持被照顾者的生命,为被照顾者提供心理慰藉等。那么,高品质的照顾或者说"好的照顾"就是为被照顾者提供全方位的照料服务,减轻他们的痛苦、危险、寂寞等,提高他们的生存质量。但是,这只是照顾品质的一部分内容,除了单纯地照顾好被照顾者的身体、心理,维持被照顾者的生命之外,还需要通过照顾来增强被照顾者的自主和独立,即高品质的照顾应该以"发展性模型"出发,照顾者为被照顾者提供一个支持性的环境,来改善或增强被照顾者的生活技巧、能力和功能。② 也就是说,好的照顾、高品质的照顾应该是一种"赋权性照顾"(empowering care),即不仅强调要满足被照顾者即时性的需求,还要增强被照顾者的自主性、提高被照顾者的控制能力和选择权,避免被照顾者形成生理性依赖。③

另一方面,近年来对于"高品质照顾"的讨论,开始由单一的"被照顾者视角"向"被照顾者—照顾者视角"转换,学者们开始检视此前长期忽略的照顾者群体。如果我们仅仅以"爱"的名义界定照顾,那么照顾者的需求不仅不被认为具有正当性,反而会被他人以伦理或道德加以谴责。因此,"高品质照顾"应该兼顾被照顾者与照顾者的生活需求与状况,应该正视照顾者在照顾过程中的需求与其适应状况。④ 只有照顾者在照顾过程中的压力和负担得到

① Cf.Chambers,Pat.,Judith Phillips."Working Across the Interface of Formal and Informal Care of Older People." in *Effective Practice in Health and Social Care:A Partnership Approach*,edited by Ros Carnwell and Julian Buchanan.Berkshire:Open University Press.2004:228-242.

② Cf.Brechin,A."What Makes for Good Care?" in Brechin,A.(Ed.),*Care Matters:Concepts,Practice and Research in Health and Social Care*,1998:170-185.London:Sage.

③ Cf.Margaret M.Baltes.*The Many Faces of Dependency in Old Age.* New York:Cambridge University Press.1996:186.

④ Cf.Brechin,A."What Makes for Good Care?" in Brechin,A.(Ed.),*Care Matters:Concepts,Practice and Research in Health and Social Care*,1998:170-185.London:Sage.

缓解和支持,"好的照顾"才有可能实现。

值得注意的是,"照顾"不仅仅作为一个学术概念被学者们从各个角度进行诠释和解读,而且还逐渐成为分析社会政策的一种工具。[1] 照顾在微观层面强调其在家庭领域内作为一种照顾工作的本质;在宏观层面强调在公共领域、劳动市场内其与其他政策的关系。[2] 很多研究开始探讨公共政策对于裁决家庭私人生活的重要影响。[3] 戴莉(Daly)将照顾视为一种公共政策产品,即关于照顾的规则和制度安排是在公共政策中体现的,讨论社会政策方法如何管理照顾的需求和供给,或者被照顾者和照顾者的要求如何被满足。[4]

由上述分析可知,"照顾"的意涵多元且复杂,由多重向度构成,包括照顾的本质、照顾的内容、照顾的来源、照顾的品质以及作为政策分析的工具等。在探讨家庭提供失能老人的照顾过程时,可以通过这些向度来观察家庭成员对于照顾的认知,而不同的认知将会衍生不同的照顾行为,其对家庭照顾者产生的影响也会有所不同。与此同时,"照顾"不仅仅是发生在家庭场域中关涉到家庭成员的重要概念,同时也日益成为当前社会政策分析的重要切入点。[5]国家、劳动力市场、家庭三者间的互动与关系,都会直接或间接地反映在"照顾"这一关键概念上。

三、家庭照顾者

家庭是失能老年人的主要照顾来源,"家庭照顾者"也成为一种特定的群

---

① Cf. Daly, M., Lewis, J. "The Concept of Social Care and the Analysis of Contemporary Welfare States." *British Journal of Socialohy* 51.2(2000):281–289.

② Cf. Daly, M., Lewis, J. "Introduction: Conceptualizing Social Care in the Context of Welfare State Restructuring." in Lewis, J. Gender(ed.), *Gender, Social Care and Welfare State Structuring in Europe*. Aldershot: Ashgate, 1998:1–24.

③ Cf. Geist, C. "The welfare State and the Home: Regime Differenles in the Domestic Divisivn of Labvwr", European Socilogical Review 21.2(2005):23–41.

④ Cf. Daly, M. "Care As A Good For Social Policy." *Social Politics* 9.2(2002):251–270.

⑤ Cf. Williams, F. "Rethinking Care in Social Policy." Paper presented to the Annual Conference of the Finnish Social Policy Association, University of Joensuu, Finland, October 24th, 2003.

体。作为一种"亲情模式"的照顾关系,照顾者与被照顾者之间不仅是一种照顾服务的传递,同时也是一种感情的传递与交流,因而家庭照顾被视为所有照顾模式中最"温情脉脉"的一种。① 也正因其覆盖着这层"温情"的面纱,照顾者群体的照护工作被隐没在家庭中,这个群体的照顾过程及其照顾工作被视为理所当然,国家和学界对于该群体的关注和讨论长期缺席,导致家庭照顾者群体处于社会隐形的位置,长期以来没有得到应有的关切。直到伴随着人口老龄化、高龄化以及失能化程度的日益加深,家庭照顾面临诸多困境,这个一直被忽略的群体才开始引起学界以及政府的重视。

"家庭照顾者"一词在各个国家有一些不同的称谓。根据世界卫生组织(World Health Organization,WHO)的定义,将家庭照顾者分为正式照顾者(formal caregiver)与非正式照顾者(informal caregiver),并将非正式照顾者定义为来自非正式关系,如由家人、亲友、邻里或社区所提供。美国以"家庭照顾给予者"(Family Caregiver)、英国以"家庭照顾者"(Family Carer)的名称来指称那些在家中为失能者提供照顾的人,包括家属、亲戚、朋友或邻里等,这个层面的定义与WHO所界定的"非正式照顾者"其意相同。一般而言,家庭照顾的提供往往来自社会关系,而家庭照顾者即是以非正式关系为基础的照顾者。

家庭照顾者是每个人都可能在生命历程中担任的角色。但是,相较于照顾儿童或其他类型的家庭成员,照顾失能老人对于照顾者而言更具有其特殊性。一方面,失能老人家庭照顾者必须随时回应被照顾者的需求,而这些需求往往更为复杂和难以处理;另一方面,对失能老人的照顾并非是渴求性的、可预期的、可选择的,投入的时间和精力往往是无止境的、不间断的,并不会像照顾儿童般会随其成长而逐渐减轻照顾的重担;此外,不同于儿童照顾,老年照顾必须面对老人日渐衰弱甚至步入死亡,照顾者更易产生无力感。

① 参见石人炳:《我国农村老年照料问题及对策建议——兼论老年照料的基本类型》,《人口学刊》2012年第1期。

学界对于家庭照顾者的研究中,发现家庭照顾者群体有一些共同的特点,包括:从性别方面看,照顾者"女性化"特点明显,女性照顾者远远多于男性照顾者;从年龄方面看,照顾者"老龄化"趋势日益显著,即出现照顾者与被照顾者的双重老化,老年人照顾老年人的现象日益凸显;从文化程度方面看,照顾者教育程度偏低,特别是老年女性照顾者,教育程度低、社会保障缺乏;从身体状况方面看,大多数照顾者身体状况不佳,自身患有慢性病的比例较高;从家庭角色方面来看,照顾者多为失能老人的配偶、媳妇、子女等,身兼多重角色。①

本研究对"家庭照顾者"一词的概念界定为:"家庭照顾者"就是指提供"照顾"给因年老、疾病、身心障碍或意外而失去或部分失去生活自理能力的家人,其提供的照顾内容包含身体上、物质上及精神上的照料。

"失能老人家庭照顾者"即指为家中失能老人提供照顾的家庭成员,主要包括老年人的配偶、子女(及其配偶)、孙子女和其他亲属,他们本着血亲或姻亲关系,为家中的失能老人提供生活上的协助,满足失能老人在照顾上的各种需求。已有研究指出,失能老人家庭照顾者其实是另一群"潜在案主",他们承担着日复一日、没有休假的照顾工作,其责任与压力巨大。②

四、照顾者压力

在失能老人的长期照护中,家庭照顾者扮演着重要的角色。而在这个过程中,随着照顾时间的不断延长、照顾强度的不断加大、照顾难度的不断提升、照顾资源的不断压缩,"压力"与"需求"的概念也逐渐开始进入学者的视野,常常被用来描述各种照顾状态下照顾者所面临的困境及危机。

压力,或者称为负担/负荷(burden)。"照顾者压力"一词,最早出现于护理类的文献中,是为照顾失智症老人的照顾者所下的定义,指因照顾工作而对

---

① 参见邱启润、陈武宗:《谁来关怀照顾者?》,《护理杂志》1997年第6期。
② 参见陈燕祯:《老人福利服务:理论与实务》,华东理工大学出版社2018年版,第328页。

照顾者个人生活产生的限制。① 根据古德曼(Goodman)的定义,"压力"是指因为被照顾者的问题使家庭成员感觉到不利的影响。② 进入 21 世纪,学界对"照顾者压力"问题更为关注,并且对其概念界定也更为清晰明确。有学者指出,照顾者压力是指照顾者在照顾过程中面临特殊情境或生活因其发生改变后,所感受到紧张或不舒服的身心冲击。③ 也有学者诠释为照顾者担任照顾工作时,与他人或环境之间的照顾需求、支持、可获得的资源无法平衡,而产生一个高度压力知觉的照顾环境,此环境导致一系列照顾压力。④

照顾者压力已成为照顾者研究中的重要内容,并且是一个多维、复杂的概念,涉及照顾者一系列的生理—心理—社会反应。⑤ 依据前述照顾者压力的概念分析,同时借鉴普林茨·费德森(Printz-Feddersen)的概念⑥,本研究界定的"照顾者压力"是指与被照顾者有亲属且非雇佣关系的照顾者,因其提供的超负荷照顾工作,造成照顾者本身、照顾者与他人、照顾者与环境间的紧张关系,并导致照顾者的生理、心理、经济、社会等各层面受到负面影响。

五、照顾者需求

需求(need)的产生往往是源于某个人在生理、心理或是环境适应方面产生了问题或困扰,个体为了回应这些问题/困扰所引发的一种状态,这种状态

①　Cf.Poulshock,S.W.,& Deimling,G.T."Families Caring for Elders in Residence:Issues in the Measurement of Burden." *Journal of Gerontology* 39.2(1984):230-239.

②　Cf.Goodman,C."Research on the Informal Carer:Selects Literature Review." *Journal of Advanced Nursing* 11.6(1986):705-712.

③　Cf. Francis, L. E., Worthington, J,. Kypriotakis, G., & Rose, J. "Relationship Quality and Burden among Caregivers for Late-stage Cancer Patients." *Supportive Care in Cancer* 18.11(2009).

④　Cf.Merluzzi, T. V., Philip, E. J. V., Vachon, D. O., & Heitzmann, C. A. "Assessment of Self-efficacy for Caregiving:The Critical Role of Self-care in Caregiver Stress and Burden." *Palliative & Supportive* 9.1(2011):15-24.

⑤　参见杜娟:《城市失能老人家庭照料与社区支持》,科学出版社 2017 年版,第 76 页。

⑥　Cf.Printzfeddersen,V."Group Process Effect on Caregiver Burden." *Journal of Neuroscience Nursing Journal of the American Association of Neuroscience Nurses* 22.3(1990):164-168.

充斥着紧张、不足、匮乏。迈科利普(McKillip)认为需求代表着一种价值判断,个体所产生的这些问题期待着外界加以协助支持解决,①也就是说,需求从某种程度上会诱发各种资源与支持力的形成。一般而言,当个人以合理的方式满足其需求时,或者说,当个人获得了外界的资源与支持满足了其需求时,会培养出成功的认同感及自尊感,并且会对目前的生活内容和方式感到满意,心中充满快乐。相反,当个人重要的需求受到阻碍、无法获得适当的资源与支持加以满足时,不仅会对眼前的生活感到不满意,并且会时时生活在焦虑、沮丧、不安当中,严重影响其身心健康。

如前所述,照顾者因照顾事件会经历生理、心理、经济、社会等多层面的问题,从而产生解决这些问题的需求,当照顾者的需求与所获得的支持之间无法达致平衡时,其感受到的压力就会更加沉重。② 因此,对照顾者的"需求"不可忽视,否则可能会导致照顾者不堪沉重压力而身体健康恶化,同时也会引发照顾者的家庭危机,降低照顾品质。唯有满足照顾者的照顾需求,减轻其照顾压力,才能使照顾者有更多的能量与空间去承担沉重的照顾工作。③

但是,界定"需求"本身是一件复杂的事情。④ 因为"需求"是动态的、相对的、弹性的,并非静止的、绝对的、僵化的。照顾者的需求也往往因为照顾背景的差异、照顾关系的差异以及照顾者个体的差异而呈现出千差万别的样态,亦凸显出照顾者需求的多样性。照顾者的需求满足状况如何? 如何满足"需求"? 满足"需求"的资源和支持由谁来提供?"家庭—社会—国家"在其中各自承担哪些责任? 社会批判理论家南希·弗雷泽(Nancy Fraser)指出,对"需

---

① Cf.McKillip, J. *Need Analysis: Tools for the Human Services and Education*. Newbury Park, Calif: Sage Publications, 1987: 133–138.

② Cf.Hills, J., Paice, J.A., Cameron, J.R., et al. "Spirituality and Distress in Palliative Care Consultation." *Journal of Palliative Medicine* 8.4(2005): 782–788.

③ 参见杨嘉玲、孙慧玲:《"照顾者负荷"概念分析》,《马偕学报》2003年第3期。

④ 参见熊跃根:《需要、互惠和责任分担——中国城市老人照顾的政策与实践》,格致出版社、上海人民出版社2008年版,第11页。

求"的争论,尤其是对健康和社会福利需求的争论,已成为现代国家特别是现代福利国家政治话语中日益重要的一部分。[①] 从而使得需求的满足不仅仅依赖于个体和家庭,也依赖于公共领域的社会政策。

综合以上观点,本研究界定的"照顾者需求"是指,为失能老人提供照料工作的照顾者,在照顾过程中为应对和解决其自身感受到的生理的、心理的、社会的、经济的等方面压力所需要的相关资源和支持,这些资源和支持来源于个体、社会和国家。

第三节　相关理论阐述

一、压力取向理论

压力取向理论主要是以照顾者个人为分析单位,强调照顾者所面对的个人压力,而此压力主要是来自照顾者自己对于照顾经验的主观评价。

有关照顾者压力的界定,前文"概念界定"中进行过分析,本研究界定的"照顾者压力"是指与被照顾者有亲属且非雇佣关系的照顾者,因其提供的超负荷照顾工作,造成照顾者本身、照顾者与他人、照顾者与环境间的紧张关系,并导致照顾者的生理、心理、经济、社会等各层面受到负面影响。

关于"照顾者压力"的类型,有学者将其分为两类——客观压力与主观压力。如洪尼格(Hoenig)和汉密尔顿(Hamilton)首次将"负荷/压力"视为一个概念,并将负荷分为"主观负荷"和"客观负荷"。[②] 主观负荷指的是照顾者对于照顾工作的主观情绪反应,如照顾者对他/她的处境所感受到的压力与焦虑的主观情绪反应,经验到过度的负荷感、束缚感、憎恨感、被隔离感、紧张感;客

---

①　Cf.Fraser, N. *Unruly Practices*: *Power*, *Discourse And Gender In Contemporary Social Theory*. Cambridge Polity Press, 1989.

②　Cf.Hoenig J, Hamilton, MW. "The Schizophrenic Patient in the Community and His Effect on the Household." *International Journal of Social Psychiatry* 12.3(1996): 165-176.

观负荷是照顾者生活及家庭中可观察到的潜在不同层面受到影响的情形或活动，如：照顾工作对照顾者生活及家务维持上造成的妨碍及改变，包括：照顾者身体活动的限制、时间的投入、经济资源的消耗等。蒙哥马利（Montgomery）等学者也将照顾负荷分为客观负荷与主观负荷。[1] 认为客观负荷是指照顾者在照顾过程中，可被局外人观察得到的反应或动作；主观负荷是指照顾者个人如何解读在照顾过程中自我的感受。也有学者将照顾者的压力分为"内在压力"和"外在压力"，[2]与"主观压力"和"客观压力"其意相近。

表1-1　照顾者客观负荷与主观负荷含义一览表

客观负荷	主观负荷
* 生理、身体方面的	* 心理、精神（情绪）方面的
* 受"被照顾者"的状态影响	* 受"照顾者"的状态影响
* 因被照顾者失能状况导致家庭生活受到破坏，以及照顾工作方面感受到的费时费力，包括： 1. 照顾者身体活动受到限制 2. 照顾者耗费过多的时间资源 3. 照顾者耗费过多的经济资源	* 照顾者经验到对下列情况的"紧张感"，包括： 1. 情绪状态 2. 身体状况 3. 经济状况 4. 自身工作

资料来源：杨嘉玲、孙惠玲：《"照顾者负荷"概念分析》，《马偕学报》2003年第3期。

另有一些学者认为，以主观/客观来作为照顾者压力的分类方法，无法体现照顾者承受压力的多元性特点，他们提出照顾者压力的概念界定应该对"压力"的内涵，包括生理、心理、情绪、社会以及经济等问题做更加具体的分析。[3] 普林茨·费德森（Printz-Feddersen）所定义的"照顾者压力"即考虑到压

---

① Cf.Montgomery, R, V., Stull, D. E., & Borgatta, E. F. "Measurement and the Analysis of Burden."*Research on Aging* 7.1(1985)：177-152.

② 参见陈燕祯：《老人福利理论与实务——本土的观点》，台湾双叶书廊有限公司2007年版，第239页。

③ Cf. Kosberg, J. I., Caril, R. E., & Keller, D. M. "Components of Bruden：Interventive Implication." *The Gerontologist* 30.2(1990)：236-242. Lefley, Harriet, P., H.P. Lefley., H.P. Lefley. *Family Caregiving in Mental Illness.*Sage Publications,1996.

力的多层面,指家属因照顾失能老人而感受到的生理、心理、情绪、社交以及财务上的冲击。①

总体而言,照顾者的"压力"具有以下特点:主观的感受、多元性的现象、具有动态的改变、是超载的(overload),而且是偏负向的。② 甚至有学者指出,因为照顾者长期承担超负荷的压力,身心俱疲却不受关注,他们成为社会中的"隐藏性病人"(hidden patient)。③

二、社会支持理论

社会支持的相关论述最早是由卡普兰(Caplan)于 20 世纪 70 年代提出的,认为社会支持是由重要他人(significant others)所组成,由这些重要他人提供个人在处理压力问题时所需要的心理鼓励、信息、物质、环境以及金钱等方面的协助。④ 自 20 世纪 70 年代之后,关于社会支持的相关研究趋于多元,学者们围绕社会支持的内容、社会支持的来源、社会支持的功能等问题进行了深入探讨。

从社会支持的内容方面来看,豪斯(House)提出的四种社会支持内容流传较广,分别为:情绪性支持、工具性支持、信息性支持、评价性支持。情绪性支持(emotional support)主要为情绪或情感支持,即给予个体关心、信任、鼓励或同理心,使其心理产生舒适、缓解其心理压力;工具性支持(instrumental support),也被称为实质性支持,主要是指提供具体的协助,诸如提供金钱、物品或时间等实际服务给他人;信息性支持(informational

---

① Cf.Printzfeddersen,V."Group Process Effect on Caregiver Burden." *Journal of Neuroscience Nursing Journal of the American Association of Neuroscience Nurses* 22.3(1990):164-168.

② 参见马先芝:《照顾负荷之概念分析》,《护理杂志》2003 年第 2 期。

③ Cf.Medalie,J.H."The Caregiver as the Hidden Patient." *Family Caregiving Across the Lifespan*.Eds Eva Kahana,David E.Biegel and May L.Wykle,.CA:Sage.1994.

④ Cf.Caplan,G.*Social Support and Community Mental Health:Lectures on Concept Development.* New York:Behavioral.1974.

support)是指提供建议或信息,帮助他人解决问题,增加他人适应环境压力的能力;评价性支持(appraisal support)是指给予个人回馈、肯定及价值观等方面的支持,使其产生有用感与成就感。① 特纳(Turner)根据社会支持内容的不同性质,将社会支持内容分为实质支持、认知支持、情绪支持和归属支持四类。②

从社会支持的来源方面来看,学者们也做了多种分类。如,卡普兰(Caplan)将社会支持来源分为正式支持与非正式支持两种;③而班纳特(Bennett)与莫里斯(Morris)将社会支持来源分为初级支持系统和次级支持系统。④ 其中,正式支持与次级支持系统为相近的概念,主要指借由组织本身的特性与目标来提升个体的福利,来源为政府机构、医疗机构、社会组织中的专业人员、辅导人员等;而非正式支持与初级支持系统是较为接近的概念,与正式支持和次级支持系统相比较更无结构性,由家人、亲戚、朋友、邻居等人通过提供具体服务及情绪支持,帮助个体维持生活的功能,属于个别化需求的一种形式。

从社会支持的功能方面来看,个体利用来自正式系统或非正式系统的资源来应对压力或提升应付能力,提升个体的身心健康,提高个体的生活质量。

社会支持是一个既包含环境因素,又包含个体认知因素在内的多维度概念,而"照顾者社会支持"是指照顾者经由与重要他人或是在和社会组织间的互动中,感受到被关心、信任和鼓励,得到实际的物质、金钱、时间以及信息等支持,使照顾者得以处理压力、促进身心健康,进而获得良好的生活适应和生

---

① Cf.House,J.S.*Work Stress and Social Support*.Reading,MA:Addison-Wesley.1981.

② Cf.Turner,L.A."Relation of Attributional Beliefs to Memory Strategy Use in Children and Adolescents with Mental Retardation."*American Journal of Mental Retardation* 103.2(1998):162–172.

③ Cf.Caplan,G.*Social Support and Community Mental Health*:*Lectures on Concept Development*. New York:Behavioral.1974.

④ Cf.Bennett,D.H.& Morris,I."Support and Rehabilitation." in F.N.Watts & D.H.Bennett (Eds.),*Theory and Practice of Psychiatric Rehabilitation*. New York:John Wiley and Sons.1983: 189–211.

活质量。本研究分析的社会支持既包括非正式系统，如由亲属、朋友、邻居提供物质和精神上的、照顾者感觉到的各种帮助，同时也包括正式系统如政府、相关机构以及社会组织等提供的各种物质上的或潜在的支持。

第四节　主要内容和基本思路

本节主要分为两部分内容，首先，介绍本研究的主要内容；其次，介绍本研究的基本思路，并建构研究思路图。

一、研究的主要内容

本研究的总体目标是通过实证性研究了解失能老人家庭照顾者的角色承担状况、其承担照顾工作过程中的压力状况，以及其需求及需求满足状况，并通过对域外失能老人家庭照顾者社会支持及相关政策的梳理，建构适合我国国情的失能老人家庭照顾者的社会支持体系，为今后制定失能老人家庭照顾者的公共政策以及开展失能老人家庭照顾者的社会支持性服务提供理论和实务依据。

围绕这一总体目标，本研究主要包括以下6个方面内容：

（一）文献梳理

通过文献研究，梳理失能老人家庭照顾者相关的基本理论及研究文献、国际上相关国家及港台等地区家庭照顾者社会支持体系的构建经验，为研究提供学理基础。

（二）分析失能老年人家庭照顾关系

分别从横向和纵向两个角度出发，对失能老年人家庭照顾关系的特点进行总结分析；同时，对本研究中访谈的 20 个失能老人家庭的照顾关系进行梳理,绘制 20 个失能老人家庭照顾关系图谱。

(三)分析失能老年人家庭照顾者的角色

失能老年人家庭照顾者的概念界定;照顾者的角色身份特点分析;照顾者角色形成的影响因素分析;照顾者群体的社会性别分析,探讨"照顾责任女性化"对两性生命、对家庭照顾、对国家照顾政策的意涵。

(四)分析失能老年人家庭照顾者面临的压力状况

首先,考察失能老人照顾者的照顾内容;其次,分析失能老人照顾者在照顾过程中承受的压力,分别从身体压力、心理压力、经济压力、家庭关系压力、社会参与压力五个角度出发,对失能老人家庭照顾者承受的压力进行分析。

(五)分析失能老年人家庭照顾者的需求及满足状况

结合失能老人的特点、失能老人照顾者的特征以及照顾者的照顾压力状况,探讨失能老人照顾者的需求,分析失能老人家庭照顾者需求的特点,并分析失能老人家庭照顾者需求及其满足状况,了解照顾者需求满足获取的途径,关注照顾者对各种社会支持的主观感受。

(六)建构我国失能老年人家庭照顾者社会支持体系

分析当前我国失能老人照顾者社会支持体系,探讨各种正式、非正式社会支持的积极效用及存在的问题;在此基础上,构建本土化的失能老年人家庭照顾者社会支持体系,对符合我国国情的失能老年人家庭照顾者的社会支持体系进行设计,探讨我国以照顾者为中心的立体化、多元化社会支持系统。

二、研究的基本思路

本书研究沿着"规范研究—实证研究—对策研究"的思路以及"失能老人家庭照顾者压力—失能老人家庭照顾者需求—失能老人家庭照顾者社会支持体系"的分析框架展开。

研究以"人口老龄化、高龄化、失能化发展趋势"为背景,以"失能老人家庭照顾者压力—需求—社会支持"为主线,通过文献研究对国内外已有的相关失能老人照顾者研究的学术思想及理论成就、对国际上相关国家和地区给予失能老年人家庭照顾者的社会政策及支持体系等实践经验进行梳理;实证研究通过质性研究、深度访谈研究我国失能老年人家庭的照顾关系特点、失能老人家庭照顾者的角色特点、照顾状态、照顾压力、需求及其满足状况、社会支持现状;最后在文献分析、理论分析与实证分析的基础上进行对策研究,探索完善我国失能老年人家庭照顾者社会支持体系的框架及实现路径,从而为我国人口老龄化、高龄化、失能化背景下如何构建完善的照顾者—被照顾者相协调统一的支持体系和公共政策提供解决思路,希冀能更好地保障失能老人家庭照顾者的权益,同时也是保障失能老年人权益,提高公共政策的科学性和针对性,以实现"失能老年人老有所依、老有所养"以及"失能老人家庭照顾者愿养、乐养、能养"的目标,同时实现提升家庭照顾品质的最终目标。

本研究将关注点放在失能老人家庭照顾者的实际照顾处境、该处境如何影响着其他生活领域,以及改善照顾者不利处境的背后机制。采取这样一种研究切入点,并不意味着被照顾者(失能老人)的问题相对不重要;相反,我们相信唯有照顾者的问题获得妥善解决后,被照顾者才能得到更好品质的照顾。

本书研究的思路及结构如图 1-1 所示。

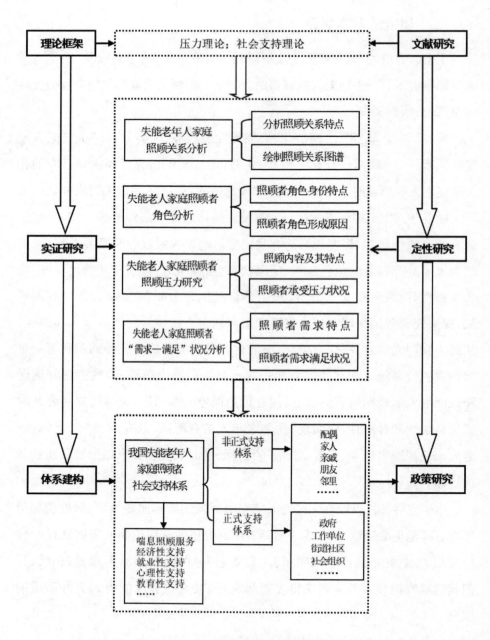

图1-1 本书研究思路与结构示意图

第二章　文献回顾

人口老龄化、高龄化以及失能化衍生的老年人日常生活照顾问题已成为学界的重要议题。但是,"老年人家庭照顾者"群体一直被隐藏在老年人问题背后,长期以来学者们大多以需要接受照顾的"老人群体"为研究对象,以提供照顾的主体——"老人家庭照顾者"为对象进行深入研究的比较少。西方学界从20世纪70年代才逐步开始了从"被照顾者主体"到"照顾者主体"的研究转向,并逐渐形成了这一领域的问题意识和研究特色,我国学者针对照顾者群体开展研究始于20世纪末。

本章将从四个方面对已有研究进行回顾和探讨:梳理家庭照顾面临的挑战以及"照顾"概念中权力/权利和政策意涵发展的历程;探讨老人家庭照顾者的角色及其形成过程;分析老人家庭照顾者的照顾状态;整理国内外目前和家庭照顾者相关的支持政策与措施内容,探究相关政策制度浮现的议题。希望借由对以往文献的回顾与探讨,能逐次建构并厘清本研究的理念与架构。最后,对以往的研究进行总结和评价,总体概括已有研究取得的成就,并指出研究中存在的不足及研究趋势。

第一节　家庭与照顾

当老人进入需要照顾的人生阶段,由谁来照顾老人? 虽然早在两千多年前,孟子就提出了"老吾老以及人之老,幼吾幼以及人之幼"的理念,但在中国重视孝道伦理的传统社会中,个体老化的现象是无法抽离于家庭之外讨论的,为老人提供照顾一直都是由个体家庭承担,老人照料问题并未被视作一种公共责任或社会问题,只有在老人的家庭与亲属网络皆缺失的情况下,其他社会组织才会介入提供一定的支持。即便在当代社会,在我国传统文化及现实福利政策的双重形塑下,无论是依照老人的意愿,还是现有社会资源与支持性服务类型来看,家庭照顾依然是老人照顾体系的核心,绝大多数老人是由家庭成员与亲友等非正式照顾者在家自行照顾。

一、家庭照顾面临的转变和挑战

家庭在一个人的生命历程中扮演着相当重要的角色,特别是在进入老年阶段之后,由家庭成员提供的家庭照顾是老年人重要的依赖资源。

长期以来,受到传统"家本位"文化的影响,在以儒家文化为主导的我国社会,家庭始终是我国福利供给的主体,国家只是承载着对有限群体或特殊群体的最低保障。儒家文化的核心就是"孝"的观念,从而也形成了以"孝"为核心的崇老文化,以此也奠定了我国传统的家庭养老模式。[1] 孝道作为我国传统文化中尤为重要的一项伦理规范,指引并约束着子孙对父祖长辈的孝顺服从、为老年人提供日常的生活照料。与此同时,国家政策及主导意识形态也始终选择将家庭作为解决养老问题的政策工具,家庭作为家庭成员特别是失能老年人最基本也是最直接的依托屏障,一直发挥着稳定的赡养老人的功能。

从全世界范围来看,近代以来的西方发达国家曾一度将"照顾"作为一项社会政策的内容,在老人照顾问题上实施"去家庭化"策略,[2]即由国家来承担

---

[1] 参见张明、朱爱华、徐成华:《城市老年人社会服务体系研究》,科学出版社 2012 年版,第52 页。

[2] Cf. Esping-Andersen, G. *Welfare States in Transition: National Adaptations in Global Economies*. London: Stage-Publications, 1996.

福利供给主体的角色,规划在何种条件下为老年人提供公共政策的支持和服务,从而使得"照顾"超出了家庭领域的涵盖范围,是一种公领域向私领域的延伸。① 但是,受 20 世纪 70 年代两次石油危机以及 90 年代以来经济全球化进程加快的影响,西方国家的经济发展呈现出经济停滞与通货膨胀相互交织的滞胀状态,福利国家的社会福利支出负担加重,作为福利供给主体的国家福利模式遭遇困境,开始重新寻求家庭作为福利供给主体的支持,进而提出"再家庭化"或"重返家庭"的策略。② 在老人照顾领域,"去机构化"成为许多欧洲国家的共识,由家庭成员提供的"非正式护理"成为失能老年人主要的甚至是唯一的护理服务形式。③

"在地老化"(aging in place)的意识抬头,被视为是较为经济的且能够回归家庭的养老方式,政府在规划老人长期照顾的政策时,将家庭的照顾责任再次纳入福利政策体系之中。

有学者指出,无论是西方还是中国,在处理"政府—家庭"间的责任关系时,政府都期望减少公共投入和支出,将照顾责任尽可能地转移给家庭。不同之处在于,西方多数是在经历了福利国家危机之后实行"再家庭化"的责任转移,而中国则主要是基于"福利短缺"背景下进行的选择。④ 然而,无论是我国长期以来形成的以家庭照顾为主体的老年人照顾体系,还是西方福利国家经历的"家庭化—去家庭化—再家庭化"的家庭照顾循环政策,在当前全球趋同的社会、人口和家庭结构变迁的背景下,都遭遇到了"照顾赤字"乃

---

① Cf.Daly,M.,Rake,K.*Gender and the Welfare State*:*Care*,*Work and Welfare in Europe and the USA*.Cambridge:Polity Press,2003:49.

② 参见韩央迪:《家庭主义、去家庭化和再家庭化——福利国家家庭政策的发展脉络与政策意涵》,《南京师范大学学报》2014 年第 6 期。

③ Cf.Bouget D,Saraceno C,Spasova S.*Towards New Work-life Balance Policies for Those Caring for Dependent Relatives*? Vanhercke B,Sabato S,Bouget D(eds).Social Policy in the European Union State of Play 2017.Brussels:ETUI,2017.

④ 参见熊跃根:《需要、互惠和责任分担——中国城市老人照顾的政策与实践》,格致出版社、上海人民出版社 2008 年版,第 43 页。

至"照顾危机",①家庭的照顾功能受到严峻的挑战,家庭不宜也不能够为其"依赖型成员"提供全部的照料服务。②

一方面,在当前老龄化、高龄化以及失能化的背景下,老龄失能周期越来越长,失能老人的生活照料和基础护理的需求越来越大。另一方面,如前所述,随着现代化、工业化、城市化的发展,随之而来的是社会结构、家庭结构、人口结构发生了剧烈而深刻的变迁,在此背景下,虽然家庭仍然作为供给主体持续提供失能老年人的日常照料,但家庭养老各构成要素——包括养老环境、养老主体、养老客体以及养老内容——对养老功能的承载力日趋下降;③也有学者从妇女劳动参与率的提高、生育率的下降、家庭结构的核心化等几个方面分析,认为"家庭照顾"这一照顾模式正日益受到挑战,家庭照顾资源不断弱化。④ 照顾需求与照顾责任之间的矛盾日益扩大,形成"照顾赤字"。有学者指出,我国近几年来陆续推出或计划推出的一些人口政策,如:生育政策的调整(单独二胎、全面二胎政策)、延迟退休年龄政策等,与前述养老环境及背景相叠加,使得家庭照顾需求与照顾责任之间的矛盾进一步扩大,"照顾赤字"也进一步恶化,⑤甚至发展为老年照顾领域的"照顾危机"。与此同时,西方福利国家"回归家庭""再家庭化"的政策意图,也同样因家庭遭遇到的资源危机而不得不作出调整,单纯地试图重新依赖家庭承担老人的照顾责任已无法实现。

① 参见岳经纶、方萍:《照顾研究的发展及其主题:一项文献综述》,《社会政策研究》2017年第4期。

② Cf.Thévenon, O. "Family Policies in OECD Countries: A Comparative Analysis." *Population & Development Review* 37.1(2011):57-87.

③ 参见梁丽霞:《农村家庭养老失能状况分析即复能策略探讨》,《山东社会科学》2015年第10期。

④ 参见施巍巍:《发达国家老年人长期照护制度研究》,知识产权出版社2012年版,第42—45页。

⑤ 参见岳经纶、方萍:《照顾研究的发展及其主题:一项文献综述》,《社会政策研究》2017年第4期。

由此可见,家庭照料正逐渐演变为一种稀缺性资源。[①] 虽然长期以来家庭一直作为老年人生活照料责任的承担者,但是随着现代家庭结构和功能发生的变迁,家庭承接的照顾老人的能力和资源也发生了转变,家庭为老年人提供照护服务的能力日益减弱,家庭资源已难以应对不断增长的老年人生活照顾需求。尽管家庭照顾的地位和作用在相当长一段时期内仍不容忽视,但是家庭照顾已经出现了"独木难支"的局面,完全依靠家庭为失能老人提供照顾是不现实的。

老人照顾问题,不应再被视为由家庭独自承担与面对的责任。近年来,家庭内的照顾工作开始大量延伸到公共领域,"照顾"这个概念也被学者们分别从权力/权利和政策的视角进行了更为深入和多元化的解读。

二、照顾：权力/权利与政策的意涵

从学术研究的角度来分析,"照顾"从日常生活中一项具体的活动上升成为一个学术概念,女权主义者的推动和创造在其中起到了十分重要的作用。[②] 女权主义学者强调"照顾"的重要性,认为每个人在不同时期都有对于他人不同程度的依赖,人们对于看护(照顾)的需要应引起足够的重视;[③]女权主义学者和照顾理论家质疑在工作价值体系中只强调男性为主的有偿工作价值而忽略无酬照顾劳动的价值,提出应该承认女性为主体的无酬"照顾工作的贡献"。[④]

"照顾"作为一个概念,最初用于定义妇女生活状况的特征,描述妇女作为妻子、母亲和女儿的角色如何要求她们进行无报酬的家庭照顾服务,以及照

[①]　参见刘二鹏、张奇林、韩天阔:《照料经济学研究进展》,《经济学动态》2019 年第 8 期。

[②]　参见张亮:《中国儿童照顾政策研究》,上海人民出版社 2016 年版,第 3 页。

[③]　Cf.Nussbaum, Martha. "Feminism and Internationalism." *Metaphilosophy* 27.1-2 (1996): 202-208.

[④]　Cf.White, S., Gardner, D. "Juggling with Reciprocity:Towards a Better Balance." in A.Coote (ed.).*New Gender Agenda, London*;Institute for Public Policy Research.2000:105.

顾活动和照顾责任如何强化了妇女在家庭和社会中的不利处境。① 早期的有关照顾的研究大多聚焦于家庭内的无酬的、非正式的照顾活动,指出照顾不仅仅是一种无酬的个人服务,它本质上反映的是一套基于婚姻和亲属制度的社会关系,包含了义务、承诺、信任和忠诚,即照顾是一个"爱、思考和行动"的过程。② 与此同时,照顾也是一个复杂的社会文化建构的历程,在这个建构的过程中,一方面,学者们探讨了权力视角下"照顾私人化"的支配性文化架构;另一方面,学者们从政策层面出发将照顾视为分析社会政策的一种工具。

(一)照顾的权力意涵

既有文献较为广泛地探讨了照顾"私人化"(privatization)中蕴含的权力问题,但学者们在运用"私人"一词时所指涉的含义有所不同,有学者将其总结为四种不同的意义,包括家庭化(domesticity)、情绪性(emotionality)、女性化(feminization)、市场化(marketization)。③ 在这些意义层面,相应形成了"公与私""爱与劳务""女性与男性""有酬与无酬"等具有权力/权利冲突的场域。

第一种"公与私"的对立,指的是照顾被认为是一种家庭责任,应该在家庭内进行,家庭外的"公领域"指涉国家的介入;第二种"公/私"的对立等同于"男性/女性"的二分,④将照顾工作进行了性别化的分工,即认为照顾是女性的天性禀赋和家庭责任,将女性化视为"私",相对的是男性化的"公";第三种"情绪化"是对照顾活动进行了"爱与劳务"的分野,反映的是将照顾工作视为"爱的劳动",假定照顾者有利他的动机,并且可以从照顾工作中获得道德报

---

① Cf.Daly,M."Care As A Good For Social Policy." *Social Politics* 9.2(2002):251-270.

② Cf.Daly,M.,Lewis,J."The Concept of Social Care and the Analysis of Contemporary Welfare States." *British Journal of Sociology* 51.2(2000):281-289.

③ 参见蓝佩嘉:《照护工作:文化观点的考察》,《社会科学论丛》2009 年第 2 期。

④ Cf.Hansen,Karen.V."Feminist Conceptions of the Public and Private:A Critical Analysis." *Berkeley Journal of Sociology* 32(1987):105-128.

酬从而乐于成为"爱的囚徒"①;第四种"公/私"的思路指涉的是国家行政和市场经济的区别。以上这些关于照顾私人化的多层次社会文化建构显示,照顾工作的安排不是静态给定的,而是面临着持续的转变,是利益冲突的不同社会团体之间的权力角逐和制衡的结果。②

照顾是由一系列的实际活动和工作所组成,而这些活动和工作在人群中进行了阶层化和权力化的分工。

首先,由于照顾在许多社会一直被视为家庭的义务和女性的责任,导致公共照护设施严重不足,同时也导致丈夫对于照顾劳动的分担仍然有限。有学者指出,国家通过"去国家化""再家庭化"的过程,将原本应由国家承担的福利责任转移给家庭,这实际上意味着转移给妇女。③ "一些人最终将承担他们不能或希望推卸的照顾责任",而这些人中的大多数是女性。④ 当社会持续定义照顾工作是女性在家庭中的责任和义务时,相当程度地影响了照顾者的劳动处境(无酬、去技术化、低价值、低地位、高度女性化)。⑤ 有学者对此提出,照顾的本质其实隐含了深刻的剥削本质,表现为对女性的"剥削"以及女性的"自我剥削"。⑥ "照顾责任女性化"反映的是社会上处于劣势地位的女性作为附属者的生存策略,是在父权文化体制中性别阶层关系下权力展现的一种方式,处于社会权力阶层的上位者,总是能透过其所掌握的权力,来支配照顾

① Cf.England,Paula."Emerging Theories of Care Work."*Annual Review of Sociology* 31(2005):381-389.

② Cf.Laslett,Barbara.,Johanna,Brenner."Gender and Social Reproduction:Historical Perspectives."*Annual Review of Sociology* 15.1(1989):381-404.

③ 参见[美]南茜·弗雷泽著,欧阳英译:《正义的尺度——全球化世界中政治空间的再认识》,上海人民出版社2009年版,第145页。

④ 参见[美]南茜·弗雷泽著,于海青译:《正义的中断——对"后社会主义"状况的批评性反思》,上海人民出版社2009年版,第55页。

⑤ Cf.Tuominen,Mary."Forced to Care:Coercion and Caregiving in Americaby Evelyn Nakano Glenn."*Gender and Society* 26.1(2012):129-130.

⑥ 参见刘梅君:《建构"性别敏感"的公民权》,载刘毓秀主编:《女性·国家·照顾工作》,台弯女书文化1997年版,第196页。

关系与形式。① 在这种权力关系的支配下,"父权体制不仅仅只是赋予男性特权,还保障了照顾的供应无虞匮乏"②。我们的文化规则建构了将男性看作"理想工作者"、将女性看作"理想照顾者"的性别化想象与运作。③ 而男性在公共领域"独立"工作的能力其实是依赖于女性在家庭中提供的无报酬的照顾工作,意即女性成为隐形的"替代性"的福利提供者。个体的时间和人力资本都是稀缺性资源,当妻子将这些资源投入家庭部门时,必然会失去将它们投入市场部门的机会及收益。④ "女性照顾者因为承担照顾责任而失去社会成就",因此,学者强调应该重视照顾领域中的性别公平(gender equity),认为女性付出的无酬劳动支持着公/私领域的父权,并强化了男性有酬工作的优势。⑤ 也就是说,男性在经济层面的独立以及处于较高的权力地位,是建立在免除了照顾责任基础之上的,而这种照顾责任却使女性产生了依赖以及处于无权位置。⑥ 最终的结果是,女性因为承担了照顾者的角色而受到了社会排斥,⑦女性在能见度低的私领域劳动中所付出的代价甚至是无法计量的。⑧

---

① Cf.Tronto,J.C."Women and Caring:What Can Feminists Learn about Morality from Caring?" *Gender/ Body/ Knowledge:Feminist Reconstructions of Being and Knowing*.Rutgers University Press,1989:172-187.

② Nancy Folbre,Janet C. Gornick,Helen Connolly,Teresa,Munzi. "Women's Employment,Unpaid Work,and Economic Inequality." in Janet C.,Gornick.,Markus Jäntti(eds),*Income Inequality:Economic Disparities and The Middle Class in Affluent Countries*.Stanford University Press,2013:234-260.

③ 参见陶艳兰、风笑天:《"理想照顾者"文化规则的破解:社会政策支持母亲就业的关键问题》,《社会科学》2020年第4期。

④ 参见刘二鹏、张奇林、韩天阔:《照料经济学研究进展》,《经济学动态》2019年第8期。

⑤ Cf.Rosenberg,H."Motherwork,Stress and Depression:The Costs of Privatized Social Reproduction." in Nelson,E.and Robinson,B.(eds).*Gender in the 1990s:Images,Realities and Issues*.Toronto:Nelson Canada.1995.

⑥ 参见[英]露丝·里斯特著,夏宏译:《公民身份:女性主义的视角》,吉林出版集团有限责任公司2010年版,第170页。

⑦ Cf.Cousins,C."Social Exclusion in Europe:Paradigms of Social Disadvantage in Germany,Spain,Sweden and the United Kingdom." *Policy and Politics*.26.2(1998):127-146.

⑧ 参见[美]贝蒂·弗里丹著,程锡麟等译:《女性的奥秘》,广东经济出版社2005年版,第98页。

女性因为承担着照顾者的角色而成为家庭的依赖者,"贫穷与照顾就像硬币的一体两面"①。因此,必须要反思照顾领域内存在的性别不平等的权力关系,一方面要充分认可照顾者对社会的重要性这样一种公民身份概念,照顾工作应该合法化并得到支持;②另一方面,强调公共照顾责任,由国家提供需要人群的照顾,为那些无力自足者——如儿童、老人、病人等——提供更大的国家救济,为女性提供额外的时间和精力,③将女性从照顾责任中解放出来以使她们能够获得公共领域中的经济和政治权力。④ 也就是说,对照顾要给予认可并提供稳定的措施,但又不要把妇女固定在照顾者的角色中,因为这种角色起到了排除她们参与经济和政治这些公共领域所带来的权力和影响。⑤

与此同时,照顾关系中强调家庭内的无酬照顾工作具有"爱"的含义,"家庭照料包含了感情、义务和爱的考量"⑥。且随着国家和政府对家庭照顾的认可和宣传,其道德价值有所提升,但与有酬劳动在金钱和象征意义上的价值仍相差甚远,从而也建构了"照顾者"与"养家者"权力层面的不平等。不论福利社会制度如何,作为挣工资生活的公民,其社会地位总是趋向高于作为照顾者的公民。⑦ 莱拉(Leira)分析指出,劳动形式具有等级之分,"它使工资—劳动成为首要的事情,而不管这些事情是多么无益的,也要使之优先于那些更为有

---

① Graham, Hilary. "Caring: A Labour of Love." in *A Labour of Love: Women, Work, and Caring*. London: Routledge and Kegan Paul. 1983: 13-30.

② Cf. Cass, B. "Citizenship, Work, and Welfare: The Dilemma for Australian Women." *Social Politics* 1.1(1994): 106-124.

③ 参见[英]德里克·希特著,郭忠华译:《何谓公民身份》,吉林出版集团有限责任公司2007年版,第97页。

④ Cf. Daly, M., Lewis, J. "The Concept of Social Care and the Analysis of Contemporary Welfare States." *British Journal of Sociology* 51.2(2000): 281-298.

⑤ 参见[英]露丝·里斯特著,夏宏译:《公民身份:女性主义的视角》,吉林出版集团有限责任公司2010年版,第279页。

⑥ Van Den Berg, B. et al. "Economic Valuation of Informal Care: The Contingent Valuation Method Applied to Informal Caregiving." *Health Economics* 14.2(2005): 169-183.

⑦ Cf. Sainsbury, D. *Gender and Welfare State Regimes*. Oxford University Press, 1999.

益的其他工作"①。照顾者受到了不同于养家者的差别对待,因为照顾者对家庭、对失能家庭成员的贡献无法像养家者一样,以金钱的形式具体呈现出来,所以无论在家庭层面、社会层面都使得照顾者的贡献被忽略或低估,甚至在法律层面也无法用像对待养家者贡献的方式来对待照顾者所作的贡献。② 如同霍赫希尔德(Arlie Hochschild)所言:"在意识形态上,'照护'迈向天堂,在实际生活中,它却走入地狱。"③意在反映照顾被强化的道德高度以及其在实际层面被视为低价值与低地位的吊诡情形。据此,里斯特(Lister)指出,"照顾劳务"也是一种公民责任,不能将其价值看得比市场有酬劳动还要低。④ 此观点及主张在显示了照顾具有的社会责任意涵之外,也肯定了照顾者的劳动价值。事实上,照顾活动有典型的使用价值、市场交换价值以及可供持续消费剩余价值的属性,本质上属于非商品交换的劳动,不能因为家庭照料未进入市场的定价或交换环节而否认其经济价值。⑤

此外,还有学者认为在照顾者与被照顾者之间,也存在着"权力"关系。在照顾关系中,一方提供照顾,另一方接受照顾,其间的关系代表着有人有能力、有人是依赖性的。两者间有可能是一种关怀的关系,也有可能是具有层级性的关系,"关怀和控制常是一线之隔"⑥。科恩(Koehn)认为权力的议题在照顾相关论述中经常被忽略,他认为照顾工作可能是"压制"的。⑦ 照顾提供

① Leira, A. *Welfare States and Working Mothers*. Cambridge: Cambridge University Press, 1992: 171.

② 参见洪惠芬:《"照顾者正义":性别正义不只是法律平等》,《台湾社会研究季刊》2003年第51期。

③ Hochschild, Arlie, Russell. *The Commercialization of Intimate Life: Notes from Home and Work*. Berkeley: University of California Press. 2003: 2.

④ Cf. Lister, R. *Citizenship: Feminist Perspectives*. New York: Palgrave Macmillan. 2003.

⑤ 参见刘二鹏、张奇林、韩天阔:《照料经济学研究进展》,《经济学动态》2019年第8期。

⑥ 黄彦宜:《照顾的难题:以一个妇女志工成长团体为例》,《台大社会工作学刊》2005年第12期。

⑦ Cf. Koehn, Daryl. *Rethinking Feminist Ethics: Care, Trust and Empathy*. London: Routledge. 1998.

者可能通过行使监视或控制、归罪被照顾者、限制被照顾者的自由等方式,使被照顾者感觉到被剥夺和被控制。布驰(Buch)等学者通过观察照顾关系中照顾者与被照顾者之间的身体性互动,认为双方之间其实处于不平等的位置,并且处于一种动态的权力关系之中。[1] 吴心越也指出,照顾关系本身就潜藏着褫夺与伤害的可能,当被照顾者是相对缺乏自主性的老人时,在照顾关系中也有遭受虐待乃至暴力的危险。[2]

通过对学者们的上述论述和分析可以看出,"照顾"不仅仅是一系列的工作和活动,同时也是一个权力冲突的场域,形塑了照顾关系中不同层次以及不同群体间的等级化分工。

(二)照顾的权利意涵

近年来若干学者针对"照顾"提出另一种"社会权"的意义,在公民社会中,照顾权也是人权,即每个人都有接受照顾与提供照顾的权利(right to be cared & right to care)。[3] 尼珍和克雷默(Knijn & Kremer)对于照顾的"权利"问题,提出了一个非常有价值的架构,他们将照顾权利分为"接受照顾的权利"和"给予照顾时间的权利"。[4]

首先,从接受照顾的权利来看,马歇尔(T.H.Marshall)在 20 世纪 50 年代初提出公民权概念时,尚未将照顾相关的权利包括在内。儿童、老年人以及病弱者等依赖人口的照顾需求,被视为是私领域的,与公共领域、公共政治和公

---

① Cf.Buch,and D.Elana."Senses of Care:Embodying Inequality and Sustaining Personhood in the Home Care of Older Adults in Chicago."*American Ethnologist* 40.4(2013):637-650.

② 参见吴心越:《"脆弱"的照顾:中国养老院中的身体、情感与伦理困境》,《台湾社会研究季刊》2018 年第 110 期。

③ 参见王增勇:《社会如何支持照顾者》,载詹火生主编:《预约温馨有活力的二十一世纪》,台湾厚生基金会 2000 年版,第 133 页。

④ Cf.Knijn,T.,and Kremer,M."Gender and the Caring Dimension of Welfare States:Toward Inclusive Citizenship."*Social Politics* 4.3(1997):328-361.

民权无关。[1] 包含照顾内容的家务劳动这一核心的人类活动,并没有引起负责公共福利事务的政治家、决策者们足够的重视。[2] 但随着家庭以及劳动力市场发生的一系列变化,以及在女权主义运动、民权运动和福利权运动的积极推动下,对每个个体的权益以及对社会公正的关注都得到增强,"照顾"亦随之成为国家日常公共政治的焦点。无论是失能老人、儿童抑或是其他需要照顾的群体,针对这些特殊群体的照顾既是满足个体需求,同时也被视为个体的权利。也就是说,公民享有被照顾的权利,接受照顾不仅是公民的需求,也是公民的基本权利。当环境有需要时,任何一个公民都有权利主张应该立即获得适当的照顾。

从失能老人角度而言,失能老人照顾问题的本质在于保障其接受照顾的权利,即要保护失能老人作为照顾接受者的公民权利,为失能老人提供良好的照顾,是失能老人正当的公民权利,确保失能老人有权利获得足够的来自家庭以及非家庭的照顾资源。[3]

其次,从提供照顾的权利来看,特别强调两个层面的权利。

一方面,强调国家应该保障公民选择照顾自己亲人的权利,即照顾提供者的权利应予以确认和保护。长期以来,照顾者的权利往往被家庭整体的需求所模糊和掩盖,照顾提供者的社会权利问题被忽视。[4] "照顾"作为一个公民权利的概念,除去上文提到的接受照顾的权利,更应该包括同时拥有照顾他们

---

① Cf.Kremer, M.*How Welfare States Care: Culture, Gender, and Parenting in Europe.* Amsterdam University Press, 2007:32.

② 参见[英]安·奥克利著,汪丽译:《看不见的女人:家庭事务社会学》,南京大学出版社2020年版,"新版序"第10页。

③ 参见刘梅君:《建构"性别敏感"的公民权》,载刘毓秀主编:《女性·国家·照顾工作》,台湾女书文化1997年版,第217页。

④ Cf.Lweis, J. "Gender and the Development of Welfare Regimes." *Journal of European Social Policy* 2.3(1992):159-173.

关心的人的权利。① 安·奥洛夫（Ann Orloff）主张将家庭整合进"国家—市场"的二元体系内，强调建构"家庭—市场—国家"的照护体系，以此彰显照护所具有的社会权利的内涵。② 为家人提供照顾的照顾者有权利获得国家的支持，包括在就业政策上由国家补贴雇主，如以"事亲假"的形式保障照顾者的照顾时间；或在工作场所提供托老服务，以减轻工作与照顾间的冲突与张力；或为照顾者提供工资补贴/照顾津贴，弥补照顾者因照顾工作而承受的经济方面的损失。这些措施也正符合了尼珍和克雷默（Knijn & Kremer）所提出的"给予照顾时间的权利"③，即国家和政府为照顾者提供多项措施，让照顾者可以有最佳的时间和机会选择是否承担照顾者的角色，而这项选择是基于一个公民的自主决定，而不是基于一种道德责任上的无奈。④

另一方面，强调要保护男性作为照顾提供者的公民权利。不少女性主义学者都支持鲁迪克（Ruddick）对于"照顾关系"的解读，他认为"照顾"这项劳动（务），是透过照顾者与被照顾者之间的"关系"来完成的。照顾者与被照顾者累积出的这段关系，其意义在于这是生命当中"独一无二"的经历与经验。⑤而这段"独一无二"的关系，正是照顾任务这项活动能带给当事人的"内在利益"和"内在好处"。⑥ 不论是男性或是女性，都应当有机会透过"照顾"任务的承担，来体验这种维系自己与"失能家人"间情感联结的生活方式和经历。

---

① Cf. Knijn, T., and Kremer, M., "Gender and the Caring Dimension of Welfare States: Toward Inclusive Citizenship." *Social Politics* 4.3(1997): 328-361.

② Cf. Orloff, Ann Shola. "Gender and the Social Rights of Citizenship: the Comparative Analysis of Gender Relations and Welfare States." *American Sociological Revie* 58.3(1993): 303-328.

③ Cf. Knijn, T., and Kremer, M. "Gender and the Caring Dimension of Welfare States: Toward Inclusive Citizenship." *Social Politics* 4.3(1997): 328-361.

④ 参见朱贻庄、陶屏、陈玉芬：《从跨国经验看台湾长期照顾政策中的照顾权》，《社区发展季刊》2012年第138期。

⑤ Cf. Ruddick, S. "Care as Labor and Relationship." In Harber, P.G. and H. Shue(eds.), *Norms and Value: Essays on the Work of Virginia Held*. New York: Rowman and Littlefield Publishers, Inc.1998.

⑥ 参见曾蕾霓：《寻找家庭场域中"照顾选择及实践"的可能与价值：中低收入老人特别照顾津贴的政策思考》，《台湾社会福利学刊》2007年第6期。

但是,照顾领域内存在着明显的等级化性别分工的状况,有学者指出,这种"照顾女性化"的模式将男性排除在照顾体系之外,受到传统的两性分工的限制,即便有自觉想要提供照顾的男性,也不被鼓励去承担照顾者角色。① 男性无法或不被鼓励承担照顾者角色事实上也是一种新的"社会排斥"②,男性不应被限制于"养家者"的角色,他们同样有权利为家庭成员提供照顾,国家和社会也应对男性照顾者给予政策或制度方面的支持,改变长期以来照顾责任的单一性别、女性化的性别安排,将提供照顾的公民权利扩展至男性。③

(三)照顾的政策意涵

随着照顾不再被视为仅仅由家庭成员为家人提供的个人服务,而是延展至公共领域内进行探讨,其政策意涵亦愈来愈凸显。学界亦开始针对照顾政策展开研究,其中,女权主义学者对照顾政策的关注和研究极大地推动了该领域的研究深度与广度。

威廉姆斯(Williams)指出"照顾"应当是当前社会政策分析的重要切入点,他特别强调照顾所涉及的社会再生产过程。④ 这个过程的重点是"照顾"背后的社会组成(social organization),社会再生产过程可以是不同组合,可以是有酬或无酬工作,也可以由正式或非正式部门提供,这些组合的方式关涉到国家—市场—家庭三者间的互动与关系,也体现着相应的政策安排。随着家庭已无法独自承载日益繁重的照顾工作和任务,对"照顾"的解读和关注也逐渐超越了家庭这个微观层面,学者们开始从宏观层面强调照顾在公共领域、劳

---

① 参见黄淑玲、游美惠:《性别向度与台湾社会》,台湾巨流图书公司 2007 年版,第 252—258 页。

② 参见梁丽霞:《"照顾责任女性化"及其理论探讨》,《妇女研究论丛》2011 年第 2 期。

③ 参见张亮:《改变照顾责任传统性别分工 完善儿童照顾政策体系》,《中国妇女报》2017 年 6 月 6 日。

④ Cf.Williams,F."Rethinking Care in Social Policy." *Paper Presented at the Annual Conference of the Finnish Social Policy Association.* University of Jonesuu,Finland,2003.

动市场内与其他政策的关系。① 女权主义学者提出了一种以社会性别为导向的社会政策研究路径,把家庭引入分析框架,分析国家—市场—家庭三者之间的关系,使照顾者的需求和权利从整体家庭需求与权利中剥离出来,照顾成为家庭政策的重要目标,关注国家、市场、家庭三者之间在照顾问题方面的责任划分。一些女权主义学者将照顾放入政策之中,或者直接将照顾视为一种公共政策产品,即将关于照顾的规则和制度安排在公共政策中加以体现,讨论社会政策方法如何管理照顾的需求和供给,或者被照顾者和照顾者的要求如何被满足。② 另一些女权主义学者则把照顾作为一个政策分析性概念,透过照顾来理解和分析福利国家本身如何发展,洞察福利国家的性别关系。③ 还有一些学者专注于探讨照顾的政策环境,这一领域的学者在比较国家间制度差异的基础上,致力于构建"照顾体制"(care regime),这个"体制"包含了价值、规范和规则,提供形塑行为和政策的规范性或管制性的架构。④

在现实社会情境发展需求与学界学术研究不断拓展和深入这两个因素的共同作用下,"照顾"已然成为一个独立的社会政策领域,并逐渐形成针对特定群体的照顾政策。老年人照顾也从传统的家庭功能演化为一项需要公共政策调控的活动,并且如何提供老人照顾影响到一系列社会安排。

第二节 老年人家庭照顾者主体身份研究

人口快速老龄化以及高龄化、失能化程度的不断加深加剧,考验着我们

---

① Cf.Daly,M.,Lewis,J."Introduction:Conceptualizing Social Care in the Context of Welfare State Restructuring."in Lewis,J.Gender(ed.),*Gender,Social Care and Welfare State Structuring in Europe*.Aldershot:Ashgate,1998:1-24.

② Cf.Daly,M."Care As A Good For Social Policy."*Social Politics* 9.2(2002):251-270.

③ Cf.Bettio,F.,Plantenga,J."Comparing Care Regimes in Europe."*Feminist Economics* 10.1(2004):85-113.

④ Cf.Sainsbury,Diane."Gender and Social-democratic Welfare States."in Diane.Sainsbury eds.*Gener and Welfare State Regimes*.New York:Oxford University Press.1999:77.

照顾失能老年人的能力,也使得更多的人必须投入更多的时间和心力照护老人。如前所述,尽管家庭照顾这一照顾模式在当前遇到诸多挑战,传统的家庭照顾模式已随着社会结构、人口结构的变迁而弱化,但家庭功能的式微并不表示人们对家庭功能需求的降低。时至今日,在老人养老意愿以及公共养老服务资源有限等因素的共同作用下,家庭仍然是我国提供失能老人照顾的最重要的部门;这也就意味着家庭照顾者仍然是失能老人照顾的重要资源。

长期以来,家庭照顾者群体被隐匿在需要照顾的老人群体背后,在老龄化快速发展的进程中,无论是政府、社会还是学界,关注的焦点主要是需要照顾的老人群体,至于家庭照顾者由谁承担、照顾者的照顾状态等问题,均未被视为重要的公共议题。这种状况一直到 20 世纪 70 年代才有所改观,西方学界从 20 世纪 70 年代逐步开始了从被照顾者主体到照顾者主体的研究转向,我国学者针对照顾者群体的研究始于 20 世纪末。

本节主要梳理学界关于老人家庭照顾者身份的研究,即照顾者的角色身份及其特点。失能老人家庭中,由谁来承担照顾者角色,即老人家庭照顾者的主体身份,这是研究者开展照顾者研究最先关注的焦点。一般而言,学界主要根据照顾关系中的另一方——被照顾老人——来建构老人照顾者的主体身份,即根据照顾者与被照顾老人的关系来界定照顾者的身份;此外,家庭照顾者的多元样貌也通过被照顾老人的失能程度及类别、照顾者的年龄特点等方面来加以呈现。

一、与被照顾老人的关系

有学者指出,亲属关系和性别是影响家庭中谁成为照顾者的社会规范判断的基础。① 亲属对于家庭成员来说,可以达成经济支持、提供保障以及负担

---

① Cf. Quereshi, H., Walker, A. *The Caring Relationship: Elderly People and Their Family.* London: Macmillan. 1989.

主要的福利等功能。① 学界针对家庭照顾者身份的研究,大多也是通过照顾者与被照顾者的关系为切入点进行分析。在传统中国文化中,家庭是其成员生活的核心,家庭成员之间亲疏远近的关系,基本上受婚姻纽带或血缘关系的制约。② 家庭照顾者与老人之间的关系,同样也是依循这个特点:其一是因婚姻纽带联结在一起的配偶照顾者;其二是因血缘纽带联结在一起的子女照顾者;其三是因婚姻纽带或血缘纽带联结的其他亲属,如老人的儿媳、兄弟姐妹等。

(一)配偶照顾者

在老人与家属的连带关系中,"婚姻关系"一直是最亲密的互动关系。对已婚者而言,配偶通常是其最主要的支持要素,同时也是其最重要的照顾来源。

当已婚者罹患慢性疾病或较严重的疾病或者因为年老体衰,从而呈现失能状态时,最有可能为其提供照顾的是配偶。有研究显示,配偶是个体遭遇日常起居无法自理时,最为可靠的照顾提供者,③是家中老年人变得衰弱后的第一道保护线。④ 有学者总结认为,相比于其他照顾者,配偶与被照顾者关系更为密切,对被照顾者的情况更加了解,因而,配偶能够处理的照顾项目范围更广,提供照顾的时间也更长,特别是在提供个人化的照顾项目方面也更为方便。⑤ 有

---

① 参见[美]Rosemary Blieszner、Victoria Hilkevitch Bedford 著,林欧贵英等译:《老年与家庭:理论与研究》,台湾五南图书出版公司 2006 年版,第 24 页。

② 参见熊跃根:《需要、互惠和责任分担——中国城市老人照顾的政策与实践》,格致出版社、上海人民出版社 2008 年版,第 24 页。

③ Cf. Stoller, E. P. " Gender Differences in the Experiences of Caregiving Spouses." *Jsai Workshops* 1992.

④ Cf. Horowitz, Amy. "Sons and Daughters as Caregivers to Older Parents: Differences in Role Performance and Consequences." *Gerontologist* 25.6(1985):612—617.

⑤ 参见吕宝静:《老人照顾:老人、家庭、正式服务》,台湾五南图书出版股份有限公司 2001 年版,第 10 页。

学者根据实证分析预见,在失能老人的生活照料意愿和照料资源的实际获取方面,对配偶照料的倾向性将进一步凸显。[①]

虽然配偶照顾者是老人照顾的重要支持要素和照顾来源,但是配偶照顾者也面临诸多困境,影响到其照顾功能的发挥。李逸等针对配偶照顾者为主体的高龄照顾者进行了问卷调研,结果发现,配偶照顾者所面对的照顾状况更为严峻[②]:其一,作为照顾者的老年配偶年龄通常也较高,即配偶也同为老年人的可能性较高,会出现"老年人照顾老年人"的现象,配偶很可能也同时面临年老体弱多病的困扰,承担繁重的照顾责任力有不及;其二,与其他照顾者相比,配偶照顾者受教育程度较低,同时又受体力限制,在执行一些需要体力和需要特定照顾技能的项目方面,配偶照顾者更加困难。高格勒(Gaugler)等人的研究发现,与成年子女照顾者相比,老年配偶照顾者往往处于"角色超载"状态,要经历更多的负向经验。[③] 配偶照顾者通常被认为有较高心理压力[④]、较差健康状况[⑤]、较高焦虑程度[⑥]。但是,也有研究指出,老年配偶在照顾失能老伴的过程中而增强了彼此间承诺、亲密和爱的感觉。[⑦]

此外,有学者对于配偶照顾者进行了性别视角的考察,研究发现,当失能

[①] 参见金卉:《失能老人的社会地位与生活照料——基于 CLHLS 2011 的分析》,《浙江学刊》2017 年第 2 期。

[②] 参见李逸、邱启润、苏卉芯:《高龄与非高龄家庭照顾者之照顾现况与需求比较》,《长期照护杂志》2017 年第 2 期。

[③] Cf. Gaugler, J. E., Pot, A. M., Zarit, S. H. "Long-term Adaptation to Institutionalization in Dementia Caregivers." *The Gerontologist* 47.6(2007):730-740.

[④] Cf. Waltrowicz, W., Ames, D., McKenzie, S., Flicker, L. "Burden and Stress on Relatives (Informal Carers) of Dementia Sufferers in Psychogeriatric Nursing Homes." *Australasian Journal on Aging* 15.3(1996):115-118.

[⑤] Cf. Lieberman, M. A., Fisher, L. "The Effects of Nursing Home Placement on Family Caregivers of Patients With Alzheimer's Disease." *The Gerontologist* 41.6(2001):819-826.

[⑥] Cf. Schulze, R., Belle, S. H., Czaja, S. J., McGinnis, K. A., Stevens, A., Zhang, S. "Long-term Care Placement on Dementia Patients and Caregiver Health and Well-being." *Journal of the American Medical Association* 292.8(2004):961-967.

[⑦] Cf. Fitting, M, et al. "Caregivers for Dementia Patients: a Comparison of Husbands and Wives." *Gerontologist* 26,3(1986):248-252.

老人为男性时,主要照顾者是其老年妻子;但当失能老人为女性时,主要照顾者是儿媳妇,其次才是儿子、丈夫。① 换言之,对老年女性被照顾者而言,配偶健在的几率远低于老年男性,以至于配偶提供支持的可获得性相对较低。② 与此同时,由于整个社会都将老年妻子照顾失能配偶视为理所当然的事情,因为头顶"社会规范期待的光环",使得老年妻子在照顾配偶过程中也很难获得来自初级支持网络(家人与亲友)以及正式服务体系的支持。③ 当然,在配偶照顾者中,也有老年男性照顾老年妻子的案例(本研究受访者中即有一例),有学者针对男性照顾者进行的研究分析其成为照顾者的原因,认为男性成为照顾者主要取决于他在工作场域中的状况以及家中是否已无他人可以提供照顾。④ 另有研究则认为男性到了老年时期性别角色较会倾向于中性化,从而也增加了老年男性照顾配偶的可能性。⑤

(二)子女照顾者

对于那些配偶已不在世或者配偶无力提供照顾的失能老人而言,子女是其主要照顾者,子女照顾者的形成基于与老年父母的血缘纽带。不论西方还是中国,学者们在探讨老人照顾问题时,都认为成年子女是老年人的重要照顾者。⑥

---

① 参见萧金菊:《家属长期照顾慢性病老人对支持性服务需求之探究》,东海大学社工所硕士学位论文,1995 年。

② 参见吕宝静:《老人照顾:老人、家庭、正式服务》,台湾五南图书出版股份有限公司 2001年版,第 10 页。

③ Cf.Tennstedt,Sharon L.,J.B.Mckinlay,and L.M.Sullivan."Informal Care for Frail Elders:The Role of Secondary Caregivers." *Gerontologist* 29.5(1989):677-683.

④ 参见陈奎如:《男性家庭照顾者之研究——弱势中之强势?》,台湾"国立"政治大学社会学研究所硕士学位论文,2000 年。

⑤ Cf.Kaye,Lenard W.,and J. S. Applegate."Men as Elder Caregivers:Building a Research Agenda for the 1990s",*Journal of Aging Studies* 4.3(1990):289-298.

⑥ Cf.Mehta, K."Caring for the Elderly in Singapore." in *Who Should Care for the Elderly:An East-West Value Divide*,(eds.)by W.T.Liu et al,Singapore:Singapore University Press.2000.刘晓婷、侯雨薇:《子女经济支持与失能老年人的非正式照料研究》,《浙江大学学报》2016 年第 4 期。

国际上有 8 成以上的老人将子女照料列为自身无法自理时的首要选择。① 有学者根据《中国老龄健康影响因素追踪调查(CLHLS)》2014 年的数据统计表明,我国超过 60% 失能老人的主要照料者为成年子女。② 关于成年子女的照顾者角色,学者们从不同角度进行了较为深入的研究。

其一,子女照顾者的角色分析。一方面,学者们探讨了承担老年父母照顾者角色的子女分工问题;另一方面,学者们根据照顾内容、照顾方式等,对子女照顾者角色的类型、特点进行了探讨。

关于成年子女由谁来承担照顾者角色的问题,与西方国家老人照顾的文化背景有所不同,传统华人社会家庭看重"养儿防老",因此儿子常被期待要尽孝道责任与义务。与女儿相比,儿子要担负更多的孝道责任③,且儿子对父母给予的经济支持也在父母晚年生活中占据主导作用。④ 有学者实证分析了 2002—2011 年间,我国子女照顾者在失能老人日常照料中所起的作用及其变动趋势,结论表明子代仍旧是多数失能老人照料的主要提供者,儿子所起的照料作用最大,但是,随着老人失能时间的延长,子女对失能老人的照料意愿以及失能老人对子女照料的满足程度都在不断下降。⑤ 也有学者从机会成本视角出发,探讨了子女对于照顾老年父母的分工情况,认为照料父母的角色主要由照料的机会成本较低的成年子女来承担。⑥

---

① 参见刘昊、李强:《子女照料对农村失能老年人精神健康的影响——来自中国家庭的微观证据》,《云南民族大学学报》2020 年第 2 期。

② 参见李运华、刘亚南:《城镇失能老人子女照料的影响因素分析——来自 CLHLS 2014 的经验证据》,《调研世界》2019 年第 1 期。

③ 参见胡幼慧:《三代同堂——迷思与陷阱》,台湾巨流出版社 1995 年版,第 91—114 页。

④ 参见徐勤:《儿子与女儿对父母支持的比较研究》,《人口研究》1996 年第 9 期。

⑤ 参见刘仁鹏、张林奇:《失能老人子女照料的变动趋势与照料效果分析》,《经济学动态》2018 年第 6 期。

⑥ 参见刘亚飞、胡静:《谁来照顾老年父母?——机会成本视角下的家庭分工》,《人口学刊》2017 年第 5 期。

关于子女照顾者角色的类型和特点,有学者根据成年子女照顾者提供照顾的内容,将子女承担的照顾角色分为五种类型①:(1)日常照顾角色,即提供每天例行的照顾工作;(2)支持性照顾角色,即主要是对日常照顾工作的补充;(3)限定性照顾角色,即提供可以预期但有限的照顾;(4)间中性照顾角色,即只在子女方便的时候才会提供,不是一种有规划的照顾提供;(5)疏离角色,扮演这种角色的子女并不承担照顾责任。也有学者根据成年子女提供照顾的方式,提出了子女照顾者的三个类型②:(1)主要照顾者,意味着一个人履行全部或大部分照顾责任;(2)伙伴照顾者,即两个子女相对平等地承担照顾工作;(3)团队照顾者,即子女以一种有计划和整合的方式组织起来,共同分担照顾责任。当然,这种模式分类在失能老人有多个子女的情况下才有可能实现。根据提供照顾的模式,也有学者将子女照顾者分为"主要照顾者"和"次要照顾者"两种类型③:主要照顾者是指直接向老人提供照顾的子女,直接负责满足老年父母的照护需求;次要照顾者是指向老人提供补充性或间断性照顾。

其二,学者从性别视角出发,对儿子照顾者与女儿照顾者之间的区别进行研究,这也是学界在子女照顾者角色研究领域关注的焦点问题。

比较集中的观点是,学者大多认为儿子与女儿照顾者在提供老人照顾过程中具有性别分工的特点。霍洛维茨(Horowitz)指出,女性照顾者所承担的照顾工作具有烦琐性、密集性等特点,而作为儿子的男性照顾者所承担的照顾工作具有周边性、临时性的特点。④ 他在比较了儿子与女儿对老年父母提供

---

① Cf.Matthews,S.H.,Rosner,T.T."Shared Filial Responsibility:The Family as the Primary Caregiver."*Journal of Marriage & Family* 50.1(1988):185.

② Cf.Keith,Carolyn."Family caregiving systems:Models,resources,and values."*Journal of Marriage & Family* 57.1(1995):179.

③ Cf.Whitlatch, C. J., Noelker, L. S. "Caregiving and Caring." *Encyclopedia of Gerontology* (2007):240–249.

④ Cf.Horowitz, A."Sons and Daughters are Caregivers to Older Parents:Differences in Role Performance and Consequences."*The Gerontologist* 25.6(1985):612–617.

照顾的角色表现后,发现儿子的角色是"只有在缺乏女性手足的情况下,他们才会去从事此项工作……他们会比女儿提供较少的情感支持,也比较缺乏照顾经验"①。蒙哥马利(Montgomery)则分别从照顾的内容、照顾的时间以及使用正式服务等方面,阐述了儿子照顾者与女儿照顾者之间的差异。② 黄何明雄等也认为在成年子女照顾者之间,存在性别化的照顾分工,而男性所承担的照顾工作相对于女性而言,显得更为重要和更有价值。③ 另一方面,随着社会的发展,在家庭赡养实践层面,女儿的贡献亦日益凸显,女儿的照顾活动内容更多指向情感和精神方面的支持。在老人照顾关系中,与儿子相比,女儿的工具性意义在上升。④ 有学者指出,失能老人长期照护需求的加大,赡养的"女儿化"倾向已经出现。⑤ 在吴元清、风笑天等人的研究中,女儿在养老责任感上与儿子保持一样,具有同儿子一样的责任观,在某些方面甚至比儿子还要强。⑥

总之,成年子女在为老年父母提供照顾的过程中,扮演着不同的角色、承担着不同的任务。成年子女在成为老年父母的照顾者过程中,曾经照顾他们的父母如今成为了被照顾者,在这个过程中他们往往会经历"角色逆转"和"角色颠倒"的经验与感受。⑦ 另外,照顾老年父母的成年子女,同时还有多重

---

① Horowitz, A. "Family Caregiving to Frail Elderly." in C. Eisdorfer, M. P. Lawton, & G. L. Madddox(eds.). *Annual Review of Gerontology and Geriatrics* 5.1(1985):194-246.

② Cf. Montgomery, R. J. V. "Examining Respite: Its Promise and Limits." in Ory M. G. and Duncker, A.P.(eds.), In *Home Care for Older People: Health and Supportive Service*, 1992:75-96.CA: Sage.

③ 参见黄何明雄、周厚萍、龚淑媚:《老年父母家庭照顾中的性别研究概观——以香港的个案研究为例》,《社会学研究》2003年第1期。

④ 参见唐灿、马春华、石金群:《女儿赡养的伦理与公平——浙东农村家庭代际关系的性别考察》,《社会学研究》2009年第6期。

⑤ 参见萨支红、马铭悦、刘思琪:《北京市失能老人长期照护意愿及其影响因素研究》,《社会治理》2019年第11期。

⑥ 参见吴元清、风笑天:《论女儿养老与隔代养老的可能性》,《人口与经济》2002年第5期。

⑦ Cf.Given, B., Shewood, P. R., Given, C. W. "What Knowledge and Skills Do Caregivers Need?." *AJN*, *American Journal of Nursing*.108.Supplement(2008):28-34.

角色要兼顾,这些角色同照顾者角色间形成了竞争性的关系,因而成年子女往往需要面对较多的角色冲突。①

(三)儿媳照顾者

在我国社会家庭结构脉络中,由已婚子女所衍生联结的照顾者,还包括儿媳照顾者。儿媳照顾者也是由婚姻关系延伸形成的角色,儿媳与其公公婆婆之间的关系,是通过儿子这一"中介"形成的延展性关系,在这个延展性关系中,子代婚姻关系中的儿媳承担了丈夫的父母的照顾工作。

虽然基于传统儒家孝亲文化的影响,华人社会中更为强调儿子对老年父母的照顾责任,但是,相关的研究也指出,这些原为儿子的照顾责任,最终仍是转嫁到媳妇的身上,从某种程度上说,儿媳照顾者在实际层面所负担的照顾劳务远高于儿子和女儿。如,吴淑琼、林惠生等针对我国台湾地区失能老人家庭照顾者的研究发现,我国台湾地区老人群体的照顾者,是以儿媳为主的。② 周云也认为,儿子在老人日常生活照料方面并不起多大的作用,他们更大的作用是精神、经济甚至只是面子上的依靠,儿媳才是日常生活照料方面的主要承担者。③ 黄何明雄等人的研究同样指出,承担照顾责任的儿子,会把照顾家中老年父母的责任转交到妻子手中,媳妇才是真正担当日常烦琐生活的主要照顾者。④

学者的研究同时也认为,如果说男性可以实践成为老年父母的主要照顾者,那么也往往得力于其妻子(即老人的儿媳)的协助。儿媳的协助可以视为

---

① 　Cf.Kinney, Jennifer M. "Home Care and Caregiving." in James E.Birren (editor-in-chief).*Encyclopedia of Gerontollgy Vol.* (667−678).San Diego:San Diego:Academic Press.1996.

② 　参见吴淑琼、林惠生:《台湾功能障碍老人家庭照护者的概况剖析》,《中华公共卫生杂志》1999 年第 1 期。

③ 　参见周云:《对老年人照料提供者的社会支持》,《南方人口》2000 年第 1 期。

④ 　参见黄何明雄、周厚萍、龚淑媚:《老年父母家庭照顾中的性别研究概观——以香港的个案研究为例》,《社会学研究》2003 年第 1 期。

家庭策略下的性别分工。无论如何,作为儿媳,传统的婚居模式中实际的居住安排已为她们在老人照顾工作方面预留了角色。① 对男性的整个家庭而言,会期待着媳妇协助儿子照顾公婆,而这样的期待往往形成一种媳妇的责任,这个责任也会成为在嫁作他人妇成为媳妇之前,来自娘家父母的教诲,让其在成为媳妇后有照顾公婆的自觉。② 但随着时代的变迁,媳妇的文化处境也发生了改变,由过去的主要照顾者转化为照顾同盟者,即媳妇协助儿子一同担负照顾者的角色,而不是代替儿子承担主要照顾者的角色。

(四)父母照顾者

还有部分失能老人的主要照顾者是其老年父母,这部分照顾者也被视为"非标准模式"的家庭照顾者③。大部分研究文献都是聚焦于成年子女对老年父母提供的照顾,但是也有相反的情形,即高龄父母照顾低龄老年子女的状况。

这种情况下,他们照顾的子女大多是患有智能缺陷、精神疾病等。亦即,这些失智老人的照顾者绝大多数是其高龄父母,且承担了时间更为久远的持续性的照顾工作。而且,这部分父母照顾者本身也面临着衰老、病患、离世等阶段,其本身既是照顾者,同时也逐渐变成了照顾需求者,从而使家中出现了失智者与高龄者的双重需求状态,也被称为"双重老化"家庭。托宾(Tobin)④在文章中以"永远的父母"来形容这些老年父母,他们的照顾责任不会随着子

---

① 参见郭康健:《儿子对老年父母的照顾:香港夹心代的境况与态度的启示》,《暨南学报》2005 年第 4 期。

② 参见许皓宜:《媳妇角色在家庭照顾中的文化期待》,《家庭教育与谘商学刊》2013 年第 14 期。

③ 参见[美]Rosemary Blieszner、Victoria Hilkevitch Bedford 著,林欧贵英等译:《老年与家庭:理论与研究》,台湾五南图书出版公司 2006 年版,第 98 页。

④ Cf.Tobin,S.S."A Non-Normative Old Age Contrast:Elderly Parents Caring for Offspring with Mental Retardation."in V.L.Bengston (ed.).Adulthood and Ageing:Research on Continuities and Discontinuities.New York:Springer.1996:124-142.

女的长大独立而逐渐消失,反而会随着自己的老化而更显得不堪负荷。

这类双老家庭的照顾需求,应是未来学界以及政府需特别加以关注的议题。

(五)手足照顾者

在亲属关系中,不同关系间具有差异性。虽然父母与成年子女间的关系是最为活跃的亲属关系,但是,手足对老年人来说也是重要的他人。手足是与老年人拥有血缘关系的亲属,手足关系具有不可切割性,且通常能维持许久甚至涵盖一生。有学者探讨了兄弟姐妹与老年人感情之间的关系,认为手足可以提供相当的安全感,在老年时期更为重要。[1] 在失能老年人的照顾资源中,其兄弟姐妹也是重要来源。

与其他亲属相比,手足间更容易建立同伴般的关系。[2] 失能老人的兄弟姐妹最适合提供的照顾支持类型是情绪支持,因其拥有共同的生活背景和价值观;且当需要交通接送服务、家务协助时,兄弟姐妹之间亦可提供适当的协助;再者,如前所述,对于失智老人群体而言,他们的主要照顾者是其高龄父母,一旦身为主要照顾者的父母过世,那么兄弟姐妹则是失智老人非正式体系中自然接替的照顾者。[3]

但是,梳理已有的研究可以发现,虽然手足关系对老年人具有情感支持作用,而且手足也极有可能成为老年人的照顾者,但是在实际照顾关系中,手足成为照顾者需具备一些必要的前提条件,如,兄弟姐妹居住地点具有邻近性,如此才能就近提供实质上的协助。同时,兄弟姐妹的协助亦可能受限于年龄

---

[1]　Cf.Cicirelli, V.G. "Relationship of Siblings to the Elderly Person's Feelings and Concerns." *J Gerontol* 32.3(1977):317-322.

[2]　Cf.Connidis, I. A., and L. Davies. "Confidants and Companions in Later Life: the Place of Family and Friends." *J Gerontolo* 45.4(1990):S141.

[3]　参见[美]David A. Karp 著,林秋芬等译:《同情的负荷——精障之照顾者的爱与碍》,台湾洪叶文化事业有限公司 2010 年版,第 137 页。

对身体功能状态的影响,因兄弟姐妹可能也是老年人口,当手足身体功能衰退时,将导致协助的停止。① 有学者认为,手足间的社会支持是出于感情的依附和义务之结合,但实际上其为失能老人提供的照顾则依下列因素而定②:居住地点的邻近性、手足的健康功能情况和其所处的生命周期之发展阶段、两者间的性别组合,以及网络结构等。

二、家庭照顾者的多元样貌

学者除了根据与被照顾者的关系来对照顾者进行界定和区分,还通过讨论被照顾者失能程度及类别、照顾者与被照顾者关系的远近、照顾者年龄等,对家庭照顾者的多元化样貌加以呈现。

(一)根据被照顾者的失能程度与失能类别

根据失能老人的失能程度和失能类别来看,家庭照顾者的样貌包括以下:高龄照顾者(双老家庭照顾者)、身体羸弱老人照顾者、失智老人照顾者、中风老年病人照顾者、临终病患老人照顾者等。这些不同类别的老人照顾者将分别遭遇或面临不同障碍类别处境下的困境与议题。

总体而言,学界目前针对老人家庭照顾者的研究大多还是将照顾者视为一个整体进行分析探讨,对于照顾者内部因失能老人状况不同而存在的多元性及差异性特点关注稍显不足。分学科来看,在医学、护理学、老年学等学科领域,针对上述面临不同障碍老人照顾者的研究成果较多,如刘晨红等对老年痴呆症患者家庭照顾者负担及干预状况的研究,③李艳等对老年慢性病患者

---

① 参见吕宝静:《老人照顾:老人、家庭、正式服务》,台湾五南图书出版股份有限公司2001年版,第11页。

② Cf.Cicirelli, V.G.*Sibling Relationships Across the Life Span*.New York:Plenum Press.1995.

③ 参见刘晨红、李伊傲、刘琪、李春玉:《老年痴呆症患者家庭照顾者负担及干预研究现状分析》,《现代预防医学》2019年第1期。

家庭照顾者需要的支持性服务需求进行的分析,①孟春玲对于为老年肿瘤临终患者提供照顾的照顾者运用安宁疗护方法应对负性情绪的研究,②谢红等人针对中风老人主要照顾者(老年配偶)承担照顾过程中感受到的身体、心理及社交负荷的研究,③等等。但是在社会学、人口学、社会政策等研究领域,分类别地针对照顾者进行研究尚不多见。

(二)依据照顾者与被照顾者关系远近区分

费孝通曾用"同心圆"这一形象的说法来解释中国乡土社会里人与人之间关系的格局,这个比喻和概括对于当今老人照顾关系仍具有解释力。据此,有学者依据照顾者与被照顾者的远近关系来进行区分和定义。④ 在老人照顾关系中,老人的配偶和子女是最常见的照顾者,可以将其称为"核心照顾者"(the core caregiver),也就是说,这些核心照顾者在老人照顾资源中居于核心位置或最中心的位置。老人的配偶以及子女亦被称为"一级照顾者"(primary caregiver),除此之外,一级照顾者还包括了老年人的儿媳和女婿,他们也被视为是老年人核心照顾资源中的一部分。家庭之外的亲属是以家族为核心的外展成员,用利特瓦克(Litwak)⑤的话说,他们属于更广泛意义上的"扩展式家庭"的成员,他们在老人照顾者中可以被划归为"二级照顾者"(secondary caregiver)。一般来讲,"二级照顾者"是指失能老人家族系统中的非血缘关系的

①　参见李艳、王永琼、余华:《老年慢性病患者家庭照顾者支持性服务需求》,《中国老年学杂志》2019 年第 1 期。

②　参见孟春玲:《安宁疗护对老年肿瘤临终患者主要照顾者负性情绪及心理应激的影响》,《航空航天医学杂志》2019 年第 1 期。

③　参见谢红、张晓宁、石惠英:《住院中风病人主要照顾者负荷》,《护理研究》2000 年第 6 期。

④　参见熊跃根:《需要、互惠和责任分担——中国城市老人照顾的政策与实践》,格致出版社、上海人民出版社 2008 年版,第 25 页。

⑤　Cf.Litwak, E.*Helping the Elderly:Complementary Roles of Informal Networks and Formal Systems.* New York:The Guilford Press.1985.

亲属照顾者。

也有学者将照顾者分为主要照顾者和次要照顾者。主要照顾者是指直接向老年人提供照顾的人,他们直接负责满足老人的照顾需求和提供大量的照顾;次要照顾者是指补充性和间断性照顾的提供者,他们大多是主要照顾者的配偶或子女。①

(三)依据照顾者不同年龄层区分

依据不同年龄层区分,老人家庭照顾者包括未满 18 岁的儿童照顾者、年满 18 岁至未满 60 岁的青中壮年照顾者,以及年满 60 岁以上的老年照顾者。不同年龄层的家庭照顾者,将面临及应对不同人生阶段的生命课题。

目前学界针对家庭照顾者的研究成果大多集中于年满 18 岁至未满 60 岁的青中壮年照顾者,即针对成年子女照顾者的研究较多,对于儿童照顾者以及老年照顾者的研究比较少。概因未满 18 岁儿童照顾者在照顾者群体中毕竟属于少数,所以学界对其的关注和研究尤为鲜见。弗兰克(Frank)对少年家庭照顾者的研究中指出,少年照顾者角色具有"非选择性",他们是被困在照顾他人的生活方式中。② 台湾学者吴书昀对儿童少年家庭照顾者形成的原因、照顾任务的类型以及照顾历程对儿童少年产生的影响进行了研究,虽然文章中所指的儿童照顾者其照顾的对象不仅止于老年人,但是其研究视角与内容仍极具启发。③

对于 60 岁以上老年照顾者的研究亦不多见,直到最近才有少数研究者开始关注那些本身已是老年人的家庭照顾者。虽然这方面文献数量并不多,但

---

① Cf. Whitlatch, C. J., & Noelker, L. S. " Caregiving and Caring." in Birren, J. E. (Ed.) *Encyclopedia of Gerontology* 2(1996):253−268.San Diego:Academic Press.

② Cf.Frank, J. *Couldn't Care More:A Study of Young Cares and Their Needs.* London:The Children's Society.1995.

③ 参见吴书昀:《"甜蜜的负荷"外一章:儿童少年家庭照顾者的生活境遇与福利建构》,《台大社会工作学刊》2010 年第 21 期。

是提出了当前急剧老龄化社会背景下"老老照护"的现实问题,对于老人照顾者的研究具有重要的启发意义。这些研究中,部分研究侧重于分析与引介国外"老老照顾"的新型养老模式,如,罗小茜等结合国内外文献对"老老照护"的现状及干预对策进行探讨;① 申时对日本"老老看护"新型养老模式进行分析,探讨老年人看护老年人养老方式的优点和缺点;② 另有学者则立足于我国现实情况,研究我国低龄老年人照顾高龄老年人面临的问题及应对的途径,如,成红磊运用中国老年社会追踪调查数据(2014 年)分析了老年人照顾父母的现状,并指出老年人照顾者面临着身体状况困难、时空困难以及经济困难等。③ 黄国桂、杜鹏、陈功探讨了老年人照顾高龄父母的行为与心理抑郁的相关性,结果表明照顾高龄父母的行为会对老年照顾者带来心理压力,提出应肯定老年人代际之间"老老照护"的价值,并对缓解老年照顾者压力提出了应对措施。④ 陈亮运用个案研究方法针对"老人养老"模式中老年供养者的赡养压力进行了分析。⑤ 王文娟特别关注了智能障碍者双老家庭遭遇到的压力与负荷,认为相对于其他家庭,双老家庭需要更多的支持体系加以协助。⑥

　　当前对于老老照顾的研究,主要集中于低龄老年人照顾高龄老年父母方面,对于老年人照顾其失能配偶的研究还只是散见于照顾者整体的研究中,专门的研究还付诸阙如。

---

　　① 参见罗小茜、周艳、宋敏敏、余晓帆:《老老照护的研究现状及其干预对策》,《护理学杂志》2015 年第 9 期。
　　② 参见申时:《日本:"老老看护"成新型养老模式》,《中国劳动保障报》2015 年 5 月 5 日第 3 版。
　　③ 参见成红磊:《老年人照顾父母的现状及其照顾困难影响因素的实证分析》,《老龄科学研究》2017 年第 4 期。
　　④ 参见黄国桂、杜鹏、陈功:《中国老年人照料父母的现状及相关心理问题研究》,《老龄科学研究》2017 年第 5 期。
　　⑤ 参见陈亮:《"老人养老"中供养者的赡养压力分析》,《西安财经学院学报》2018 年第 2 期。
　　⑥ 参见王文娟:《智能障碍者双老家庭压力负荷之初探》,《身心障碍研究》2011 年第 9 期。

第三节　老年人家庭照顾者照顾状态研究

对于那些身体羸弱或者罹患各种慢性病的、需要长期照顾的老年人而言，家庭成员的日常照顾尤为重要。但是，家人关系往往被视为是义务的，所以家庭照顾者为家中失能老人提供的照顾工作，长期以来被视为理所应当，其照顾过程以及照顾过程中承受的压力、照顾对其产生的影响等，均被隐匿在日常的照料活动中。随着照顾问题日益成为公共议题，照顾者群体才逐渐从"被隐藏"到"被看见"，学界也开始关注照顾者承担家庭照顾责任时所面临的情境、承担照顾任务的动机、所承受的照顾压力与负荷及其日常生活运作的状态等。本节主要梳理学界关于老人家庭照顾者照顾动机和照顾压力的研究。

一、老年人家庭照顾者的照顾动机研究

当家中有老人因衰弱或疾病等原因进入失能状态时，家庭首先面临的是家庭角色的重新分工，其中，最重要的角色——照顾者角色——由谁来承担就成为一个亟待解决的问题。照顾动机即指老年人家庭照顾者承担照顾责任的原因，以及影响照顾者的抉择及行为的因素。家庭照顾者因其与被照顾者的关系不同，其承担照顾责任的动机也各有不同。对于家庭照顾者照顾动机的研究，国外学者的研究较多且更为深入，主要是针对配偶照顾者和成年子女照顾者的照顾动机进行分析。

（一）配偶照顾者的照顾动机

许多统计数据均已经表明，配偶之间的相互照顾和支持对于老人养老来说具有极为重要的现实意义。配偶是呼应婚姻关系而产生的角色，不论从法律层面或是道德层面，都赋予"配偶角色"照顾另一半的责任。由于社会习惯于将照顾工作私有化，尤其认为照顾是婚姻契约中理所当然的一部分，因此，

有学者认为照顾功能损伤的配偶是婚姻契约的一部分;①配偶照顾者的照顾动机是因为配偶认同夫妻间的相互照顾是一种社会规范。② 对于许多老年配偶照顾者而言,照顾另一半是天经地义的责任,而彼此间的情感依附与精神依靠是照顾的动力来源。刘易斯(Lewis)指出,不论丈夫或妻子任何一方成为照顾者时,其既存的配偶角色都无法被取代,通过以往的婚姻经验会影响配偶照顾者当前的认知,以及他们如何建构起一套照顾模式。③

也有学者从心理学的观点出发对女性老人照顾其失能配偶的原因进行分析,认为女性比男性有更为强烈的被情感依附的需要,并认同照顾是女性的主要身份。④ 由于女性被认为具有强迫性利他主义特质,唯有透过照顾他人才能达到自我实现,⑤因此,女性老年人比男性老年人更易成为失能配偶的主要照顾者。

(二)成年子女照顾者的照顾动机

学者对于成年子女照顾老年父母的原因分析更为深入,现有文献中,关于成年子女照顾动机的探讨形成了多种视角和观点。

西希瑞尔(Cicirell)总结了成年子女照顾老年父母的动机,认为可以用三个理论加以解释,即公平论、义务论以及依附关系论。⑥ 亦即成年子女愿意照

---

① Cf.Stoller,P.E."Gender Differences in Experiences of Caregiving Spouses." In Dwyer,J.W. and Coward,C.A.(eds.),*Gender*,*Families*,*and Elder Care*.1992:49-64.CA:Sage.

② 参见吕宝静:《老人照顾:老人、家庭、正式服务》,台湾五南图书出版股份有限公司2001年版,第10页。

③ Cf.Daly,M.,Lewis,J."Introduction:Conceptualizing Social Care in the Context of Welfare State Restructuring." in Lewis,J.Gender(ed.),*Gender*,*Social Care and Welfare State Structuring in Europe*.Aldershot:Ashgate,1998:1-24.

④ Cf.Stoller,E.P."Gender differences in the experiences of caregiving spouses." *Jsai Workshops* 1992.

⑤ Cf.Abel,E.K."Informal care for the disabled elderly.A critique of recent literature." *Res Aging* 12.2(1990):139-157.

⑥ Cf.Cicirell,V.G."Helping Relationships in Later Life:A Reexamination." in *Aging Parents and Adults Children*.Mancini,J.A.(ed.),Lexington,MA:Lexington.1989:168-172.

顾老年父母,是因为成年子女想要回馈父母的养育之恩;或者是成年子女出于为符合社会规范的期待而担负起奉养父母的责任;抑或是基于老年父母与成年子女之间的情感联结而愿意承担照顾的义务。也有学者提出互惠主义观点,认为成年子女照顾父母基于两个原因:其一是为报答父母多年来的照顾;其二是期望未来能够得到一些回报,最普遍的回报期待是父母的遗产。[①] 戴尔曼(Dellmann)的研究则显示,除了子女的责任感和顺从文化规范这两种动机之外,成年子女承担照顾责任还基于当时的生活情境。[②] 金尼(Kinney)则提出了另外一个观点,即成年子女照顾角色的形成是因为"缺乏选择",一些成年子女在照顾老年父母这个问题上没有其他选择,他/她是唯一可以照顾父母的人选。[③] 可见,成年子女照顾老年父母在不同的情况下有可能出于不同的原因,学者在分析其动机时所运用的理论亦有所不同,但一些概念、含义相互之间存在交叉。鉴于此,沃克(Walker)等将以往学者探讨照顾动机的各种观点进行了综合分析,概括为两类动机:义务动机(obligatory motivation)和酌情动机(discretionary motivation)。[④] 义务动机是指成年子女出于责任感或义务感为父母提供照顾,包括前文中提到的子女对父母的回报、子女的责任感、对社会规范的遵从以及无从选择的义务感等;酌情动机是成年子女根据与老年父母之间相互关系的考虑而作出提供照顾的决定,主要包含了成年子女与父母之间的感情联结状况。

国内学者对于成年子女照顾者照顾动机的研究较为缺乏,涉及照顾原因

① Cf.George, Linda K, and L.P.Gwyther. "Caregiver well-being: A multidimensional examination of family caregivers of demented adults." *Gerontologist* 26.3(1986):253-259.

② Cf.Dellmann-Jenkins M., Blankemeyer, M., Pinkard, O. "Young Adult Children and Grand-children in Primary Caregiver Roles to Older Relatives and Their Service Needs." *Family Relations* 49.2 (2000):177-186.

③ Cf.Kinney, Jennifer M. "Home Care and Caregiving." in James E.Birren (editor-in-chief). *Encyclopedia of Gerontollgy* Vol.(667-678).San Diego:San Diego:Academic Press.1996.

④ Cf.Walker, Alexis J., Clara C.Pratt, Hwa-Yong Shin, & Laura L.Jones. "Motives for Parent Caregiving and Relationship Quality." *Family Relations* 39.1(1990):51-56.

的分析大多散见于对照顾者其他问题的研究中,且比较一致的原因分析大多归结为成年子女的照顾行为是出于对"孝道"理念的遵循。如王涤、周少雄对中国传统孝道文化的发展及演进历程进行分析,并指出其对成年子女奉养老人的行为具有重要意义。① 王来华和约瑟夫·施耐德针对老人照顾中的家庭关系所做的研究结果发现,成年子女选择照顾老年父母,其背后的原因主要是受"报恩"伦理观念的驱动。② 熊跃根认为西方的"交换理论"对于中国成年子女的照顾动机也具有解释力,子代对于父代的奉养和照顾是时序性的投资回报。③ 李翊骏在探讨香港的家庭养老问题时也指出,中国的家庭养老模式之所以能够绵延不衰,其根基就在于儒家所提出的"孝"文化理念。④ 梁丽霞等运用定量与定性研究相结合的方法对照顾者的照顾动机进行分析,认为照顾者受"内生性"和"外生性"两大驱动因素的影响,"内生性"驱动因素包括照顾者的家庭观念、"孝"文化观念、责任观念以及性别角色认知,"外生性"驱动因素包括照顾者与被照顾者的关系以及社会舆论等。⑤

也有学者关注到成年子女照顾者的性别差异,特别对女性照顾者的照顾动机进行探讨,如,胡幼慧对儿子与女儿照顾的动力进行了区分,她认为儿子奉养父母的动力来自于"责任",而女儿的动力来自于对父母的亲密性情感。⑥ 温秀珠对家庭中妇女照顾者角色形成原因进行了分析,⑦涂翡珊从社会规范、

---

① 参见王涤、周少雄:《中国孝道文化的时代演进及其老年学意义》,《市场与人口分析》2003 年第 1 期。

② 参见王来华、约瑟夫·施耐德:《论老年人家庭照顾的类型和照顾中的家庭关系—— 一项对老年人家庭照顾的"实地调查"》,《社会学研究》2000 年第 4 期。

③ 参见熊跃根:《中国城市家庭的代际关系与老人照顾》,《中国人口科学》1998 年第 6 期。

④ 参见李翊骏:《以孝为本之家庭养老》,《社联季刊》1999 年第 148 期。

⑤ 参见梁丽霞、李伟峰、郑安琪:《老年人家庭照顾者的照顾动机初探》,《济南大学学报》2013 年第 2 期。

⑥ 参见胡幼慧:《三代同堂——迷思与陷阱》,台湾巨流出版社 1995 年版,第 106 页。

⑦ 参见温秀珠:《家庭中妇女照顾者角色形成因素与照顾过程之探讨——以失能老人之照顾为例》,台湾大学社会学研究所硕士学位论文,1996 年。

依附关系、性别分工、经济资源等几个方面探讨了女儿成为照顾者的原因,①
李伟峰等对女性家庭照顾者,其中包括女儿照顾者角色的形成原因也进行了
研究。② 以上研究结果显示,成年子女照顾者的性别差异不但对照顾内容具
有影响,对其照顾角色的形成也具有显著影响。

　　以上对学界关于配偶照顾者和子女照顾者的照顾动机进行的研究作了梳
理。此外,对于照顾者的照顾动机,有学者指出动机的构成具有"复杂性",即
照顾者有可能是出于一个因素,也有可能是出于多个因素而构成了照顾行为
的动机,多个因素之间可能是相互交叉或相互联系的。③ 另一方面,有学者认
为照顾动机具有"动态性",照顾者的照顾动机并不是静态不变的,而是具有
"动态面向",即随着照顾情境的变化,照顾者的照顾动机也会发生变化。④

二、老年人家庭照顾者的照顾负担研究

　　对于家庭照顾者而言,承担失能老人的照顾工作并非一个短暂的生活事
件,也不像照顾幼儿般,会随其成长而有逐渐减轻照顾者重担的希望。长期的
照顾工作对家庭照顾者自身带来了多方面的影响,其中,照顾者因照顾工作而
承受的压力或负担,是学者们关注的重要焦点。有关"照顾负担"的概念界
定,前文在"关键概念界定"部分已经进行了较为详尽的梳理,兹不赘述。此
处主要梳理学界关于照顾者照顾负担或照顾压力方面的研究结果,期待能够
了解目前照顾者照顾负担的状况。

　　众多研究者探讨照顾者承担照顾责任时,都认为照顾责任对照顾者的生

---

　　① 参见涂翡珊:《女儿照顾者角色形成与照顾经验之初探》,台湾"国立"政治大学社会学
研究所硕士学位论文,2005 年。
　　② 参见李伟峰、梁丽霞、郑安琪:《女性家庭照顾者角色及成因分析》,《山东女子学院学
报》2013 年第 1 期。
　　③ Cf. Doty , P. "Family Care of the Elderly: the Role of Public Policy." *Milbank Quarterly* 64.1
(1986):34-75.
　　④ 参见[美]Rosemary Blieszner、Victoria Hilkevitch Bedford 著,林欧贵英等译:《老年与家
庭:理论与研究》,台湾五南图书出版公司 2006 年版,第 325 页。

活造成了巨大的影响,照顾工作往往带给照顾者极高的个人成本,造成个人在身体、情绪、经济、休闲、社会参与等各方面的压力与负荷,严重影响其自身生活质量和照顾质量。① 有学者将其称为"两不堪",即"不堪承受的家庭照料,不堪重负的照顾者"②。但是,这些压力与负荷经常被掩藏在"爱的劳务"的光环下而不被重视。威廉(William)对此曾总结道:失能老人照顾者是"潜在的病人"③,因为他们自身也常常陷入疾病的危机中而不被人所知甚至不自知。

有学者指出,日常生活功能孱弱老年人(ADL-impaired)的照顾者提供平均每天至少4小时的照顾,并且协助各种家庭和私人的照顾任务。④ 配偶照顾者通常会不惜代价地持续提供照顾,直到他们自身的健康恶化难以为继,与其他照顾者相比,配偶照顾者会体验到较高层次的负担和个人自由的限制。⑤ 有学者特别对老年妻子配偶照顾者的负担进行研究,提出老年妻子在照顾失能配偶时经历诸多生活困扰和负荷,但是因其提供的照顾被视为婚姻契约中理所当然的一部分,其需求总是难以引起社会的共鸣及重视,她们更是一群"潜藏性病人"(the hidden patients)⑥。而对于成年子女照顾者而言,由于大部分成年子女同时需要承担婚姻的义务、工作的参与、孩子的养育等,因此会经历照顾工作所带来的在心理、社会以及情绪等方面的压力。⑦ 但是,在成年

---

① Cf.JOO H,LIANG D."Economic Burden of Informal Care Attributable to Stroke Among Those Aged 65 Years or Older in China."*International Journal of Stroke* 12.2(2017):205-207.

② 许晓芸:《老化与照护:失能老人的长照困境与社会工作服务》,《社会工作》2019年第1期。

③ William,E.H.Psychological."Social and Health Consequents of Caring for Senile Dementia." *Journal of American Geriatric Society*.35(1993):405-411.

④ Cf.Stone,R.L.,Cafferata,L.& Sangl,J."Caregivers of the Frail Elderly:A National Profile." *The Gerontologist* 27.5(1987):616-626.

⑤ Cf.Horowitz,A."Family Caregiving to the Frail Elderly." in M.P.Lawton & G.L.Maddox (eds.)*Annual Review of Gerontology and Geriatrics* 5.1(1985):194-246.

⑥ Fengler,Alfred P.,and N.Goodrich."Wives of Elderly Disabled Men:The Hidden Patients." *Gerontologist* 19.2(1979):175-183.

⑦ 参见[美]Rosemary Blieszner、Victoria Hilkevitch Bedford 著,林欧贵英等译:《老年与家庭:理论与研究》,台湾五南图书出版公司2006年版,第285页。

子女照顾者中,相较于男性照顾者而言,女性照顾者的压力更大。①

根据洪尼格和汉密尔顿对照顾负担进行的"主观负担"与"客观负担"的分类,②以下分别从这两个方面梳理学者们对照顾者负担的研究。

(一)照顾者主观负担

照顾者主观负担指的是照顾者对于照顾工作的主观情绪反应,或者照顾者个人在照顾过程中自我的感受。如:照顾者对他/她的处境所感受到的压力与焦虑的主观情绪反应,经验到过度的负荷感、束缚感、憎恨感、被隔离感、紧张感等。

戴维(David)等人对照顾者的研究表明,在照顾者的主观负担中,"抑郁"和"焦虑"是最常见的两种负面情绪压力。③ 除此之外,长期承担繁重的照顾工作导致照顾者产生的负面情绪还包括紧张、焦虑、烦闷等,④甚至可能会产生对被照顾老人的愤怒和怨恨等。⑤ 有学者对照顾者的负面情绪进行了总体描述,共分为 6 类:(1)内疚感;(2)悲伤和失落;(3)情感疏离;(4)无助感;(5)愤怒感;(6)窘迫感,并对每一种负面情绪都进行了具体的解读。⑥

国内学者也对老人照顾者的主观负担/负面情绪进行了探讨。有学者在对照顾高龄父母的照顾者进行调查中发现,长期照顾失能状态下的高龄

---

① 参见唐咏:《女性照顾者的压力与因应研究:基于深圳的个案》,《社会工作》2006 年第 12 期。

② Cf.Hoenig J,Hamilton,MW."The Schizophrenic Patient in the Community and His Effect on the Household." *International Journal of Social Psychiatry* 12.3(1996):165-176.

③ Cf.Biegel,David E.,& Schulz,Richard."Caregiving and Caregiver Interventions in Aging and Mental Illness." *Family Relations* 48.4(1999):345-355.

④ 参见班娟:《城市家庭内照顾老人者群体的社区支持服务》,《吉林广播电视大学学报》2005 年第 2 期。

⑤ Cf.Phillips,L.R."Elder-family Caregiver Relationships:Determining Appropriate Nursing Interventions." *Nursing Clinics of North America* 24.3(1989):795—807.

⑥ Cf.Fradkin,Loouise G.,& Heath,Angela. *Caregiving of Older Adults*.California:ABC-CLIO,Inc.1992.

父母导致自身精神压力较大，①特别是当被照顾者为虚弱程度较高的老年人，其家庭照顾者所感知的精神健康也越差。② 另外，照顾者会对被照顾老人的身体状况感到焦虑，对照顾前景感到忧虑，从而形成较重的心理压力，并经常为缺少时间处理自己的事情而烦躁不安。③ 照顾者如果觉得自己不被人理解，身心疲惫，其心情就会变得消极焦虑，身心受到较大的冲击。④ 也有学者基于性别分析的视角，分析了高龄失能老人照顾者的精神健康状况，结果发现男性和女性照顾者的抑郁症患病率和抑郁程度都较高，但相比之下，照料对女性心理健康的影响大于男性，⑤女性照顾者的抑郁程度明显高于男性照顾者。⑥ 如果照顾者长期处于负面情绪中而不能得到必要的疏导和支持，则有可能将心理压力转化为针对老年人特别是失智老年人的虐待行为。⑦

（二）照顾者客观负担

照顾者客观负担是照顾者生活及家庭中可观察到的不同层面受到影响的情形或活动，是可以观测到的负担，也有学者认为客观负担就是指"提供照顾

---

① 参见陈亮：《"老人养老"中供养者的赡养压力分析》，《西安财经学院学报》2018 年第 2 期。

② 参见吕楠等：《体弱老人虚弱程度与其亲属照顾者精神健康的关系：照顾者负担的中介效应研究》，《社会建设》2015 年第 3 期。

③ 参见沈苏燕、万洋波：《失能老人家庭照顾者的照顾压力、社区服务与购买照顾意愿》，《劳动保障世界》2016 年第 6 期。

④ 参见张瞳、赵富才：《失能老人主要居家照顾者的照顾评价、社会支持与心理健康的关系》，《中国健康心理学杂志》2011 年第 5 期。

⑤ Cf. Wakabayashi M，Kureishi W. "Differences in the Effects of Informal Family Caregiving on Health and Life Satisfaction between Wives and Husbands as Caregivers." *Review of Development Economics* 22.3（2018）：1063–1080.

⑥ 参见唐咏：《高龄失能老人照顾者精神健康状况研究：基于性别分析视角》，《南方人口》2013 年第 4 期。

⑦ 参见袁乐欣等：《居家失能老人主要照顾者虐待倾向及其原因》，《中国老年学杂志》2019 年第 1 期。

所造成的后果"①。综合学者们对于照顾者负担的研究,可将提供照顾所造成的后果分为身体后果、经济后果与社会后果。

(1)身体后果。学者们指出,为老人提供长时期的照顾,会导致照顾者健康状况恶化。② 高强度的照顾压力以及过重的照顾任务会使一些照顾者遇到各种各样的身体健康问题。一方面,照顾者自身的健康状况下降,包括体重改变、失眠、头痛、免疫力下降等;③特别是对于老年配偶照顾者,照顾工作对其身体健康具有非常大的消极影响。如,塞胡尔兹(Sehulz)经过实验得出的数据为:承担照顾工作的老年配偶照顾者比同龄的非照顾者死亡率高63%。④ 另一方面,照顾者原有的一些身体方面的疾病也可能会因长期的照顾活动而加剧,或者增加了照顾者罹患某些慢性病的可能性,如出现长期性失眠、高血压、心脏病以及消化系统的病症等。⑤

(2)经济后果。对失能老人的长期照顾经常也伴随着沉重的经济负担。一方面,照顾的成本大,尤其是照顾失能程度较高的老年人,其照顾成本也更大,除日常用品之外,还需要常备药品、医药费用、特殊的辅助设施费用等。另一方面,照顾者因投入大量的时间用于照料失能老人,从而影响了自身的有薪工作,使其或是离开工作岗位,或是调整工作岗位,或是减少工作时间等,因此而丧失或减少的工资收入也是一项经济负担。⑥ 经济压力是照顾者提供长期

① Poulshock,S.W.,& Deimling,G.T. "Families Caring for Elders in Residence:Issues in the Measurement of Burden." *Journal of Gerontology* 39.2(1984):230-239.

② Cf.Coe,M.,& Neufeld,A. "Male Caregivers' Use of Formal Support." *Western Journal of Nursing Research* 21.4(1999):568-588.

③ 参见曾莉、朱兰姝:《老年家庭照顾者负荷相关研究进展》,《护理研究》2010年第6期。

④ Cf.Sehulz,R.,Beach SR. "Caregiving as A Risk Factor for Mortality:The Caregiver Health Effects Study." *Jama* 282.23(1999):2215-2219.

⑤ Cf.Conway-Giustra F,Crowley A,Gorin S H. "Crisis in Caregiving:a Call to Action." *Health & Social Work* 27.4(2002):307-311.

⑥ Cf.Stone,R.L.,Cafferata,L.& Sangl,J. "Caregivers of the Frail Elderly:A National Profile." *The Gerontologist* 27.5(1987):616-626.

照顾的一个结果。① 一些成年子女为了照顾老人，需要放弃他们的工作岗位，严重影响了其经济收入。② 有学者针对山东、河南两省的老年调查表明：在城市和农村地区，照料老人的子女当中面临的最为突出的困难就是经济困难。③ 蒋承等人的研究发现，照料父母将使得子女每周工作时间显著减少1.4小时。④ 赵丽宏特别提到女性照顾者付出的经济代价，女性因要兼顾老人日常照料，在就业方面大受影响，工作报酬较低或者根本就丧失了收入来源。⑤ 无偿的照料责任是女性参与劳动力市场的巨大障碍。⑥ 陈璐等的研究则表明，照料责任会使女性照料者每周减少劳动时间2.8—4.8小时。⑦ 还有一些子女甚至会因为老年照料而直接放弃工作，据黄枫的研究显示，老年照料将会使得女性劳动参与率下降21.5%。⑧

（3）社会后果。社会后果是指照顾者因为提供照顾活动而承受的除身体和经济后果之外的后果，可以从空间和时间两个层面进行分析。从空间层面来看，照顾者受照顾活动的束缚，其活动空间被局限在家庭内，限制了照顾者与外界的联系；从时间层面来看，照顾者用于照料老人的时间具有长期性、密集性、碎片化等特点，从而也限制了照顾者从事其他人际交往、社会活动的时间。无论从空间还是时间方面来看，照顾活动均会导致照顾者的社会活动能力减弱。史蒂文森（Stevenson）等学者的研究发现，为老人提供长期照顾会使

① Cf.Whitlatch, C. J., and L. S. Noelker. "Caregiving and Caring." *Encyclopedia of Gerontology* (2007):240-249.

② Cf.Blieszner, Rosemary, & Alley, Janet M. "Family Caregiving for the Elderly: An Overview of Resources." *Family Relations* 39.1(1990):97-102.

③ 参见陈功：《我国养老方式研究》，北京大学出版社2003年版，第277页。

④ 参见蒋承、赵晓军：《中国老年照料的机会成本研究》，《管理世界》2009年第10期。

⑤ 参见赵丽宏：《老年社会工作视阈下城市老人家庭照顾者的社会支持研究》，《学术交流》2013年第6期。

⑥ 参见张笑丽：《美国：孱弱的家庭支持政策》，《中国社会保障》2018年第12期。

⑦ 参见陈璐、范红丽、赵娜娜等：《家庭老年照料对女性劳动就业的影响研究》，《经济研究》2016年第3期。

⑧ 参见黄枫：《人口老龄化视角下家庭照料与城镇女性就业关系研究》，《财经研究》2012年第9期。

照顾者缺少社会联系,社会疏离感增强。① 老年人照顾往往需要占用照顾者的工作或休息时间。国内学者的实地调查数据也显示,无论是从照料持续的年数,还是每日照料时间来看,绝大多数失能老人需要的照料时间都偏长,从而导致照顾者缺少休息和调整的时间与空间。② 根据曾毅③以及黄匡时和陆杰华④等学者的研究,65 岁及以上老人的平均预期照料时间为 4—8年,其中,男性老人需要照料的平均时间为 4—5 年,女性老人需要照料的平均时间为 7—8 年,且每周需要照料的平均时间约为 22 小时。随着老人年龄的增长和身体健康状况的恶化,照顾者需要提供的照料时间也会不断增加。时间是一项稀缺资源,照顾者为了照顾老人,就不得不放弃或牺牲进行其他活动的时间。与非照顾者相比,照顾者在社会参与方面受到的限制更多,社会功能更差。⑤

第四节　老年人家庭照顾者社会支持研究

在对照顾者压力/负担进行研究的同时,尽管也有学者从积极角度分析了家庭照顾者在为失能老人提供照顾活动过程中也会产生积极感受,⑥照顾家中老人在给照顾者带来高压力的同时,也会给照顾者带来情感以及心理上的

---

① Cf.Stevenson,J.P."Family Stress Related to Home Care of Alzheimer's Disease Patients and Implications for Support." *Journal of Neuroscience Nursing Journal of the American Association of Neuroscience Nurses* 22.3(1990):179.

② 参见裴敏超:《老年家庭照顾者的照顾困境及支持策略分析》,《劳动保障世界》2018 年第 2 期。

③ 参见曾毅:《老年人口家庭、健康与照料需求成本研究》,科学出版社 2010 年版,第78 页。

④ 参见黄匡时、陆杰华:《中国老年人平均预期照料时间研究——基于生命表的考察》,《中国人口科学》2014 年第 4 期。

⑤ Cf.Kinney, J. M. "Home Care and Caregiving." In Birren, J. E. (Ed.). *Encyclopedia of Gerontology* 2.(1996):667-678.San Deigo:Academic Press.

⑥ 参见袁小波:《成年子女照料老年父母的积极体验研究》,《人口与发展》2009 年第 4 期。

高满足感。① 但是对于大多数家庭照顾者而言,照顾失能老人仍然是其生活中的"压力事件"。有学者指出,也正是由于照顾者承担着巨大压力以及无法获得社会支持,会增加被照顾老人的内疚感,家庭照料在总体上有可能降低了失能老人的幸福感。②

如何应对这些压力,成为学术界和实务界共同关注的焦点,许多学者提出社会支持对于照顾者压力的调节与缓解具有重要意义。

有关"社会支持"的概念内涵,前文已有详述,本节主要从以下两个方面对家庭照顾者社会支持的相关文献进行梳理:其一,学术界国内外学者们对于家庭照顾者社会支持状况的研究;其二,实务界相关国家和地区针对家庭照顾者制定的支持性社会政策。

一、学术界关于老年人家庭照顾者社会支持的研究

社会支持被视为老人家庭照顾者"压力调节者"的重要组成部分,③那么,具体而言老人家庭照顾者的社会支持有哪些来源? 社会支持对老人家庭照顾者具有哪些功能? 如何建构完善的老人家庭照顾者社会支持体系? 对这些问题的梳理,有助于我们从整体上了解老人家庭照顾者社会支持的状况。

(一)老年人家庭照顾者社会支持的来源

根据学者对社会支持来源的分类,社会支持分为非正式支持和正式支持,前者是指由家庭、朋友、邻居等提供的支持,后者则是指由受雇于机构的助人

---

① Cf. Lawton, M. Powell, et al. "A Two-factor Model of Caregiving Appraisal and Psychological Well-being." *Journal of Gerontology:Psychological Sciences* 46.4(1991):181–189.

② 参见刘西国、赵莹:《家人照料会让失能老人更幸福吗?——基于"中国健康与养老追踪调查"的实证研究》,《湖南农业大学学报》2020年第2期。

③ 参见陈树强:《成年子女照顾老年父母日常生活的心路历程》,中国社会科学出版社2003年版,第50页。

者或专业人员提供的支持。①

1. 非正式社会支持

非正式社会支持组成要素包含家庭、朋友、邻居等,其中,家庭所构成的基本社会支持网络,包括配偶、父母、子女、手足以及其他亲戚等。非正式社会支持具备以下几项特性②:(1)非技术性,即主要提供料理家务、陪同看护等这些非技术性的协助;(2)即时性,即可以满足照顾者不可预测和即时性的需要;(3)机动性,即非正式支持一方面较能迅速提供协助,同时在时间的投入和协助的项目上较具有弹性;(4)情感性,即提供的支持与协助是基于情感关系的联结,给予义务性支持;(5)情绪性支持是非正式支持体系所提供的非常重要的支持内容。虽然在讨论照顾者能否获得非正式支持体系的支持时,有没有家人亲属是关键性因素,但是还需要考虑亲属之间的互动频率、居住邻近性,以及关系亲近的程度。③

有关社会支持的理论探讨中,"社会支持的层级补偿模式"能够较好说明家庭照顾者对于不同类型社会支持的偏好,以及在选择社会支持时的倾向。该模式主张在社会支持的组成要素中,亲属是个体社会支持的核心,其次是朋友、邻居,最后才是正式组织。家庭照顾者首先和最常去寻求的支持是来自非正式体系中的家人/亲属的协助,除非家人/亲属不在,或是家人/亲属无法向照顾者提供支持或满足照顾者的需求,照顾者才会向正式体系中的资源求助。④ 当照顾者在照顾过程中遭遇精神压力时,求助的对象首先是家庭成员

---

① Cf.Bass, David M., & Noelker, Linda S. "Family Caregiving: A Focus for Aging Research and Intervention." in Kenneth F. Ferraro (ed.). *Gerontology: Perspectives and Issues*. (2nd. Ed.). 1997: 245-264. New York: Springer Publishing Company.

② Cf.Cantor, M. & V. Little. "Aging and Social Care." in R. H. Binstock and E. Shanas (eds.). *Handbook of Aging and Social Sciences* 2(1985): 745-781. New York: Van Nostrand Reinhold.

③ 参见吕宝静:《老人照顾:老人、家庭、正式服务》,台湾五南图书出版股份有限公司 2001 年版,第 7—8 页。

④ Cf.Cantor, M. & V. Little. "Aging and Social Care." in R. H. Binstock and E. Shanas (eds.). *Handbook of Aging and Social Sciences* 2(1985): 745-781. New York: Van Nostrand Reinhold.

或朋友,研究表明,非正式支持网络能够为照顾者提供一种"支持性环境",帮助其应对照顾压力。①

学者们进行的实证研究结果也证实了家庭照顾者社会支持的层级补偿模式,如,陈蓉在上海市静安区展开的实地调研显示,老年家庭照顾者最重要的支持来源于家人和亲属,接近半数(41.8%)的家庭照顾者遇到压力时,主要向家庭其他成员寻求支持。② 也有学者基于深圳的个案研究,得出相似的结论,认为照顾者寻求社会支持主要是来自家庭内部的支持,而家庭外部的支持相对有限。③

2. 正式社会支持

许多研究均指出,照顾者在照顾失能老人过程中背负着沉重的照顾压力,缓解照顾者的照顾压力,需要家庭以外的照顾支持体系的协助,④也就是说,仅靠家庭成员等非正式支持资源,难以真正解决照顾者的困境和问题。但是,由于照顾者尤其是家庭照顾者一直被视为是照顾老人天经地义的主体,其为失能老人提供的照顾都被视为理所应当,所以,照顾者寻求支持主要是向内部(家庭成员等非正式支持资源)寻求,外部资源/正式社会支持并未将家庭照顾者群体视为支持的对象,更多的正式支持所关注的焦点和支持的对象仍然是失能老人群体。

关于正式社会支持能为失能老人照顾者提供的具体服务项目,有研究者进行了梳理和总结,可以分为7项内容⑤:

① 参见袁小波:《人口老龄化背景下的西方家庭照料者研究综述》,《老龄科学研究》2017年第10期。
② 参见陈蓉:《老年家庭照顾者的照料负担及支持体系研究》,《城市观察》2017年第1期。
③ 参见唐咏:《女性照顾者的压力与因应研究:基于深圳的个案》,《社会工作》2006年第12期。
④ 参见汤丽玉:《痴呆症老人照顾者的负荷及其相关因素之探讨》,台湾大学护理学研究所硕士学位论文,1991年。
⑤ 参见唐咏:《压力与应对:以城乡高龄失能老人照顾者福利实践为视角》,中国社会科学出版社2014年版,第52页。

（1）家务助理服务。此项服务的主要目的是将老人留在家中生活，能够有效满足老人的日常生活照顾需求，但是同时也减轻了家庭照顾者的负担。

（2）暂托服务。分为家庭内暂托服务和机构暂托服务两种类型，其功能是通过对老人提供短期照顾，令照顾者获得暂时的喘息时间。

（3）成人日间照顾中心。为老人提供安全性、支持性和治疗性的服务，减少老人的社会疏离感；对于照顾者而言，可以舒缓照顾者的情绪，减轻他们的照顾压力。

（4）个案管理。个案管理在老人及其家庭，以及正式服务之间扮演协调者角色，帮助老人及其家人确认其需求，对老人的整体情况进行评估，提出个性化照顾方案。个案管理对于照顾者而言提供的支持更具针对性和专业性。

（5）家庭辅导或心理治疗。照顾者和老人之间，以及照顾者与其他家庭成员之间易产生张力，通过对老人和照顾者的家庭进行辅导，可以帮助照顾者克服照顾关系引发的负面影响，减轻照顾者的负担。

（6）照顾者支持小组。可以由照顾者自发组成或由专业人员引导形成，为照顾者提供抒发情绪并分享照顾策略的空间。照顾者可以通过支持小组接受到情感支持和相关的技巧培训。

（7）网络交流。以网络为基础，与拥有相似经历的人进行情感交流或任务取向的交流，能够有效减轻照顾者压力并促进照顾者健康。

由以上来自正式支持体系的服务项目内容可以看出，其服务项目从具体的家务服务到有针对性的个性化服务、从实际的劳务服务到心理层面的情感支持、从实体空间的服务项目到虚拟空间的服务项目，为老人及其家人提供了方方面面的支持，但是不难看出，这些服务项目大多是以失能老人为主要的目标群体，家庭照顾者从中获得的支持大多是一种间接性的支持，直接针对照顾者提供的正式支持服务项目偏少。也正因如此，对于多数失能老人家庭照顾者而言，面临照顾压力之际，其应对方式的指向多为非正式支持网络（家人或朋友）。

(二)社会支持对老年人家庭照顾者的功能

社会支持是个体在应对压力和负荷过程中的缓冲剂,通过为个体提供直接或间接的服务帮助其缓解压力。张宏哲曾总结了社会支持对于个体的功能:(1)可以影响个体对于压力的评价;(2)降低或缓冲压力带来的负面影响;(3)减少忧郁症状;(4)协助预防生理和心理问题的恶化;(5)提升生活品质;(6)增进社会满意度;(7)带动其他正向的应对方式。[1] 文献研究发现,老人家庭照顾者得到的社会支持是否足够与其负荷具有显著的相关性。学者的研究表明,当来自家庭和朋友等非正式支持或正式机构的支持被认为有用的时候,其功能明显表现为大大减少了照顾带给照顾者的负面后果。[2] 另一些研究发现,社会支持可以通过防止压力,或提升应付能力、促进健康的行为、自我照顾及使用健康服务,提升家庭照顾者的健康状况。[3]

也有学者从非正式支持和正式支持两个角度来分析社会支持对于老人家庭照顾者的功能。

从非正式支持的角度来看,如果照顾者能够获得他们所需要的非正式支持,那么对于减少负面照顾后果具有积极意义,缺乏非正式支持的照顾者会加剧照顾所引发的负面后果。[4] 在非正式支持中,照顾者"知觉到的社会支持"(perceived social support)的质量,远比实际社会支持的数量或结构特征更重要。[5] 也就是

① 参见张宏哲:《老年人的家庭结构、居住安排、社会支持》,载《老年医学(一):老年照护与老化之一般原则》,台湾老年医学会2003年版,第117—131页。

② Cf.Barber,C.E."Burden and Family Care of the Elderly." in S.J.Bahr & E.T.Peterson (ed.). *Aging and the Family* 1989:243-259.Lexington,MA:Lexington Books.

③ Cf.Bass,David M.,L.S.Noelker,and L.R.Rechlin."The Moderating Influence of Service use on Negative Caregiving Consequences."*Journals of Gerontology* 51.3(1996):S121-131.

④ Cf. George, Linda K, and L. P. Gwyther. "Caregiver Well-being: A Multidimensional Examination of Family Caregivers of Demented Adults." *Gerontologist* 26.3(1986):253-259.

⑤ Cf.Bass,David M.,& Noelker,Linda S."Family Caregiving:A Focus for Aging Research and Intervention." in Kenneth F. Ferraro (ed.). *Gerontology: Perspectives and Issues.* (2nd. Ed.). 1997:245-264.New York:Springer Publishing Company.

说,照顾者作为被支持者,其主观体验更为重要。

从正式支持的角度来看,正式支持系统为失能老人提供的健康服务或个性化的照顾服务,有助于减少家庭照顾者的照顾压力。① 正式支持虽然主要为失能老人提供直接支持,但是亦能为家庭照顾者带来间接的支持,如,能够使照顾者获得较高的生活满意度、较少的社会活动限制以及对照顾的安排更加满意。但是,并不能有效减缓照顾者的情感压力、身体健康的恶化以及经济压力等。②

总体而言,老人照顾者获得社会支持的程度越高,照顾压力就越小,与其生活品质呈现正相关,也就是说,照顾者的社会支持足够时,照顾者的生活品质也随之提升。

二、实务界关于老年人家庭照顾者社会政策的制定

如前文所述,正式社会支持指由受雇于机构的助人者或专业人员提供的支持;但从广义上讲,正式社会支持还包括经济和政治制度、社会福利机构以及社会组织等。③ 也就是说,将正式支持体系提升到国家政策的层面,关注的焦点是国家直接针对老人而实施的老人福利政策,以及国家间接通过支持家庭照顾老人来支持家庭照顾者之福利政策。

(一)支持老年人家庭照顾者政策的发展脉络

吉布森(Gibson)认为对家庭照顾以及对家庭照顾者依赖的渐增,是大

---

① Cf.Bass,David M.,L.S.Noelker,and L.R.Rechlin."The Moderating Influence of Service use on Negative Caregiving Consequences."*Journals of Gerontology* 51.3(1996):S121-131.

② Cf.Bass,David M.,& Noelker,Linda S."Family Caregiving:A Focus for Aging Research and Intervention." in Kenneth F. Ferraro (ed.). *Gerontology:Perspectives and Issues.* (2nd.Ed.).1997:245-264.New York:Springer Publishing Company.

③ 参见吕宝静:《老人照顾:老人、家庭、正式服务》,台湾五南图书出版股份有限公司2001年版,第25页。

多数老龄化国家在提供老人照顾服务方面转变的趋势之一。① 有学者提出，政府有责任和义务介入到家庭照顾功能的完善中去，通过就业支持、服务供给、现金补贴、带薪休假等一系列政策工具来增强或者替代家庭的照料功能。②

国家政府层面开始出台支持家庭照顾者的政策和措施，主要受到以下四方面因素的推动和影响：

其一，自 20 世纪 80 年代后期及 90 年代初期，家庭照顾能力持续性受到质疑，有些国家为了维持来自家庭非正式照顾者的供给，开始实施支持家庭照顾者的政策和措施。

其二，在政策潮流上，公共服务在政府财政的紧缩下亦变得愈发艰难，而以家庭为主的非正式部门提供的照顾供给被视为是更为便宜的替代方式，政府期望善用家庭照顾的资源来降低政府的公共支出。

其三，家庭照顾者的权益逐渐受到社会大众的认同，这在很大程度上要归功于女性主义学者的论述和影响。在 20 世纪 80 年代，女性主义学者开始分析女性在家庭中扮演儿童以外依赖人口的照顾者角色，特别是老人长期照护的责任总是落在女性亲属身上。而照顾所导致的"贫穷女性化"议题也逐渐引起政府实务部门的重视。

其四，机构照顾的种种弊端和此后"社区照顾"沦落为"家庭照顾"的发展趋势，使得家庭照顾成为公共政策的重要议题。在新管理主义的引导下，20世纪 80 年代也正是老人照顾"去机构化"的公共政策实施之时；同时，大多数的福利国家开始运用"社区照顾"的方式去照顾失能老人。其中，社区照顾被视为是能够达成较大效率的策略，但在实务上若没有家庭照顾者的参与，社区

---

① Cf.Gibson, Diance M. "The Issues." in Aged Care: Old Policies, New Problems. Cambridge University Press.1998:3-27.

② Cf.Bettio, F. & J.Plantenga. "Comparing Care Regimes in Europe." *Feminist Economics* 10.1 (2004):85-113.

照顾就无法推行。有学者就此指出,社区照顾根本上是一种性别上的概念,鼓励及发展社区照顾的结果,是导致妇女必须承担起更多无报酬的家庭照顾的责任。[①] 也就是说,社区照顾在事实上仍然是"女性化"的照顾,且加重了女性照顾者的负担。[②]

在这样的发展背景及趋势下,支持家庭照顾以及家庭照顾者的政策和措施逐渐受到重视,这些政策和措施大多基于成本效益的考量,相信运用一小部分正式部门的资源去支持非正式照顾的投入,将会更有效率。其中,有些政策和措施从实施效果方面来看,有利于降低照顾对照顾者生活的不利影响,进而提高照顾者的生活品质。

(二)支持老年人家庭照顾者的福利政策及服务措施

为老人家庭照顾者创造和提供较好的社会氛围和条件,并实施以必要的支持政策和措施,这种做法的必要性和重要性已经引起社会和政府的广泛关注和高度重视。如何界定支持家庭照顾者的政策或措施,特威格(Twigg)提出采取"双元焦点"(dual focus)的立场,认为照顾者的支持措施通常包括两种形式:一种形式是特别针对照顾者的政策和措施;另一种则是针对被照顾者提供的服务,但照顾者也能从中得到好处。[③] 本章仅梳理讨论针对家庭照顾者的福利政策和服务措施。

1. 国外老年人家庭照顾者支持政策及服务措施

西方国家家庭养老支持政策体系起步较早,针对照顾者的支持政策及服务措施,与国内相比发展也为成熟。如,英国在1989年的政府白皮书《照料他人》中就提出给照顾者提供实际的支持,第一次把健康与社会照料政策中

---

① Cf.Finch,Janet.,and D.Groves.*Community Care and the Family:A Case for Equal Opportunities?.Women and Social Policy*.Macmillan Education UK,1985.

② 参见刘珠利:《社区照顾与女性照顾者》,《社区发展季刊》2004年第106期。

③ Cf.Twigg,Julia. "Carers in the Service System." *Carers:Research and Practice*.London:HMSO. 1992:60-61.

长期被忽视的照顾者放到了中心位置。① 虽然各国之间因国情以及文化的差异导致其对照顾者的支持形态存有差异,但因各国普遍都面临着老龄化的严峻现实问题,且某些政策制度及服务措施已被相互借鉴使用,使得各国的支持政策及服务内容趋于类似。

有学者将西方国家已经实施的照顾者支持政策归纳为三类:一是服务性支持措施;二是与就业相关的支持措施;三是经济性的支持措施。② 吕宝静、陈景宁则将西方照顾者之福利措施分为四类:劳务性支持措施、心理性支持措施、经济性支持措施、就业性支持措施。③ 以下将主要以吕宝静等人的分类,介绍国外照顾者支持政策及服务措施。④

（1）劳务性支持措施。

劳务性支持措施主要指"临时照顾服务",或称为"喘息服务""暂代照顾服务"。这类喘息照顾服务的出现,意味着社会开始关心家庭照顾者的需求,并为完成家庭照顾和机构照顾的有效衔接提供了可能。对于喘息照顾服务的界定比较多元,但一般性的共识认为:喘息照顾服务是指一段时期的暂时休息,其基本的要素就为家庭照顾者提供休息的机会。⑤ 也有学者认为,喘息照顾服务可以减轻家庭照顾者的压力,"通常是为了避免或延迟老人被安置

---

① 参见李俊:《支持非正式照料者:发达国家老年福利制度新动向及其对中国的启示》,《学海》2018 年第 4 期。

② Cf.Pickard,Linda."Policy Options for Cares." *With Respect to Old Age:Long Term Care-Rights and Responsibilitie*.London:TSO.1999:4.

③ 参见吕宝静、陈景宁:《女性家属照顾者的处境与福利建构》,载刘毓秀主编:《女性·国家·照顾工作》,台湾女书文化 1997 年版,第 57—92 页。

④ 这部分内容主要参考以下资料进行整理:吕宝静:《老人照顾:老人、家庭、正式服务》,台湾五南图书出版公司 2001 年版;刘毓秀:《女性·国家·照顾工作》,台湾女书文化 1997 年版;施巍巍:《发达国家老年人长期照护制度研究》,知识产权出版社 2012 年版;香港自强协会:《建议全面落实"保障照顾者方案意见书"》,http://www.1stephk.org/caregiver.pdf。

⑤ Cf.Montgomery,R.J.V."Examining Respite:Its Promise and Limits." in Ory M.G. and Duncker,A.P.(eds.),In *Home Care for Older People:Health and Supportive Service*,1992:75-96.CA:Sage.

进住护理之家,借此以降低照顾成本。"①

喘息照顾服务依其提供的形式及场域,可分为三类模式:①居家临时服务,如居家医疗照护、居家护理照护、个人照顾及家务服务等;②日间临时服务,如成人日托中心、临托照顾中心等;③较长时间的临时照顾服务,如在护理之家、医院或其他正式机构过夜停留。

西方国家喘息照顾服务的财政来源一般由公共经费或私人来支付。在英国,喘息照顾服务由国家健康照顾系统支付,一般不向家庭收取费用,目的就是尽可能地实现社区照顾、去机构化;在德国,照顾者可以使用国家提供的照顾者假期照顾津贴,来支付一年4个星期的替代照顾费用;在奥地利,政府出台了照顾者假期计划,使正式就业和照顾服务更容易兼得,现存的假期计划是向家庭照顾者提供一个星期的假期;在芬兰,照顾者按照规定每个月可以拥有3天的暂托服务;在美国,虽然也有喘息服务,但尚未被普遍地资助,美国的一些老人服务政策并没有过多地将家庭成员考虑进来,但是有学者分析,最近几年,美国一些州开始考虑对于非正式照顾者的支持,由老年人事务局管理的国家家庭照护支持者计划向各个州给予补助资金,实施一系列服务,其中就包括喘息照顾服务。② 日本也推出了由社区提供的日间护理、医疗照看、医疗护理等各项短期及长期照护服务,为家庭照顾者提供喘息服务。③

(2)心理性支持措施。

心理性支持方案旨在增进家庭照顾者的照顾知识、提供情绪支持以减轻照顾者的压力并提高生活质量,其服务项目主要包括:教育方案、咨询服务、支

① Lawton,Powell M.,Elaine M.Brody and Avalie R.Saperstein. "A Controlled Study of Respite Service for Caregivers of Alzheimer's Patients." *The Gerontologists* 29.1(1989):8-16.

② Cf.Gibson,M.,Redfoot,D,L.*Comparing Long-Term Care in Germany and the United States: What Can We Learn from Each Other?* Washington DC:AAPP Public Policy Institude,2007:2007-2019.

③ 参见王鲲舒:《国外失能老人居家护理的经验及启示》,《劳动保障世界》2019年第12期。

持团体等。这些服务可以采取一对一或团体方式进行,既可以采取由专业人士带领的方式,也可以采取照顾者团体共同分享经验的方式。

澳大利亚针对家庭照顾者实施的心理暨教育性方案,其强调的理念在于为照顾者"赋权",即增进照顾者对自我、他人和环境的认知,以寻求问题解决的方法,而后采取适当的行动。其心理性服务方案包括:认知照顾的压力和负荷、失落感及悲伤、了解家庭动力及决策过程、改善沟通技巧、善用社区资源以及学习减轻压力的方法等。在瑞典,支持非正式照顾体系的团体一直是非常流行的,通常是由志愿组织提供的照顾者之间经验分享的平台。在荷兰,政府为照顾者提供预防性的辅导和支持,社会工作者会定期为照顾者提供咨询和家访,以预防照顾者心理问题的产生。在美国,"家庭照顾者支持计划"中包含为照顾者提供团体或个人的辅导,还包括为照顾者提供教育和培训项目等措施;美国的"家庭照顾者联盟"辖下设有照顾者中心,专为照顾者提供与照顾及长期护理有关的信息。在德国,心理性、咨询性支持包括由照护基金会组织培训课程、提供专业的照顾服务指导等。

(3)经济性支持措施。

照顾者因承担照顾责任所付出的成本日益受到重视,欧美各国纷纷实施了照顾者经济性支持方案以补偿照顾者的经济损失。这类经济性支持措施大致可分为两种方式:税赋优惠和现金给付。

赋税优惠措施具有可接近性高、行政管理容易且具有成本分担的特点,使得政策制定者更倾向于采用这一措施。

在美国,这种优惠的措施主要有免税、减税及宽减额等三种方式。免税措施,纳税人若与失能老年亲属同住,且老年亲属年收入少于1000美金,且老人所获得的支持中一半以上来自同住之纳税人,则可申请免税;减税方案,当一个家庭的纳税人负责赡养自己的父母、配偶的父母以及双方祖父母的话,那么这些被赡养人的减免额度可以列在年终报税表里,从而获得退税;宽减额方案,照顾者可以申请"联邦政府依赖者照顾宽减额",规定处于失能状态之被照顾者必须每天有 8 小时待在纳税人家中,且全户纳税人都必须是全职工作者,即可享受赋税的宽减。在加拿大,联邦政府于 2017 年将三种抵税方式"照顾者信用"(Caregiver Credit)、"体弱者依赖信贷"(Infirm Dependant Credit)、"家庭照顾者信用"(Family Caregiver Credit)合为一种,即"加拿大照顾者信用"(Canada Caregiver Credit),为那些给照顾患病父母或其他亲属的纳税人提供抵税政策。

现金给付方案共有两种类型,一是给予津贴的方式,二是给予薪资的方式。

第一,政府给予津贴的方式是指提供定额的给付以满足照顾者及其家庭以及被照顾者的需求,照顾者领取津贴有时需符合收入的资格条件,有时是因照顾者与被照顾者同住的事实。总体而言,各国对家庭照顾者的地位都有所承认,但是所给予的支持程度有所不同。如,瑞典对照顾者的承认程度最高,已经将对其的承认授予权利并写入法案。瑞典 1998 年颁布了修订后的社会服务法案,指出当家庭及其亲属对老年人、生病失能的人进行照顾时,地方政府应该给予支持。1999 年,瑞典国会颁布了《国家老年人政策计划法案》,其中包括了持续支持家庭照顾者的 Carer-300 项目,加大对照顾者的补助力度。在芬兰,家庭照顾者津贴最低为每月 2242 欧元,并于 2002 年规定全职照顾者每月可有两天假期,其间由政府安排可收费的替代照顾服务。英国的重残照顾津贴从 1975 年开始实施,其给付对象为处于工作年龄的个人因需要留在家里,并承担严重失能及需要照顾的家庭成员之无酬的照顾责任,具体数额方面,英国照顾者津贴发放以周为单位,每周给付家庭照顾者 62.10 欧元,但是家庭照顾者需要经过一定的资格审查。① 美国的津贴方案是提供一个定额的现金给付给家庭照顾者,主要基于照顾者的需求或被照顾者的状况。澳大利亚设有照顾者补偿金和成人照顾者津贴,前者是为一些因担任照顾者而未能

---

① 在家庭照顾者资格审查方面,需要的条件为:家庭照顾者须年满 16 周岁,且每周需要照顾"符合领取身心障碍津贴资格之人"至少 35 小时,并且未接受全日制教育。

外出工作赚取收入的人士而设,后者是为照顾失能家人的成年照顾者而设。

第二,政府给予薪资的方式是将照顾视为一个正式工作,以固定的薪资雇用照顾者,而薪资的多寡视照顾工作所需或所实际执行的性质及分量来计算。有学者认为,这就像建立一个付费服务的家庭照顾工作,雇用对象是老人的亲友而非专业人士。① 在瑞典,此种照顾者的薪资制自1960年起开始实施,将照顾者视为一个正式职位,每周照顾失能老人至少20小时以上的工作年龄之家庭照顾者可以向政府申请工时薪资,金额等同于一般居家健康照顾机构支付给员工的薪资,照顾者同样也可以享有休假及年金等职工福利,所得也必须扣税。政府所支付的工资旨在补偿照顾者放弃工作的薪资损失,这部分经费由地方政府预算来支出。

(4)就业性支持措施。

针对就业的家庭照顾者提供就业性支持方案,以回应就业者担任照顾责任的需求,从而助力家庭持续照顾的能力,逐渐成为新兴的社会政策议题。另外,企业如何保持员工良好生产力与工作表现,如何给予担负照顾责任的员工继续就业的支持,也成为新兴的职工福利议题。各个国家实行的就业性支持措施可归纳为三个方面:政策、福利给付、服务。

第一,政策方面。为了减轻家庭照顾者工作角色和照顾角色之间的冲突问题,许多国家纷纷出台了有关家庭和工作的平衡政策。包括减少工作时数,如实行部分工时制、工作分担制、自愿减少工时、阶段退休制、请假规定等;改变工作地点或称为弹性上班地点,即允许员工在自己家里或在公司以外的地点上班;增加工作时间的弹性,这类工作政策包括两种形态,一是压缩型工作周;二是弹性工时,加强管理训练,即针对管理者举办培训,促使其对有照顾责任的员工的需求更加敏感,能够适时地协助员工兼顾照顾与工作。

---

① Cf. Stone, R.l., and S.M. Keigher. "Toward an Equitable, Universal Caregiver Policy: the Potential of Financial Supports for Family Caregivers." *Journal of Aging and Social Policy* 6.1-2(1994): 57-75.

在就业支持政策方面,"带薪休假"是使用率最高的政策。随着全球老龄化趋势的加深,一些国家、企业和组织针对老年人照料中子女缺位的现状,出台了子女照料父母假期,如子女护理假、带薪陪护假等。① 在比利时,带薪休假的时间可以长达 1 年;在瑞典,自 1989 年开始提供照顾假,非正式照顾者有权利申请带薪休假 100 天,并获得 80% 的工作收入,以照顾临终亲人或处理其他紧急状况。不带薪的照顾假在法国等国家也长达 1 年多。1993 年美国制定的《家庭和医疗假法案》(FMLA)要求企业在 12 个月内给予员工最多 12 个工作周的无薪假期用来照顾一个虚弱的亲属。② 2008 年德国也推出了灵活的工作安排,家庭照料者每年可以因为照料老人而享受 10 天的"不辞而别"。而且,照料者所在公司规模如果在超过 15 人以上,每年可以有 6 个月的"停薪留职",以平衡照料与工作的冲突。③

除照顾假之外,许多国家还会为那些重返劳动力市场的家庭照顾者提供各种培训等机会,以帮助照顾者能够在重新就业时拥有必需的技能。如,瑞典和英国都有相关的政策支持,提供各类培训帮助照顾者重返职场。澳大利亚设有"过渡工作计划",即为那些曾经因担负照顾责任而离开职场至少两年的人士而制订的志愿计划。马来西亚妇女、家庭和社区发展部和马来西亚人才公司发起了"职业复出计划",使雇主能够直接接触希望重返工作岗位的妇女,该计划通过提供补助金鼓励雇主采取和实施措施,让更多职业女性从职业休息中恢复过来。④

第二,福利给付方面。企业提供给员工福利给付的形式,包括四类:弹性

① Cf.WHO. " World Report on Ageing and Health." http://www. who. Int/ageing/publications/world-report-2015/en.
② 参见闫萍、郑澜、石万里:《国外"离职照料"现象及对我国的启示》,《人口与健康》2020年第 2 期。
③ 参见李俊:《支持非正式照料者:发达国家老年福利制度新动向及其对中国的启示》,《学海》2018 年第 4 期。
④ 参见闫萍、郑澜、石万里:《国外"离职照料"现象及对我国的启示》,《人口与健康》2020年第 2 期。

福利计划,即企业拨付特定资金额度以实施弹性福利计划,员工可选择自己的菜单;弹性花费账户,员工可将税前的薪水或信用额度或给付金额提拨部分存入个人账户,以备急需时可资使用,企业可协助那些承担照顾责任的员工运用此账户的钱去支付相关照护服务的费用;税赋宽减额,在美国联邦法和各州的税法中均规定照顾者有一定的宽减额;长期照护保险,即企业可为员工购买长期照护保险,其保险给付的范围包括养老机构、日间照顾、医疗照顾、喘息服务等相关费用。

第三,服务方面。由企业提供的具体服务方面,包括教育方案,即企业提供有关老人照顾的信息或是教育员工相关知识;咨询和转介/个案管理,即企业还可扮演转介的角色,聘请专业人士协助员工安排老人照顾;提供咨询服务和成立支持团体,即企业聘请专业人士为员工提供咨询服务,并协助员工成立照顾者支持团体,为照顾者提供情绪支持;对被照顾者提供直接服务,即企业提供更多元化的被照顾者服务,如成立老人日间照护中心或提供喘息照顾服务等,降低承担照顾责任员工的负担。

在美国,上述就业性支持方案在20世纪70年代开始实施,据学者调查显示,使用过就业性支持方案的照顾者,都表示这些措施可以有效减轻工作与照顾角色的冲突,降低工作的异动率,或维持较好的工作士气。[1]

从以上对国外老人家庭照顾者支持政策及服务措施的梳理可知,无论是劳务性支持、心理性支持、经济性支持还是就业性支持,每一类方案的制定都有其特定的目标,进一步探究上述方案和措施,则可窥见其设计的立意有时并非是直接关切照顾者的处境,而仍然是为了满足被照顾老人的需要,如为了避免机构化、维持家庭养老的持续力,或降低政府公共支出的成本。对每一项支持政策和措施的目标、方式、主要受益者等信息进行整理,具体情况可参见表2-1。

---

[1]　Cf.Scharlach,A.E.,and S.L.Boyd."Caregiving and Employment:Results of an Employee Survey." *The Gerontologist* 29.3(1989):382-387.

表 2-1　老年人家庭照顾者支持政策及服务措施

项目 说明		劳务性 支持措施	心理性 支持措施	经济性 支持措施		就业性 支持措施
方案 目标	显性	减轻身体负担	减轻心理负担	减轻财务负担		减轻社会参与负担
	隐性	避免或延缓失能老人住进机构		1.增加家庭照顾者选择照顾责任的诱因 2.增加被照顾老人的选择权		1.减少家庭照顾者对国家的经济依赖 2.企业得以留任具有专业技能的员工,并维持高生产力
方　式		·居家喘息照顾 ·日间喘息照顾 ·较长时间的喘息照顾	·教育课程及讲座 ·咨询服务 ·支持团体	税赋优惠 ·免税 ·减税 ·宽减额	现金给付 ·津贴制 ·薪资制	·政策 ·福利给付 ·服务
主要受益者		照顾严重失能的老人或缺乏社会支持的照顾者	缺乏照顾方面的相关信息、心理压力大或孤独感较高的照顾者	收入达到纳税标准的照顾者	低收入或未就业的照顾者	1.就业的照顾者 2.具有专业技能的工作者

资料来源:根据吕宝静《老人照顾:老人、家庭、正式服务》(台湾五南图书出版公司 2001 年版)一书第 203—204 页整理。

2.国内老年人家庭照顾者支持政策及服务措施

检视国外照顾者支持政策及服务措施,虽然很多政策及措施仍有不完善之处,且制定之初多以被照顾老人为考虑主体,但在客观上对照顾者起到了显著的支持效果。从时间上看,国内针对老人家庭照顾者的政策和服务措施的制定相对而言要晚一些,国内学界对于老人家庭照顾者的重视和讨论要早于实务部门。直到 20 世纪末 21 世纪初期,国内学者在研究老年人日常生活照顾的过程中,才开始关注到家庭照顾者的重要性及其面临的困境,进而提出应该给予照顾者支持,这样才能有效应对高龄化社会的挑战。① 也有学者对境

① 参见陈树强:《老人日常生活照顾的另一种选择——支持家庭照顾者》,《华东理工大学学报》2002 年第 3 期;周海旺、寿莉莉:《支持老年照顾者,应对高龄化社会的老年照护挑战》,《重庆工学院学报》2007 年第 7 期。

外照顾者支持政策和措施进行了梳理,①提出应在借鉴境外经验的基础上建构适合我国本土实际的照顾者支持政策和方案,如,有学者强调社区支持网络对照顾者支持的重要性;②有学者侧重于从激励机制方面考虑对照顾者的资助;③也有学者提出要兼顾政策体系和服务体系。④ 此外,有学者从性别视角出发,特别针对女性家庭照顾者的支持政策和措施进行了探讨,如马炎分析了国内女性老年家庭照顾者社会支持的状况,并从公共政策层面对加强女性照顾者支持方案和措施提出了建议。⑤

在国内人口老龄化、高龄化以及失能化发展态势日益严峻、家庭照顾面临持续力不足以及学者们的研究呼吁下,政府部门在关注被照顾老人群体的同时,将焦点也开始投注于家庭照顾者群体身上,逐渐意识到对家庭照顾者进行政策层面的支持已经成为公共政策发展的趋势。鉴于我国台湾地区和内地同为老人家庭照顾者支持政策发展的后来者,并且有着相似的社会文化传统,以下将分别介绍中国台湾地区和大陆地区照顾者支持政策及服务措施的状况。

(1)我国台湾地区老人家庭照顾者支持政策及服务措施。

我国台湾地区针对家庭照顾者出台的支持政策及服务措施,相比于内地起步要早。自 20 世纪 90 年代开始,伴随着我国台湾地区人口结构、家庭结构、妇女就业率提升等变迁,其失能老年人等被照顾群体的照料问题日益突出,家庭照顾者的重要性亦凸显出来,支持家庭照顾者的政策主张和具体服务措施亦逐渐受到重视并浮上台面。

---

① 参见朱浩:《西方发达国家老年人家庭照顾者政策支持的经验及对中国的启示》,《社会保障研究》2014 年第 4 期;朱计峰:《福利多元主义理论下欧洲国家老年人家庭照顾者政策支持的经验及启示》,《统计与管理》2017 年第 2 期。

② 参见周云:《对老年人照料提供者的社会支持》,《南方人口》2003 年第 1 期。

③ 参见夏鸣、魏一:《解决老年照料问题的思路及对策》,《西北人口》2003 年第 1 期。

④ 参见熊跃根:《中国城市家庭的代际关系与老人照顾》,《中国人口科学》1998 年第 6 期;熊吉峰、章姗:《失能老人家庭照护者社会支持研究》,《学理论》2012 年第 1 期。

⑤ 参见马焱:《从公共政策层面看对女性老年家庭照料者的社会支持》,《妇女研究论丛》2013 年第 5 期。

首先,从政策形成和制度建构方面来看,我国台湾地区有关家庭照顾者福利政策或方针的制定,由多种因素的交互作用与变迁的影响之下形成,这些影响因素包括:人口结构、家庭结构等社会环境的变迁;民众需求的变迁;民众对服务型政府的偏好;技术的进展;民众的付费能力与意愿;以及家庭照顾的能力与意愿等。① 本书对我国台湾地区有关家庭照顾者的福利政策进行了梳理,具体政策的内容及发展演进,详见表2-2。

表 2-2　我国台湾地区家庭照顾者福利政策简况表

序号	年份	政策文件	与家庭照顾者相关的内容
1	1997	老人福利有关规定(修订版)	第十六条规定老人经济生活保障,采取生活津贴、特别照顾津贴、年金保险制度方式,逐步规划实施。据此,我国台湾地区政府鼓励家人照顾老人。
2	1998	《加强老人安养服务方案》	该方案肯定家庭照顾的重要性,且主张为增加家庭照顾者持续照顾的能力,应采取支持家庭照顾者的措施。如:(1)提供劳务性支持方案;(2)家庭照顾者相关专业训练与研习;(3)研究办理就业性支持方案,如弹性工时及合理额度之无薪亲职假,等等。
3	1998	《老人长期照护三年计划》	该计划的基本理念为"注重居家照护,维护家庭功能",在策略上采取发展居家护理及居家服务整合措施,并提供家庭照顾者喘息服务机会,以鼓励居家照护。
4	2000	《中低收入家庭老人"特别照顾津贴"》	规定津贴发放对象为罹患长期慢性病且生活自理能力缺损、需专人照顾,未接受收容安置、居家服务、未申请看护的中低收入老人的照顾者,经过资产调查后,每月发给5000台币特别照顾津贴,以弥补照顾者因照顾家中老人而丧失的经济来源。
5	2001	两性工作平等有关规定	规定雇主应给予受雇者家庭照顾假,此项照顾假包括照顾老年亲属的员工;但对"弹性工时制"只限定适用于照顾3岁以下子女的员工。
6	2002	《加强老人安养服务方案》(修订版)	在就业性支持方案方面配合两性工作平等有关规定加以推动,如:加强宣导弹性工时及两性工作平权,使员工享有弹性工时与家庭照顾假措施。

---

① 参见吴淑琼、陈正芬:《长期照护资源的过去、现在与未来》,《社区发展季刊》2000年第92期。

序号	年份	政策文件	与家庭照顾者相关的内容
7	2004	《社会福利政策纲领》	"社会福利"条文中,名列"当老人身心障碍者居住在家内时,政府应结合民间部门支持其家庭照顾者;以维护其生活品质",公开宣示政府支持家庭照顾者的承诺。
8	2004	《家庭政策》	将"支持家庭照顾能力,分担家庭照顾责任"列为政策目标,明文规定"支持有需求长期照顾之老人、身心障碍者、罕见疾病患者之家庭,减轻其照顾负担"。
9	2007	《长期照顾十年计划1.0》	该计划着力推动社区化的长期照护,以在地老化为长期照顾之目标,下设6项目标,其中,"支持家庭照顾能力,分担家庭照顾责任"再次作为1项子目标名列其中。具体内容包括:根据失能程度对失能老人进行经济补助,间接支持家庭照顾者,增加喘息服务补助天数,并得以弹性运用居家式或机构式服务,以有效支持家庭照顾者。
10	2008	《重度失能老人交通补助制度》	每人每月往返4趟,每趟最高补助190元,以帮助解决就医困难。
11	2017	《长期照顾十年计划2.0》	以《长期照顾十年计划1.0》为基础,扩大服务对象、扩增服务项目、提高服务时数、发展创新服务,以积极回应民众需求,提升服务涵盖率。一方面减轻照顾者负担,另一方面也注重促进老人融入社会。

资料来源:根据笔者收集资料及相关文献相关信息整理。

其次,从具体的服务措施来看,也按照劳务性、心理性、经济性、就业性支持措施来进行分类,我国台湾地区针对老人家庭照顾者的福利措施如下[①]:

劳务性支持措施方面,为缓解家庭照顾者身心压力,我国台湾地区卫生管理机构全面推动喘息服务,为家庭照顾者提供每年7天的暂托服务,可以将失能老人暂时送往正式机构照护,照顾者可以得到短期的休息。

心理性支持措施方面,照顾者的心理性压力需要靠外来团体或组织提供支持来加以缓解,我国台湾地区于1996年成立了"家庭照顾者关怀总会",旨在增加社会大众对家庭照顾者的了解与关怀、督促政府提升照顾者与家人的生活品质、争取照顾者权益、促进相关团体的联系与合作等。其后陆续在各个

---

① 此部分内容参考姜贞吟《国家与性别:台湾照顾政策性别化探析》(《国家发展研究》2010年第1期)一文,以及唐咏《压力与应对:以城乡高龄失能老人照顾者福利实践为视角》(中国社会科学出版社2014年版)一书中第五章部分内容。

城市成立了分会。广泛成立照顾者支持团体、照顾者联谊会或分享团体等,为照顾者提供分享照顾经验以及认识新朋友的机会,预防照顾者的心理问题,减轻照顾者的心理压力。

经济性支持措施方面,我国台湾地区也分为税赋优惠和津贴制两类措施。2010年,我国台湾地区修正所得税法,针对纳税者本人、配偶及其受其赡养的亲属有82000台币的免税额;年满70岁的纳税人、配偶及受纳税人赡养之直系亲属,免税额为123000台币。此外,各类医疗费也可列举为扣除额。我国台湾地区针对照顾者的税赋优惠政策,受益的是有较高工作报酬的照顾者,对于那些因照顾无法外出工作者或低薪的照顾者来说,实质性的支持有限。至于津贴部分,2000年我国台湾地区颁布《中低收入老人特别照顾津贴》,其中规定发放对象为罹患长期慢性病且生活自理能力缺损、需专人照顾,未接受收容安置、居家服务、未申请看护的中低收入老人的照顾者,经过资产调查后,每月发给5000台币特别照顾津贴。

就业性支持措施方面,2001年我国台湾地区通过的两性工作平等有关规定(2007年修订),在第四章"促进工作平等措施"中,要求雇主对员工的家务照顾责任有所分担,分担的方式包括男女皆可提出家庭照顾假或弹性工时的要求。这种对两性一视同仁的做法,其中隐含了扭转整个社会对家务照顾责任"女性化"认知的用意。第20条规定了家庭照顾假的时间,全年以7天为限,其请假日数并入事假计算。

(2)中国大陆地区老年人家庭照顾者支持政策及服务措施。

我国大陆地区近年来虽然也日益重视老年照护问题,并出台了相关社会政策;但是正如有学者指出,我国大陆地区围绕养老问题出台的政策,其关注焦点及帮扶对象主要是需要照顾的老年人群体①,对家庭照顾者群体长期以来存在着"政策盲视"。虽然有些针对受照顾老年人群体的政策也能间接惠

---

① 参见陆杰华、沙迪:《老龄化背景下失能老人照护政策的探索实践与改革方略》,《中国特色社会主义研究》2018年第2期。

及照顾者,但是直接指向照顾者的支持政策和措施仍比较欠缺。

当前,我国大陆地区关于老年人照顾问题的公共政策设计,主要是"老年人视角",即以被照顾的老人为政策关注和支持的主体,强调家庭成员(主要是子女)对失能老人的照顾责任和义务。现有的法律法规体系中,包括《宪法》《婚姻法》以及《老年人权益保障法》,从法律层面上规定了家庭养老的责任,规定了成年子女对老年父母的赡养义务。有学者梳理了中国大陆地区从计划经济时代到改革开放以后各个时期内,先后实施的老年服务政策以及为老服务措施,①认为这些针对老年人的福利政策为家庭照顾者提供了间接的社会支持。也有学者专门对改革开放以来国家层面失能老人照护政策的发展演变进行了分析,②特别是 2013 年以来,政策的关注点越来越聚焦于失能老人,其中"失能护理补贴制度""长护险试点项目"等,间接减轻了家庭照顾者的压力和负担。

长期以来,虽然针对老年人的一些福利政策和措施在一定程度上对家庭照顾者产生了间接的支持,但是,从总体上来看,家庭照顾者为承担家中失能老人的照顾责任所付出的时间、精力以及经济成本等并没有被视为应该在公共政策中加以体现,家庭照顾者应享有的权益也没有被纳入国家法律和政策的考虑范畴。2018 年底,这种状况出现了一些改变,国家出台了一项税收减免政策——《个人所得税专项附加扣除暂行办法》,其中有一条关于照顾老人可以获得减免税的政策,该项政策规定,纳税人赡养 60 岁(含)以上父母以及其他法定赡养人的赡养支出,每年按 2.4 万元的标准定额扣除。③ 这可被视

① 参见马焱:《从公共政策层面看对女性老年家庭照料者的社会支持》,《妇女研究论丛》2013 年第 5 期。

② 参见陆杰华、沙迪:《老龄化背景下失能老人照护政策的探索实践与改革方略》,《中国特色社会主义研究》2018 年第 2 期。

③ 《个人所得税专项附加扣除暂行办法》规定:纳税人赡养 60 岁(含)以上父母以及其他法定赡养人的赡养支出,按以下标准定额扣除:纳税人为独生子女的,按照每年 2.4 万元(每月2000 元)的标准定额扣除;纳税人为非独生子女的,应当与其兄弟姐妹分摊每年 2.4 万元的扣除额度。

为大陆地区推行的公共政策中直接指向老年人家庭照顾者的一条措施。

结合相关学者的总结,笔者对 2000 年以来中国大陆地区关于老年人的照护政策进行了概况梳理(见表 2-3),从中亦可看出大陆关于老年人照顾相关政策的支持对象主要是老年人群体,往往是"就老年人谈老年人","家庭照顾者"视角的公共政策比较缺乏。在大陆地区老年人照顾相关的公共政策体系内,家庭照顾者长期处于一种"被隐形的"状态。

表 2-3　2000 年以来中国大陆地区实施老年人照顾相关政策简况表

序号	年份	代表性政策	法律法规与政策文件支撑	支持对象
1	2001	为社区老年人提供入户服务、紧急援助、日间照料、康复保健等服务	《"社区老年福利服务星光计划"实施方案》(民发〔2001〕145 号)	老年人
2	2006	建立和完善以居家养老为基础、社区服务为依托、机构养老为补充的养老服务体系	《关于加快发展养老服务业的意见》(国办发〔2006〕6 号)	老年人
3	2008	发展居家养老服务,构建社区为老服务网络,为老年人提供就近就便服务	《关于全面推进居家养老服务工作的意见》(全国老龄办发〔2008〕4 号)	老年人
4	2011	企业职工养老保险制度政务与卫生保健优待	《国务院关于印发中国老龄事业发展"十二五"规划的通知》(国办发〔2011〕28 号)	老年人
5	2012	无偿或低收费照护	《中华人民共和国老年人权益保障法》(2012)	老年人
6	2013	无障碍设施改造	《国务院关于加快发展养老服务业的若干意见》(国办发〔2013〕35 号)	老年人
7	2014	失能护理补贴	《财政部民政部全国老龄办关于建立健全经济困难的高龄、失能等老年人补贴制度的通知》(财社〔2014〕113 号)	老年人
8	2014	医养护设施同步建设	《国务院办公厅关于加快发展商业健康保险的若干意见》(国办发〔2014〕50 号)	老年人
9	2015	失能收入损失保险	《中华人民共和国老年人权益保障法》(2015)	老年人

续表

序号	年份	代表性政策	法律法规与政策文件支撑	支持对象
10	2016	"长护险"试点	《关于开展长期护理保险制度试点的指导意见》（人社部发〔2016〕80 号）	老年人
11	2016	公办机构优先入住	《国务院关于印发"十三五"卫生与健康规划的通知》（国办发〔2016〕77 号）	老年人
12	2017	健康老龄化	《国务院关于印发"十三五"国家老龄事业发展和养老体系建设规划的通知》（国办发〔2017〕13 号）	老年人
13	2017	医养融合	《国务院办公厅关于制定和实施老年人照顾服务项目的意见》（国办发〔2017〕52 号）	老年人
14	2018	照顾老人可以获得减免税	《国务院关于印发个人所得税专项附加扣除暂行办法的通知》（国发〔2018〕41 号）	家庭照顾者

资料来源：本表结合笔者收集资料及陆杰华、沙迪《老龄化背景下失能老人照护政策的探索实践与改革方略》（《中国特色社会主义研究》2018 年第 2 期）汇总制作。

有关家庭照顾者议题的研究成果，近 10 年里相关研究文献在数量及深度上都有显著的增长。有学者对 2011—2016 年间国内外学界发表的有关家庭照顾者的文献进行了定量研究，统计数据表明，家庭照顾者的文献数量在近几年内整体呈现逐年增加的趋势，6 年间国内外学者发表的与家庭照顾者相关的研究文献共计 4945 篇；[1]笔者以清华同方 CNKI 数据库为例，以"篇名"为检索条件，输入"照顾者"这个关键词，结果显示，在 1996—2018 年间，国内期刊发表照顾者相关研究文献共计 1735 篇（其中亦包含部分非家庭照顾者）。这些数据都说明家庭照顾者研究越来越受国内外学者关注。其中，因为老年人特别是失能老年人是受照顾群体中的主体，因此，有关失能老人家庭照顾者的研究文献也在照顾者研究文献中占比最高。

总体而言，国外学者关于家庭照顾者的研究起步较早，自 20 世纪 70 年代

---

[1] 参见苏盼、王安妮、张杰：《基于文献计量学的家庭照顾者相关研究现状及热点分析》，《中华医学图书情报杂志》2016 年第 9 期。

即开始关注这一领域的研究,研究成果也较为丰硕;我国学界有关家庭照顾者议题的研究则刚起步,自 20 世纪 90 年代末学界才开始有相关成果陆续呈现,最近 10 年来关于家庭照顾者的研究成果渐次增多。对 2011—2016 年间发表的家庭照顾者文献的来源期刊进行统计,数据表明,发表家庭照顾者文献最多的期刊主要来源于西方国家(尤以英美两国最多),占比 75.13%,我国期刊仅占 0.44%。[①]

从研究主题方面来看,学者对于家庭照顾者的角色、照顾状态、照顾压力、社会支持等主题均有涉猎,笔者在前文中也主要梳理了学界关于这些主题的研究成果。但是,结合已发表文献的数量和主题来看,研究成果主题比较多地聚焦于家庭照顾者的压力/负荷方面,其中又尤以关注家庭照顾者心理健康问题为主,调查家庭照顾者心理健康状况,并提出干预措施和建议。因此,关于家庭照顾者研究的文献发表的期刊以心理学期刊居多,其次医学类、护理学类期刊发文也比较多。由此可见,关于家庭照顾者的研究,心理学、医学以及护理学领域的研究成果较为丰富,人口学、社会学、社会政策等学科领域的研究还存在数量方面以及深度方面的不足。

从研究对象方面来看,虽然学界对家庭照顾者群体的研究日趋重视,但是通过检视已有的研究成果,可以发现,研究对象方面缺乏对照顾者群体多样性的考量,要么将老人家庭照顾者视为一个同质性的整体,要么主要侧重于照顾身患重症老人的家庭照顾者(如脑卒中患者、失智症患者、肿瘤患者等),家庭照顾者群体因角色、年龄等因素存在的差异而具有的异质性特点,学界没有给予应有的重视和研究。不过,需要指出的是,在女性主义学者的努力下,照顾者群体的"女性化"特点得到了学者们的高度重视,有关女性照顾者的研究成果较为丰富且颇具深度。

从研究目的方面来看,"老年人家庭照顾者"群体一直被掩藏在需要照顾

---

① 参见苏盼、王安妮、张杰:《基于文献计量学的家庭照顾者相关研究现状及热点分析》,《中华医学图书情报杂志》2016 年第 9 期。

的老人群体背后,直到 20 世纪 70 年代西方学界才开始关注这一群体;进入我国学者的研究视野也只有短短 20 多年的时间。之所以长期忽视这一群体,是因为家庭照顾者的照顾责任和行为被视为私领域内理所应当的责任和行为,因而,家庭照顾者的问题长期以来并不被视为公领域中值得探讨的问题。随着各国老龄化、高龄化、失能化问题的加剧以及家庭照顾的难以为继,家庭照顾者问题才逐渐得到学界的重视。但是,对家庭照顾者的重视,其最初目的及主要目的是因为家庭照顾者的问题关切到被照顾群体的状况,因为家庭照顾者的压力、负担等问题不解决,会对被照顾者造成负面影响,也会对被照顾者的照顾品质带来消极影响。重视家庭照顾者、解决家庭照顾者的问题,最终的目的还是为了老年人能够得到更高品质的照顾,为了能形成更良好的照顾关系。"协助照顾者是协助被照顾人士的最好的方法之一。"①所以说,从研究目的上来看,学界长期以来对家庭照顾者的研究,其立基点并不是照顾者本身,而是照顾者背后的老年人群体。在这样的研究目的基点上,对家庭照顾者群体就难以形成系统性、全面性、深入性的研究,研究存在零散化、碎片化、表层化等特征。

从研究方法方面来看,针对老年人家庭照顾者压力负荷的研究成果数量偏多,这些研究往往运用各类压力量表,或者通过问卷调查等方式获得数据,主要是采用定量研究方法。近年来针对家庭照顾者照顾感受、照顾经验等方面的研究也日渐增多,学者也开始使用定性研究方法。也有部分学者尝试使用定性定量相结合的研究方法对家庭照顾者的相关问题进行研究。但是总体而言,定性研究方法的使用还比较少,而且大多只是针对照顾者某方面的经验和感受,针对照顾者整个照顾历程、深入系统探讨照顾者群体面临的复杂困境及需求进行定性研究的成果更少。

从实务界政策层面来看,与学术界长期存在的趋向相类似,各个国家或地

---

①　英国设有"全国性照顾者策略"（The National Strategy for Cares）,该策略即提出"协助照顾者是协助被照顾人士最好的方法之一"。

区关注的焦点长期以来一直聚集于被照顾者身上,并未将老年人家庭照顾者纳入公共政策考量的范围。虽然大约自 20 世纪 70 年代开始,西方国家陆续关注到老人家庭照顾者的重要性,开始将其纳入公共政策支持的体系中,但是其主要的目的也还是为了解决被照顾者的问题。而且,分析各国政府或相关地区出台的支持政策或服务措施的指向性,亦可以看出,许多政策及措施其主要受益者仍设定为被照顾者,家庭照顾者往往是间接受益者,以家庭照顾者为直接支持对象和受益对象的政策和措施仍显不足。

本研究在已有研究的基础上,运用定性研究的方法,拓展研究视域,尝试以社会学研究视角为主,同时结合人口学、心理学、人类学、护理学等研究视角,针对失能老人家庭照顾者群体进行跨学科的整合研究;在关注照顾者女性化特点的同时,兼顾照顾者群体内部异质性、多样性的特点,对不同特点照顾者的照顾历程、在照顾期间所面临的困境、需求进行深入探讨;最后,将家庭照顾者从"责任主体"的单一视角转换为"责任主体+权利主体"的双重视角,更侧重于将其视为"权利主体",以满足照顾者的需求为立基点,提出对老人家庭照顾者进行社会支持的建设性思考,其最终目的不仅仅是为了帮助照顾者适应照顾者角色、优化照顾关系、提升照顾品质进而有益于被照顾者群体,更将促进照顾者群体自身的权益和发展。

第三章　研究方法与设计

　　正确的方法论是进行科学研究的首要前提,能够为研究者开展研究活动提供理性支撑。确定方法论的关键原则在于,"研究的策略和使用的方法技术,必须是最适于回答要研究的问题"①。本研究采用质性研究方法,通过半结构式的深度访谈收集研究资料,分析失能老人家庭照顾者在照顾过程中的心路历程,探讨其经验感受、压力及需求,构建失能老人家庭照顾者的支持体系,以期对完善我国老人照护政策、提升老人照护品质提供借鉴。

　　本章说明了本研究选择质性研究方法的原因,介绍研究对象的界定方法与选取过程,介绍资料收集与分析的方法,对研究伦理进行了讨论与说明,并介绍了受访者资料。

第一节　研究方法的选择

　　社会科学研究的方法论主要分为定量研究方法和质性研究方法两大类,二者对于现象的假设、研究目标取向、资料收集策略、研究分析逻辑等,各有其立论的基础、适用范围、优点与限制。对于这两类研究方法,虽然学者们存在一定争议,但大多同意西尔弗曼(Silverman)的观点:"方法论没有错误与正确

---

　　①　Robson,C. *Real World Research*. Oxford:Blackwell.1997:38.

之分,仅仅有有用或无用的区别。"①基于研究设计中的"情境回应"(situational responsiveness)原则,设计一项可适用于特定情境的研究,即研究者在考虑特定的研究目的、研究问题、研究对象以及可用资源的情境下,作出敏锐的方法决定。②

"质性研究"(qualitative research)是以研究者本人作为研究工具,在自然情境下,采用多种收集资料的方法对社会现象进行整体性探究,使用归纳法分析资料和形成理论,通过与研究对象互动,对其行为和意义建构获得解释性理解的一种研究活动。③"质性研究者强调现实的社会建构本质,重视研究者与研究对象之间的密切关系,并注重那些影响调查的情境性约束。他们要回答这样的问题,即社会经验是怎样被创造并赋予意义的。"④质性研究的实证性来自每日的经验,而研究者的角色是去获得经验的事实,并试图从研究对象的观点去了解人类经验的多面性和复杂性。在收集资料时,研究者视每一个个案、情境均为独特的实体,与当事人建立一种合作与平等的关系,注重彼此之间的互动。在资料呈现方面,多以文字进行详尽、丰富的描述,直接引述当事人的经验,对其个人观点能确实掌握,且深入探究背后的诠释。

质性研究法基于开放式的特性以及实用性的考量,讲求设计的弹性(design flexibility)。即研究虽已开始进行,但随着研究者对研究的主体或现象了解加深,或者是研究情境有所改变,允许对研究设计作出调整。完全明定的设计是随着实地工作的开展而开展,也就是说在研究开始发生之时,真正完整的设计才开始部分地逐渐浮现出来。⑤

---

① Silverman,D.*Doing Qualitative Research*.SAGE Publications.2009:79.

② 参见 M.Q.Patton 著,吴芝仪、李奉儒译:《质的评监与研究》,台湾桂冠图书股份有限公司 1995 年版,第 6—7 页。

③ 参见陈向明:《社会科学质的研究》,台湾五南图书出版公司 2002 年版,第 78 页。

④ Cf.Norman K.Denzin.,Yvonna S.Lincoln.*Handbook of Qualitative Research*.Sage,Thousand Oaks,2000:8.

⑤ 参见 M.Q.Patton 著,吴芝仪、李奉儒译:《质的评监与研究》,台湾桂冠图书股份有限公司 1995 年版,第 46—47 页。

　　质性研究方法的选择,其中一项重要的考量因素在于所要研究的问题的性质,质性研究方法可被用来认识问题背后尚不为人知的部分。① 从研究问题的性质来看,本研究之研究问题性质是偏重于失能老人家庭照顾者在照顾过程中主观性的经验与感受,期待能对照顾者群体在整个照顾过程中所面临的压力、困境及需求有更深入的认识,而"照顾"是一个动态的过程,其内在历程只有照顾者本身的主观见解及对整个情境现象的解释与意义才是最真实的。另外,从研究对象的特质来看,每位照顾者个体差异较大,其所面临的照顾背景不同,其照顾经验、照顾感受也会不同,对每一位照顾者而言,其照顾历程都是一个独特的过程,这个过程、这个经验是不能完全复制的,因此,本研究选取质性研究的方法是可行的,同时也是最适宜的。

　　根据以上所述质性研究方法之思考逻辑和特性,以及所要研究问题之特点、研究对象之特质,本研究选择质性研究方法进行研究。同样是处于照顾失能老人的境遇,可是每位家庭照顾者的个别差异性大,不同的性格、社会价值理念、成长背景、社会互动关系等个体性因素,对相同境遇的诠释都会有所不同。以定量研究调查问卷的方式虽然也能获得数据,但无法深入了解全貌。质性研究方法不仅可以真实完整地呈现失能老人家庭照顾者的照顾历程,并且在检视失能老人家庭照顾者照顾经验的同时,亦能不断地进行资料分析与归纳,建构出适应我国社会环境、文化背景的家庭照顾者支持体系。

　　此外,在研究过程中,研究者虽然在展开实地的访谈之前,针对照顾的本质、失能老人家庭照顾者群体特点等进行了相关文献的梳理,在此基础上对研究进行初步的设计和计划,但是,随着实地访谈的开展,研究者对失能老人家庭照顾者照顾经验及其需求有了更为深入的体会,因有足够的弹性空间和开放度,可以循着新的发现或改变路径,调整研究原有的设计,对于本研究目的实现有着极大的助益。不过,在这个过程中,研究者也经常会面对和处理不确

---

　　①　Cf. Strauss, A., Coin, J. *Basics of Qualitative Research: Grounded Theory Procedures and Techniques.* Newbury Park, CA: Sage, 1990: 87.

定性所带来的困扰,如受访对象的更换、访谈策略的改变以及访谈大纲内容的调整等。

第二节 研究对象的界定与选取

一、研究对象的界定

前文已述,本研究所界定的失能老人家庭照顾者是指"为家中失能老人提供照顾的家庭成员,他们本着血亲或姻亲关系,为家中的失能老人提供生活上的协助,满足失能老人在照顾方面的各种需求"。

具体而言,从选定条件上来看,本研究指定的失能老人家庭照顾者是指,家中有失能老人,与失能老人有姻亲关系或血亲关系,为失能老人的配偶、子女、子女的配偶或其他亲属,目前正在承担或曾经承担过失能老人的主要照顾任务。由于本研究主要的目的是要了解失能老人家庭照顾者的照顾经验,特别是其在照顾过程中感受到的压力、需求以及应对策略,在访谈中往往采用回顾的形式进行。因此,研究对象必须有一段时期的照顾经验。已有研究并没有对照顾者接受或适应照顾失能老人过程需要多长时间进行判定,根据研究者前期了解以及与照顾者接触的经验,考虑到如果照顾时间过短,照顾者对于照顾经验描述的丰富性方面可能会有不足,因此,本研究的研究对象限定在照顾家中失能老人时间年数为 2 年以上(含 2 年)的照顾者。

此外,本研究所指的"失能老人"是指因老化、残疾或罹患慢性疾病,或因其他意外,导致其日常生活功能[包括日常生活活动能力(ADL)及工具性日常生活活动能力(IADL)]丧失或有所障碍,需要他人协助与照顾才能维持正常生活的年满 60 周岁及以上的老年人。但是,在对失能老人的失能程度方面,并没有一定的分数标准。也就是说,在选择研究对象时,研究者并没有对照顾者所照顾的失能老人进行 ADL、IADL 方面具体的测量,而是由研究者在访谈过程中对失能老人这两个方面进行了大体的访查,之后作出主观性判断。判断的依据是失能老人在 ADL 或 IADL 方面有至少 2 项以上的日常活动存在困难,照顾者大多数时间在执行照顾活动,以及老年人需要在照顾者的协助之下才能维持正常的生活。

二、研究对象的选取

依据研究问题的性质、研究目的、研究资源,以适当的抽样方法选取出合适的研究对象,对研究结果可被信赖与可被接受的程度有极大的影响。研究者考虑到研究问题性质偏重于分析失能老人家庭照顾者的照顾过程及其照顾经验,结合质性研究方法的特点以及研究资源的有限性和可获性,采用了立意抽样(purposeful sampling)类型中的深度抽样(intensity sampling)策略。

立意抽样的逻辑在于选择能够提供丰富信息的受访者开展深度的访谈进行研究。因此,透过立意抽样所选择的样本,通常含有大量对研究问题极为重要的信息,并且能够符合研究情境的需要。深度抽样则是研究者根据事前的信息做深思熟虑的判断,选取那些具有足够丰富的信息且相当有深度的样本,能够清晰地说明研究现象。①

鉴于此,本研究在采用立意抽样中的深度抽样策略时,考虑了受访对象的基本特征、受访对象所照顾失能老人的基本特征以及受访对象家庭结构的潜在表征及代表性。在受访对象基本特征方面,包括年龄、性别、受教育程度、身体健康状况、此前或目前的工作情况、与失能老人的关系、照顾年数等;受访对象照顾的失能老人基本特征包括:年龄、失能状况、婚姻状况、子女状况等;受访对象家庭结构方面,包括婚姻状况、子女组成、居住形态、家庭功能等。同时,兼顾受访对象照顾经验的丰富性以及表达的意愿和能力。透过这样一个相对严谨的逻辑和完整的抽样程序,选取符合研究情境的受访者,以达成研究

---

① 参见 M.Q.Patton 著,吴芝仪、李奉儒译:《质的评监与研究》,台湾桂冠图书股份有限公司 1995 年版,第 135—141 页。

目标——真实呈现失能老人家庭照顾者的照顾过程和照顾经验,透过分析其压力、需求及需求满足状况,建构符合我国社会经济发展和文化背景的照顾者支持方案。

最终,结合照顾者与被照顾者的基本特征,同时依据以下5个原则选取受访者:

(1)照顾者目前正在承担照顾失能老人的任务;

(2)照顾者的照顾时间在2年以上(含2年);

(3)照顾者是失能老人的家人,而非其他非亲属关系的人;

(4)照顾者思维清晰,能够并乐意表达照顾过程及经验;

(5)选择过程中,兼顾样本的异质性。

三、研究对象的规模

质性研究方法对于研究对象数量的规模并没有明确的规定,主要是根据具体的情况而定。也就是说,质性研究中研究样本的规模大小,取决于研究者的研究目的、研究内容、研究资源(包括时间)、研究结果的使用范围等方面。① 另外,样本数量的规模也与选取样本所蕴含的信息丰富性的程度,以及研究者的敏感度和分析能力的强弱有关。在此情况下,通常采用质性研究方法的研究者大都是遵循"饱和原则"(saturation),即当所获得的资料呈现出重复的答案时,便可以停止资料收集的工作。或者是以"多余"(redundancy)为分界点,当新样本已无更多的资料可取时便可停止收集资料。② 但是,无论是采用"饱和原则"还是以"多余"为分界点来决定研究样本规模的大小,往往都会受到研究资源以及研究时间的限制,是属于一种理想的状态。③

---

① 参见 M.Q.Patton 著,吴芝仪、李奉儒译:《质的评监与研究》,台湾桂冠图书股份有限公司 1995 年版,第 146 页。
② Cf.Lincoln.Yvonna S.,Egon G.Guba.*Naturalistic Inquiry*. Newbury Park,CA:Sage,1985:202.
③ 参见胡幼慧:《质性研究:理论、方法及本土女性研究实例》,台湾巨流图书公司 2005 年版,第 179 页。

为了符合实际的研究情境,可以采用"最小限度样本"(minimum samples)原则,以样本数量能合理地涵盖所研究的现象为基础,随着实地工作的开展,样本规模也可以进行更改。换言之,对样本规模的设计可以是"灵活弹性而逐渐完成的"。在研究开始之初,为了计划和预算的目的,在说明其理论基础的前提下,研究者可以定一个最小的样本规模。然后随着研究的推进,再对样本数量进行增加或减少的调整,以达成研究目的。①

本研究在确定研究样本规模的过程中,因为考虑到研究资源与研究时间的限制,决定采用"最小限度样本"原则。为了能够充分含括失能老人基本特征、失能老人家庭照顾者基本特征、照顾者家庭结构基本特征等几个方面,并考虑到样本之间的异质性,在研究设计之初设定的样本规模是 20—25 位。样本选取重点在于是否能够提供具有"深度"与"广度"的经验信息。经过试调查以及后期实地访谈工作的开展,其间经历了访谈的中断、受访者的更换等过程,研究者在结束第 20 位受访者的访谈之后,经过判断认为已完成的 20 位受访者所提供的资料已经涵盖了本研究所要了解的失能老人家庭照顾者的照顾经验。因此,本研究选取的样本共计 20 位失能老人家庭照顾者。

四、研究对象的来源

本研究的取样方法以立意取样(purposeful sampling)为主。如前所述,立意取样的选择与效力在于选取信息量丰富的个案,针对样本中含有大量与研究目的相关重要问题的信息开展深度研究。

本研究的研究对象主要来源于山东省,包括济南市与临清市失能老人家庭照顾者共计 20 位,其中,有 12 位受访者分布于济南市 2 个城区、4 个街道;有 8 位受访者分布于临清市 2 个乡镇。照顾者来源地具体的分布情况见表 3-1。

---

① 参见 M.Q.Patton 著,吴芝仪、李奉儒译:《质的评监与研究》,台湾桂冠图书股份有限公司 1995 年版,第 149 页。

表 3-1　受访者来源地分布情况一览表

受访者来源地			受访者数量(个)
济南市	朗山区	园山街道	2
		秋林街道	4
	石山区	恩合街道	2
		万平街道	4
临清市	平田镇	李庄村	4
	营甸镇	张庄村	4
合　计			20

说明:为保护受访者隐私,去除可识别受访者身份的信息,对受访者来源地济南市和临清市所辖的具体城区、街道、乡镇、村庄等信息进行匿名化处理。

　　研究对象主要来源于以下途径:一是研究者在 2016—2017 年度进行济南市城乡居民调查时,在济南市朗山区进行入户调查过程中,结识的 6 位家庭照顾者,其间也得到照顾者所在社区居委会的支持;二是研究者于 2017 年间参与了石山区一社会工作机构承接的石山区婚姻家庭服务项目,其间接触到几位家庭照顾者,后期由研究者继续联系,说明研究目的、确定访谈时间与地点,共计访问了 6 位家庭照顾者;三是通过研究者个人社会网络的介绍,在临清市平田镇和营甸镇共计访谈了 8 位家庭照顾者。

　　以上取样的途径,一方面研究者可以事先了解受访者的照顾状况及基本资料;另一方面,也因为社区、机构以及个人与受访者建立的信任关系良好,受访者接受访问的意愿较高,关系建立也较为容易。当然,不同样本来源或样本的个人属性也可能会影响关系的建立以及信息呈现度。透过个人社会网络关系获得的样本,由于前期具有较好的信任基础,受访者在访谈过程中显得较为自在,较能轻松地陈述自己的照顾经验与感受;通过入户调查或经由社区/机构协助获得的样本,虽然也有前期沟通的基础,但受访者在访谈过程中仍会略显拘束和谨慎,其中有 4 位受访者进行了二次访谈,即是由于首次访谈因种种原因并未获得完整的信息。

第三节　资料收集与分析

一、资料收集方法

本研究资料收集的重点是失能老人家庭照顾者的照顾经验与感受,以及照顾过程中的需求及需求满足情况,为了能够获取更丰富的资料,本研究采用了一对一的半结构式深度访谈方法来收集资料。

访谈法在质性研究中是收集资料的重要方法,质性访谈是一种为特殊目的而进行的谈话。研究者与受访者,主要着重于受访者个人的感受、生活与经验的陈述,借由彼此的对话,研究者得以获得、了解及解释受访者个人对社会事实的认知。胡幼慧提到,当资料不易从外面观察或只有少数人涉及,尤其是当所需资料是针对过去所发生的事件、无法观察的经验,或者是受访者的反省时,访谈是非常可行且最适宜的方法。[①]

为了能够全面地收集资料,并让访谈过程顺利进行,访谈大纲为重要工具之一。由于是以半结构式深度访谈的方式进行本研究,研究者参考相关文献后拟定访谈大纲,以此大纲为进行访谈的主要方向及依据,避免访谈过程有所遗漏或偏离主题。研究者与受访者的访谈过程围绕着重点和焦点问题进行,但同时又是弹性的,所提问题可以在访谈过程中随时边谈边形成,提问的方式和顺序也可以根据受访者的回答随时提出,脉络会随着受访者所提供的内容做调整。

根据本研究的目的、研究的内容以及相关的文献资料,研究者拟定了一份访谈大纲,主要包括以下五部分内容(详细资料请见附件一):

(1)被照顾的失能老人的基本资料。

包括失能老人的年龄、性别、失能状况、婚姻状况、子女状况等。

---

① 参见胡幼慧:《质性研究:理论、方法及本土女性研究实例》,台湾巨流图书公司1996年版,第41页。

（2）失能老人家庭照顾者的基本资料。

包括照顾者的年龄、性别、教育程度、此前或目前工作状况、身体健康状况、婚姻状况、子女状况、照顾对象、照顾年数等。

（3）失能老人家庭照顾者成为照顾者的过程。

包括照顾者的照顾动机、对照顾者角色的认知、照顾者角色的形成背景和过程。即成为照顾者是基于哪些方面的考虑：是主动承担照顾责任，还是被迫成为照顾者？成为照顾者的过程是怎样的？成为照顾者之后的想法是怎样的？

（4）失能老人家庭照顾者的照顾感受与经验。

包括照顾状况（含照顾的方式、照顾的时间、照顾的内容等）、照顾感受（含照顾的负面压力、照顾的积极感受等）、照顾经验（含照顾的技巧、应对照顾压力的方式等）。

（5）失能老人家庭照顾者的需求及需求满足状况。

包括照顾者各个层面的需求、这些需求是否得到满足以及满足的方式，照顾者希望得到的支持等。

在实地访谈过程中，根据实际访谈情境以及受访者提供的信息，访谈大纲的内容也会进行相应的调整。

二、资料收集的过程

根据本研究的目的，研究者选择半结构式访谈方法，收集受访者在照顾失能老人过程中，其对照顾角色的认知，照顾经验与感受、压力与需求等资料。资料收集的步骤如下：设计并测试访谈大纲、进行正式访谈、访谈资料转录。

（一）设计并测试访谈大纲

研究者根据研究目的、研究问题及研究内容，并结合梳理的相关文献资料，设计访谈大纲。最初的访谈大纲只是简单的问题指引，只作为访谈时的基本清单，测试访谈之后，经过修正和完善后才确定访谈大纲的核心内容，但也不预先写下任何标准化的问题,而是保持"开放性"和"包容性",在实际访谈情境中根据每一位受访者的具体情况,弹性地调整访谈问题。在与研究对象进行正式访谈之前,研究者先与其进行初步沟通,一方面确认其条件是否符合本研究对研究对象的限定;另一方面借此沟通向其说明本研究的目的和内容,并邀请其成为本研究的参与者。经此双方都进行了认定和首肯之后,才开始正式的访谈。

（二）进行正式访谈

访谈的进行从 2017 年 8 月起陆续开展,因访谈对象来源于不同城市和农村,受研究者工作时间关系所限,至 2018 年 12 月底才结束。

在访谈时间方面,正式访谈的时间每次大约为 90—180 分钟左右。访谈开始的具体时间依据受访者方便接受访谈的时间为主,尽量避开照顾者照顾工作的高峰时段。在访谈次数方面,大多数受访者访谈次数为 1 次,有 4 位受访者的访谈次数为 2 次,其中,有的是因为首次访谈过程中出现意外情况而中断,有的是因为受访者初次接受访谈时有所担心和顾虑,经过信任关系的建立,又进行了二次访谈。

在访谈地点方面,因为大部分的受访者不能长时间离开家中,他们需要满足失能老人即时性的照顾需求,因此访谈地点主要是在受访者的家中;也有部分受访者因担心有陌生人的到来会造成家人生活的不便,因而选择在社区广场接受访谈;还有 1 位受访者因为兼职工作,时间安排得非常紧凑,经过协商之后选择午休时在其公司附近的咖啡厅进行访谈。

在访谈方式方面,采取一对一的深入访谈,并配合观察法,经受访者同意之后进行录音,同时进行重点摘记,以方便后期结合录音资料进行访谈资料的整理与分析。

在访谈技巧方面,对话一般由老人的身体状况与照顾情况等一般性的主题谈起,逐渐进入受访者成为照顾者的原因、选择承担照顾者角色的因素,以及照顾过程中的经验与内心感受,照顾者的压力与需求等主题,其间研究者保持友善的态度、认真地倾听,并及时给予受访者回应,使受访者能够在轻松自然的情形下,尽情陈述其照顾过程及经验感受。

(三)访谈资料转录

本研究主要透过深度访谈取得资料,在每次正式访谈之后,研究者将有关的录音记录进行逐字稿的转录工作,辅以访谈时做的重点摘记,以供进一步分析与探索。此外,为完整并真实反映受访者在访谈中呈现的信息,对访谈过程中观察到的非语言部分的信息亦加以注明,包括受访者的沉默、停顿、音调、表情、肢体语言等信息。逐字稿首页记载受访者的受访日期、时间、地点、访谈次数、编码及符号说明等(如表3-2)。

研究者引用受访者述说的任何资料时,将尽量保持其原貌,部分相关性较低的内容省略跳过,以"……"表示;为便于阅读,在引用访谈资料时,其他符号信息不在资料中显示,只在逐字稿中作为备注,以备笔者分析资料时作为参考;此外,撰写分析资料时基于辨识的便利性,凡引自受访者的口述资料,一律采用楷体小四号字体加以呈现以利分辨;在口述资料引用的后面,括号内标注受访者的编码。

表3-2　逐字稿首页誊写与说明

受访者	王大爷	地　点	王大爷家中
访谈时间	2017年8月19日,14:30—16:40	访谈次数	第一次
样本编码	JLY01 王大爷　J——济南市;　　　　L——朗山区; Y——园山街道;　01——1号样本		
符号	／　语调上扬 ＼　语调下降 …　稍微停顿 ……语句太长,省略不提 (　)　研究者补充说明或加以解释的内容 ［　］访谈中受访者表情、动作、情境事件等 【　】访谈过程中,研究者或被访者的插话内容 ‖　访谈被打断或中止		

三、资料分析过程

当整个访谈过程结束之后,即进入资料分析的阶段。质性研究资料的分析是非常重要的环节,也是整个研究的核心,通过不断地检视受访者的经验资料,从中发现其背后潜在的意义,同时结合有关理论与研究加以分析,以便获得正确有意义的诠释。同时,质性研究的资料分析也相当具有挑战性,因为质性研究的访谈内容不但量大而且复杂,为了简化资料,同时能够找出访谈资料中的真正意义,本研究通过以下几个步骤对资料进行分析:

(1)整理第一手资料。

研究者将整个访谈过程获取的实证资料进行转录誊写(包括录音资料、重点摘记资料、观察到的其他非语言信息资料等),通过逐字稿的方式将内容详尽呈现。为维护受访者隐私,研究者将逐字稿中出现的地名以及受访者的人名等信息用其他代号进行替代。

(2)资料编码与归类。

质性研究方法强调用编码(coding)进行资料的概念化,首先要在文本中找出关键字集相关主题,预先建立类别,归纳出每一类资料里某些主题项目发生的频率;但质性研究编码的目的不是要统计资料出现的频次,而是要"打破"资料,重新对资料进行归类,以便在不同类别资料中进行比较分析,从而发展出理论。

本研究的主要目的是要了解失能老人家庭照顾者的照顾经验与感受、压力与需求,在对受访者进行访谈之前,尚无从预想到能够获得哪些资料;在访谈结束后,通过反复阅读访谈资料,采用纵向编码与横向编码相结合的方式进行编码归类。纵向编码是将每个受访者本身的文本资料进行编码,形成个人的档案;横向编码是在全部文本中寻找主题(主要内容),做好摘要,给予核心命名,初步确定有意义的单位,形成编码,再将相似的意义单位加以归类,根据核心命名间的相互关系做进一步分析,从而形成类属。

第四节　研究伦理

社会科学研究者通常身处于社会网络中进行研究，其中涉及的关系或问题的研究，经常会面临着伦理考量。在质性研究中，因为较缺乏如定量研究资料的客观性准则，质性研究资料的诠释与分析端赖于研究者的主观判断，可能会受到研究者个人的价值观或主观意识影响，因此有违反研究伦理的可能性；另外，研究者个人的、知识的以及专业的偏误，也容易干扰质性研究资料分析的严谨性；此外，质性研究是一个互动的过程，质性研究方法强调人与人的互动，而不论是长辈与晚辈之间，抑或是访问者与受访者之间的互动，都会产生伦理方面的问题。由于质性研究本身具有以上的特征，因此，在进行质性研究的过程中，有几项伦理议题是研究者应该特别注意的。

一、研究者的角色与心态

在质性研究中，研究者本身即是研究工具。研究者的技巧、能力、敏感度与严谨度，是影响研究效度的关键。因此，为了能够确保研究的效度，研究者除了要加强质性研究相关知识、技巧等基础训练之外，在整个研究过程中也必须常常自我反省，包括研究的心态、与受访者的关系等。

在整个研究过程中，研究者要检视自身在每个研究步骤中的心态，检视其是否符合每一研究步骤应有的规定与要求。

首先，在整理已有的相关文献以及拟定访谈大纲的过程中，研究者是以理性、客观的态度，针对失能老人家庭照顾者的照顾过程，梳理出拟要了解的问题，并拟定出含括这些问题的访谈大纲。

其次，在与受访者进行深入访谈时，研究者是以开放、包容、弹性的心态，与受访者建立相互尊重的关系，并以同理心的角度，全面深入地了解失能老人家庭照顾者的照顾经验与感受。

最后,在进行访谈资料处理与分析的过程中,对受访者的资料保持客观、公正的心态并予以理解;在撰写研究成果的过程中,秉持谨慎的态度,遵守系统、理性、合乎逻辑的原则,对访谈资料进行运用与分析。

二、受访者的同意权

研究者在与受访者进行正式访谈之前,首先要向受访者告知必要的信息,包括:研究的目的与内容、进行访谈的方式、资料处理的保密措施、研究结果的用途,以及可以随时终止访谈的权利等。研究者要与被访者建立起彼此信任、相互尊重的友善关系,同时,对于那些拒绝参与访谈或中途退出访谈的家庭照顾者;研究者也予以尊重,重视其自主决定的权利,并立即销毁其前期所提供的资料。

三、保护受访者的其他权益

除了受访者的知情权、同意权应受到保护之外,受访者在参与过程中不受到任何心理、生理的伤害,也是研究伦理中需特别注意的部分。研究者要意识到,在研究过程中,每一个阶段或每一个环节都有可能对受访者造成伤害。为了避免对受访者造成任何的伤害或损及受访者的任何权益,研究者特别注意以下几个方面:在拟定研究方向时,要采取正向积极的态度,期望研究结果和结论对于失能老人家庭照顾者群体的困境以及需求的满足有所助益;在拟定访谈大纲时,要考虑到所提的问题不要对照顾者造成偏见或歧视,特别要谨慎对待可能引起受访者不适的问题;在进行正式访谈时,访谈时间、地点及方式要配合受访者的意愿;在访谈过程中,对于受访者出现的负面情绪,要给予适当的情绪支持与接纳;在后期进行资料处理时,以匿名化的方式保护受访者的隐私。此外,研究者在对资料进行诠释与分析的过程中,尽量保持客观中立的立场。

第五节　受访者基本资料

本研究共访谈 20 位失能老人家庭照顾者,包括济南市 2 个城区 4 个街道的 12 位城市失能老人家庭照顾者,临清市 2 个乡镇的 8 位农村失能老人家庭照顾者。

受访者样本的编码原则为"样本来源地(城市/社区/街道或城市/乡镇/村)的首字母+序号",如:济南市朗山区园山街道的 1 号样本,编码即为 JLY01;济南市朗山区秋林街道的 1 号样本,编码即为 JLQ01;济南市石山区恩合街道的 1 号样本,编码即为 JSE01;济南市石山区万平街道的 1 号样本,编码即为 JSW01;临清市平田镇李庄村的 1 号样本,编码即为 LPL01;临清市营甸镇张庄村的 1 号样本,编码即为 LYZ01。同时,为了资料陈述的便利,在每一个样本编号下面,又以"姓氏+称呼"的方式呈现。①

受访者的基本情况详见表 3-3。在表 3-3 中,既涵盖家庭照顾者的基本情况,也包括受照顾的失能老人的基本状况。家庭照顾者的基本情况包括年龄、性别、教育状况、以前或现在的工作情况、婚姻状况、子女状况、身体健康状况、照顾对象、照顾年限等信息;受照顾的失能老人基本情况包括年龄、失能状况、婚姻状况、子女状况等信息。这些背景资料的呈现对于我们了解城乡失能老人家庭照顾关系的建立具有重要的参考意义,特别是家庭照顾者的背景资料能够让我们初步了解其承担照顾者角色的一些状态。正如有学者认为,照顾者自身的特征是形成其照顾经验的重要因素。②

---

①　为了尊重被访者隐私,对访谈地点中具体的城区、街道、乡镇、村庄信息以及被访者姓氏等信息进行匿名化处理,去除可识别被访者身份的信息。

②　参见陈树强:《成年子女照顾老年父母日常生活的心路历程》,中国社会科学出版社 2003 年版,第 102 页。

表 3-3　受访者基本情况一览表

序号	编码	照顾者基本情况										失能老人基本情况			
		年龄	性别	受教育程度	以前或目前工作情况	婚姻状况	子女状况	身体健康状况	照顾对象	照顾年限	访谈时间	年龄	失能状况	婚姻状况	子女状况
1	JLY01（王大爷）	65	男	初中	退休/灯泡厂工人	已婚	1个儿子1个女儿	较差,患高血压等慢性病	母亲	8年	2017年8月	88	脑出血,半身不遂,右半身偏瘫	丧偶	2个女儿2个儿子
2	JLY02（孙女士）	38	女	大学	某公司会计	离异	1个女儿	较差,失眠,焦虑	母亲	3年	2017年8月	65	脑梗塞,能自主进食,其他方面行动不便	丧偶	1个女儿1个儿子
3	JLQ01（杨阿姨）	56	女	初中	退休/毛纺厂工人	已婚	2个儿子	较差,腰肌劳损,关节炎	婆婆公公	照顾婆婆8年照顾公公3年	2017年8月	婆婆81公公83	婆婆:尿毒症公公:耳背,轻度失智	已婚	2个儿子
4	JLQ02（林阿姨）	66	女	中专	退休/食品厂质检	已婚	1个儿子	较差,关节炎,坐骨神经痛,皮肤病	丈夫	9年	2017年8月 2017年10月	72	脑出血,股骨头坏死,行动不便	已婚	1个儿子
5	JLQ03（姚大士）	42	女	大专	辞职/(原)保险公司内勤	已婚	1个儿子	一般	婆婆	4年	2017年8月 2017年10月	74	脑肿瘤,多次治疗,后遗症多发,偏瘫,弱视	已婚	2个儿子
6	JLQ04（李大爷）	68	男	大专	退休/化工厂	已婚	2个儿子1个女儿	较差,小肠漏气,做过手术	岳父	10年	2017年10月	85	中风,瘫痪	已婚	4个儿子1个女儿
7	JSE01（齐大士）	42	女	研究生	中学教师	已婚	2个儿子	一般,轻度失眠	婆婆	5年	2018年5月	68	尿毒症,身体无力,不能自理	丧偶	2个儿子
8	JSE02（邢先生）	40	男	大学	医药公司	离异	无	良好	父亲	5年	2018年5月 2018年8月	72	因车祸致残,不能自理	丧偶	2个女儿1个儿子
9	JSW01（何阿姨）	63	女	小学	鞋厂下岗/后社区安排做清洁	已婚	1个儿子	较差,胃病,头晕,神经衰弱	父亲母亲	照顾父亲12年照顾母亲5年	2018年5月	父亲89母亲87	父亲:脑萎缩,失智母亲:肺气肿	已婚	1个儿子3个女儿

续表

序号	编码	照顾者基本情况										失能老人基本情况			
		年龄	性别	受教育程度	以前或目前工作情况	婚姻状况	子女状况	身体健康状况	照顾对象	照顾年限	访谈时间	年龄	失能状况	婚姻状况	子女状况
10	JSW02（曲阿姨）	57	女	初中	社区居委会	已婚	1个儿子	良好	婆婆	11年	2018年8月	84	脑梗塞,左侧偏瘫,卧床,不能自理	丧偶	1个儿子 2个女儿
11	JSW03（徐大爷）	53	男	初中	个体,经营烤串	已婚	1个儿子 1个女儿	较好,腿部有残疾	母亲	7年	2018年8月	87	小脑萎缩,长期卧床	丧偶	2个儿子 1个女儿
12	JSW04（高女士）	40	女	研究生	离职/（原）经商	未婚	无	良好	母亲	4年	2018年8月	70	老年慢性病,轻度失智	离异	2个儿子 1个女儿
13	LPL01（赵阿姨）	66	女	高中	退休/机械厂工人	已婚	1个儿子	较差,关节炎,支气管炎	母亲	8年	2018年10月	96	心脏病,高血压,耳聋,不能自理	丧偶	3个儿子 2个女儿
14	LPL02（贾奶奶）	74	女	小学	家庭主妇	丧偶	4个儿子 1个女儿	一般	母亲	7年	2018年10月	98	老年慢性病,轻度失智,不能自理	丧偶	3个女儿 2个儿子
15	LPL03（马大爷）	78	男	初中	之前做小生意	已婚	1个儿子 1个女儿	较差,痛风,高血压,失眠	妻子	5年	2018年10月 2018年12月	77	突发脑溢血,半身不遂,不能自理	已婚	1个女儿 2个儿子
16	LPL04（于奶奶）	83	女	不识字	家庭主妇	已婚	1个儿子 2个女儿	较差,冠心病,风湿病	丈夫 儿子	照顾丈夫10年 照顾儿子5年	2018年10月	丈夫81 儿子61	丈夫:因白内障延误治疗,失明,摔下床,腰腿摔伤,卧床 儿子:车祸,半身不遂,摔断了腿	儿子已婚 但妻子十儿年前离家出走	丈夫: 1个儿子 2个女儿 儿子: 无子女

续表

序号	编码	照顾者基本情况										失能老人基本情况			
		年龄	性别	受教育程度	以前或目前工作情况	婚姻状况	子女状况	身体健康状况	照顾对象	照顾年限	访谈时间	年龄	失能状况	婚姻状况	子女状况
17	LYZ01（周奶奶）	71	女	小学	家庭主妇	已婚	2个儿子2个女儿	一般	婆婆	13年	2018年12月	93	老年慢性病,不能自理	丧偶	4个儿子2个女儿
18	LYZ02（吴先生）	47	男	初中	开小货车	已婚	1个儿子1个女儿	良好	父亲母亲	照顾父亲11年 照顾母亲3年	2018年12月	父亲84 母亲78	父亲:肝病开刀,脊椎退化 母亲:跌倒,腿部开过刀,行动不便	已婚	2个儿子2个女儿
19	LYZ03（冯奶奶）	81	女	不识字	家庭主妇	已婚	3个儿子	很差、颈椎病、关节炎,肝病	丈夫	20年	2018年12月	85	股骨头坏死,脑血栓	已婚	3个儿子
20	LYZ04（丁阿姨）	57	女	高中	务农	已婚	1个女儿1个儿子	一般、腰不太好	公公	12年	2018年12月	83	脑溢血,左侧偏瘫	丧偶	3个儿子

说明：①为保护被访者隐私,对此表中样本的姓氏进行了匿名化处理；
②因访谈时间跨年度,表中的时间（被访者年龄、照顾年限）,按当时访问时的时间记录。

一、失能老人家庭照顾者基本特点

（1）照顾者的年龄：在 20 位照顾者中，年龄分布在 38—83 岁之间，平均年龄为 59.4 岁；60 岁（含 60 岁）及以上的照顾者有 10 人，占受访者总数的一半，而且，70 岁及以上的照顾者有 5 人。呈现出照顾者年龄以中高龄为主的特点。

（2）照顾者的性别：在 20 位照顾者中，女性照顾者 14 人，男性照顾者 6 人。女性照顾者远多于男性照顾者。虽然本研究采用的质性研究方法样本选择以立意抽样为主，其性别结构不能如同定量研究方法的数据一般具有代表性，但是研究者在选择样本时主要依据的并不是性别因素，而是照顾者照料失能老人的事实。所以，从一定程度上说，本研究样本所显示的性别特征，也再一次印证了学界对于"照顾者女性化"特点的分析。

（3）照顾者的受教育状况：在 20 位照顾者中，不识字的有 2 人，均为高龄照顾者。其余受访者文化程度小学 3 人；初中 6 人；高中 2 人；中专/大专 3 人；大学 2 人；研究生 2 人。从受教育程度来看，11 人为初中及以下学历，占比 55%，大部分的照顾者学历层次不高；但是大学及研究生这样高学历的照顾者也有 4 人，虽然占比不高，但相对于以往研究结果大多呈现出照顾者低学历、低层次的特点，本研究则从另一个侧面表明当前照顾者群体趋于多元化的特点。

（4）照顾者的工作状况：20 位照顾者在接受访问时，仍然在职工作的有 8 人（含务农），占总数的 40%；曾经工作过现在不再工作的有 8 人，占比 40%，其中，辞职/离职的有 2 人，退休的有 5 人，1 人此前经商因照顾配偶而中止；从未有过工作的家庭主妇有 4 人，占比 20%。辞职/离职的 2 位照顾者不再工作的原因都是为了照顾老人。其中 1 位是为了照顾婆婆，在丈夫的建议下辞去在保险公司做内勤的职务；1 位是为了照顾母亲，暂时离职，原本经营的一家美容店暂交别人打理，自己专心照顾母亲。

（5）照顾者的婚姻状况：20 位照顾者中,已婚的有 16 人,丧偶的有 1 人,离异的有 2 人,未婚的有 1 人。从数字上看,大部分照顾者为已婚,且与配偶共同居住生活。

（6）照顾者的子女状况：20 位照顾者中有子女的为 18 人,有 1 个子女的为 6 人,有 2 个子女的为 7 人,有 3 个及以上子女的为 5 人,平均为 1.9 个子女。居于城市里的照顾者,大多都只有 1 个子女;居于农村的照顾者,60 岁以下的照顾者其子女数量大多为 2 个。从子女数量上来看,照顾者家庭子女数量不多,这种情况与 20 世纪 70 年代末我国实行的"计划生育"政策相符,居于城市的照顾者大多有 1 个子女,居于农村的照顾者大多有 2 个子女。

（7）照顾者身体健康状况：身体健康状况是根据 20 位照顾者的自述来判断,照顾者自述身体状况"很差""较差"的为 10 人,占总数的 50%;自述身体状况"一般"的有 5 人,占总数的 25%;自己感觉身体状况"良好""较好"的有 5 人,占总数的 25%。其中,自述为"较好"的 1 位照顾者腿部有残疾,自述为"一般"的照顾者中,1 位有轻度失眠,还有 1 位腰不太好。可见,老人家庭照顾者总体上处于身体健康不佳的状况。

（8）照顾者的照顾对象：照顾者与被照顾老人之间的关系,呈现出较为多元的特点。其一,有 4 位照顾者同时照顾了 2 位失能老人,即 20 位照顾者,照顾的失能老人总数并不是一对一的 20 人,而是 24 位失能老人。其二,照顾者照顾的对象包括 5 类：照顾老年父/母、照顾公公/婆婆、照顾配偶、照顾岳父、照顾老年儿子。具体而言,照顾者与失能老人间的角色关系的分类,可分为以下 8 类：母子关系（4 个）,母女关系（5 个）,父子关系（2 个）,父女关系（1 个）,婆媳关系（5 个）,公媳关系（2 个）,配偶关系（4 个）、翁婿关系（1 个）。其三,照顾关系中,有一对关系虽然是母子关系,但并不是儿子照顾老年父母,而是老年母亲照顾老年儿子,儿子因喝酒骑摩托车摔伤,摔断了腿,没有人照料,老年母亲承担了照顾责任。

（9）照顾的照顾年限：20 位照顾者中照顾 24 位失能老人的时间,最短的时间为 3 年,最长的时间为 20 年,平均照顾年限为 7.8 年。其中,照顾时间为 3—5 年的有 10 人,6—10 年的有 8 人,10 年以上的有 6 人。

二、被照顾的失能老人基本特点

(1)失能老人的年龄:被照顾的失能老人共计 24 位,年龄最低为 61 岁,年龄最高为 98 岁,平均年龄 79.9 岁。按照青老人(65—74 岁)、中老人(75—84 岁)、老老人(85 岁及以上)的三分法,本研究中的失能老人 65—74 岁的有 6 人,75—84 岁的有 8 人,85 岁及以上的有 9 人。75 岁及以上的共计 17 人,占被照顾失能老人总数的 71%。可见,本研究中受照顾的失能老人主要集中于中老人及老老人的年龄阶段。

(2)失能老人的性别:24 位被照顾的失能老人中,男性为 10 人,女性为 14 人,女性被照顾者多于男性。一般情况下,我们常常认为女性老年人比男性老年人寿命更长,而且这在统计数据上也有切实的证明;但是,另外一个事实却显示受照顾者中也是以女性居多。学者的研究表明,女性预期寿命高于男性,但并不等于女性就比男性更健康,而只是说明女性带病生存的时间更长。[1] 多数研究均表明,虽然女性老人平均寿命比男性老人长,但女性老人日常生活自理能力丧失率高于男性老人。[2] 从我国相关的研究数据来看,老年女性的健康状况并不理想,其不能自理的比例高于老年男性,[3]老年女性在临终前会面临更高的失能风险和更长时间的失能存活期。[4]

---

[1] 参见徐洁、李树茁:《生命历程视角下女性老年人健康劣势及累积机制分析》,《西安交通大学学报》2014 年第 4 期。

[2] Cf. Demura,S.,Sato,S.,Minami,M.,Kasuga,K."Gender and Differences in Basic ADL Ability on the Elderly:Comparison between the Independent and the Dependent Elderly." *Journal of Physiological Anthropology and Applied Human Science* 22.1(2003):19-27.

[3] 参见杜鹏、武超:《中国老年人的生活自理能力状况与变化》,《人口研究》2006 年第 1 期。

[4] 参见张文娟、王东京:《中国老年人临终前生活自理能力的衰退轨迹》,《人口学刊》2020 年第 1 期。

所以,在年龄与性别因素相交叉的这个层面,影响失能老人的照顾关系呈现出两个特点:其一,因女性比男性寿命长,所以老年女性有更高的几率照顾老年男性配偶,老年女性成为照顾者的比例比男性高;其二,因老年女性长寿但不健寿,即高龄老年女性比例多于男性,但是高龄老年女性的健康状况较差,所以,高龄老年女性成为被照顾者的比例也比高龄男性高。

(3)失能老人的婚姻状况:24 位被照顾的失能老人中,丧偶的老人有 10人;离异的有 1 人;配偶还在并共同生活的有 11 人;配偶不在身边的有 2人①。其中,配偶还在并共同生活的 11 人中,有 3 对配偶处于失能或部分失能状态,都需要家中其他照顾者进行生活照顾。

(4)失能老人的子女状况:24 位受照顾的失能老人中,大部分都有自己的子女,只有样本 LPL04(于奶奶)的儿子因妻子多年前离开,没有子女。其中,有 1 个子女的老人有 1 人,有 2 个子女的老人有 4 人,有 3 个以上子女的老人有 15 人。② 失能老人子女数最多有 6 个子女。

(5)失能老人的失能状况:24 位受照顾的失能老人中,大部分是由于年老体衰、罹患各项慢性病而导致身体机能衰退,从而出现失能状况。老年人所患的慢性病包括:心脑血管疾病(冠心病、心绞痛、脑梗塞、脑溢血、脑萎缩)、高血压、糖尿病/尿毒症、肝病、肾病、帕金森症等;另外,有 4 位老人患有失智症;还有 2 位老人是因为受外力影响导致失能,样本 LPL04(于奶奶)的儿子、样本JSE02(邢先生)的父亲——这 2 位老人都是因为发生车祸导致腿部受伤,生活不能自理。

---

① 样本 JLQ03(姚女士)的公公和婆婆都在,但是公公在老家临沂给小儿子带孩子,未与老伴在一起生活;样本 LPL04(于奶奶)的儿子,妻子多年前就离开,不知所踪。
② 有 3 对老年夫妻均为受照顾者,其子女数合并统计。

第四章　失能老年人家庭照顾关系概览

当一个家庭中出现一位失能老人,甚至出现两位高龄老人相继进入失能阶段,不仅意味着失能老人自身要经受身心的折磨和痛苦,对于失能老人家庭而言,这也是一个重大的压力事件,意味着现有家庭关系受到冲击,需要重新调整。每一个家庭都有其内在的结构和样貌,在遇到失能老人的压力事件时,也需因其不同的结构因素而重新调整家庭成员的相互位置与关系。照顾关系既包含家中老人失能之后照顾状态的横断平面关系,也涉及整个家庭内部人物之间历时性的纵向关系。家庭照顾者如何选择、家庭照顾者与被照顾者之间以及家庭中的照顾者与非照顾者之间的关系如何建构、如何互动等,对照顾关系的形成与稳定影响甚剧。因此,在研究失能老人家庭照顾者的照顾历程及照顾经验时,必须考量其家庭脉络关系,如果能够清晰描绘出失能老人家庭照顾关系的图谱,对于我们理解照顾者的角色、照顾者的选择及其在照顾过程中的感受、需求等,都具有重要的意义和价值。

本章主要对受访者的家庭照顾关系进行梳理,首先,分析失能老人家庭照顾关系形成的特点;其次,通过描绘失能老人家庭照顾关系图谱,理清失能老人家庭主要人物之间的关系,为下文论述照顾者相关问题进行铺垫;最后,根据失能老人的失能状况(ADLs 和 IADLs),概述失能老人家庭照顾者提供照顾工作的基本情况。

第一节　失能老年人家庭照顾关系的特点

在我国社会中,影响个人行为以及为个人提供各项功能满足的最重要的机制,当以家庭为最。尤其对老年人来说,进入垂暮之年后,其社会与经济资源日渐稀少或缺乏,对其他团体或组织的参与亦日趋减少,老年人对家庭的依赖尤甚。而家庭作为一个复杂的体系,每一个家庭的内部结构、家庭特性以及家人关系都呈现出千差万别的特点,在面对失能老人的照顾问题时,每个家庭对其现有关系进行调整的方向和内容也都各不相同。

每一个人从出生到死亡,都会经历被照顾的过程。与家庭内出生的新生命——婴幼儿的照顾不同,针对老年人的照顾往往面临更为复杂的情境。如果说,对于婴幼儿的照顾,是一种以父母为照顾主体形成的照顾关系,是父代照顾子代的纵向照顾关系(或者是祖父辈的祖父母/外祖父母对孙辈的隔代纵向照顾关系);那么,对于失能老年人的家庭照顾,则既有纵向层级的照顾关系,也有横向平行的照顾关系,如图4-1所示,失能老年人的家庭照顾关系具有更为复杂的特点。

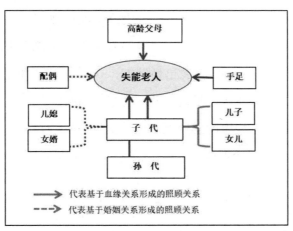

图4-1　失能老年人家庭照顾关系示意图

一、失能老年人家庭内部的横向照顾关系

老年人家庭内部形成的横向照顾关系,主要包括两类:一是夫妻之间的照顾关系,二是手足之间的照顾关系。

(一)夫妻之间的照顾关系

夫妻之间的照顾关系在失能老人照顾关系中居于最主要的位置,在老年人失能后,如果其配偶仍然健在,那么最先扮演照顾者角色、承担照顾任务的就是老年配偶。配偶是个体遭遇日常起居无法自理时,最为可靠的照顾提供者,①也是家中老年人变得衰弱后的第一道保护线。② 夫妻之间经历年轻时的彼此相恋组建家庭、中年时的相互协助抚育幼小的过程,彼此之间几十年的相互扶助支持,到老年时期已经积淀了深厚的感情并形成了旁人无法达致的默契。基于婚姻关系而形成的配偶之间的照顾关系,比起其他照顾关系,具有更直接、更贴切、更稳固的特点。对大多数失能老年人而言,只有在配偶过世或者配偶身体不适合进行照顾的情况下,才会考虑由其他家人进行照顾。

在本研究中,20 位受访者与被照顾老人之间的关系,属于夫妻关系的有 4 对。从数量上来看,似乎并不居于主要的地位,但是,如果我们分析一下被照顾的失能老人的婚姻状况,即可看出,24 位被照顾的失能老人,有 10 位老人丧偶、1 位老人离异;婚姻状态为"已婚"的有 10 人,其中 1 位老人的配偶离家出走,1 位老人的配偶在老家照顾孙子,3 位老人的配偶同样处于失能状态,剩余的 5 位老人中,4 位均由配偶照顾。也就是说,在本研究样本中,只要是有配偶健在、并有能力承担照顾任务的,几乎都是由配偶在承担照顾者角色。

---

① Cf. Stoller, E. P. " Gender Differences in the Experiences of Caregiving Spouses." *Jsai Workshops* 1992.

② Cf. Horowitz, Amy. "Sons and Daughters as Caregivers to Older Parents: Differences in Role Performance and Consequences." *Gerontologist* 25.6(1985) :612–617.

（二）手足之间的照顾关系

手足之间的照顾关系也属于横向照顾关系的一种。配偶之间的关系是基于婚姻纽带联结而成的横向关系，而手足之间的关系则是基于血缘纽带联结而成的横向关系。手足是失能老人的重要他人，一方面，手足拥有与失能老人在同一个家庭内共同成长、共同生活多年的经历，相互之间形成了密切的关系；另一方面，所谓"打断骨头连着筋"，手足之间的血脉相连，也使手足成为失能老人重要的亲属。与其他亲属相比，手足间更容易建立同伴般的关系。[①]如果失能老人其他的重要照顾关系无法形成，或出现断裂等问题，那么，手足也可能成为照顾失能老人的重要资源。有学者指出，一般而言，手足间的照顾关系并不多见，但是，有一类失能老人比较特殊，即失智老人群体，特别是从小即为智力障碍的失智老人，他们的主要照顾者是其高龄老年父母，一旦身为主要照顾者的高龄父母过世，那么兄弟姐妹往往成为失智老人非正式体系中自然接替的照顾者。[②]

本研究中的 20 位失能老人照顾者中，没有手足照顾者，但是在访谈中发现，样本 LPL04（于奶奶）承担着照顾其因车祸致残的 61 岁的儿子，儿子没有其他家人（妻子多年前离家出走、无子女），于奶奶同时还照顾着其失明的丈夫，而于奶奶自己已经是 83 岁的高龄，身体状况也面临很多问题，她在访谈中对于将来儿子的照顾问题感到忧心忡忡。其间，于奶奶曾提到在她和丈夫百年之后，儿子的照顾很可能需要由她的两个女儿——被照顾者的两个妹妹——来接手，也就是说，父母对儿子的照顾将转移给手足之间的照顾。

---

① Cf.Connidis, I. A., and L. Davies. "Confidants and Companions in Later Life: the Place of Family and Friends." *J Gerontolo* 45.4(1990):S141.

② 参见［美］David A., Karp 著，林秋芬等译：《同情的负荷——精障之照顾者的爱与碍》，台湾洪叶文化事业有限公司 2010 年版，第 137 页。

二、失能老年人家庭内部的纵向照顾关系

失能老人家庭内部形成的照顾关系,除上文论述的配偶之间、手足之间形成的横向照顾关系之外,还有一个特点是纵向照顾关系。纵向层级照顾关系包含两类:一是自下而上的纵向照顾关系,二是自上而下的纵向照顾关系。

(一)自下而上的纵向照顾关系

一般而言,受年龄因素制约,失能老人照顾关系中的纵向关系,是自下而上的层级关系,即:子代或孙代等年轻一辈承担照顾者角色,对父辈或祖辈等老年人进行生活照顾。

1.子代对父辈的照顾

子代对父辈的照顾在失能老人照顾关系中占有非常重要的位置,因为配偶之间的照顾关系固然是失能老人最先寻求的支持来源,但是老年配偶毕竟也已经步入老年人行列,其对失能配偶进行照顾的时间和照顾的程度都有限,在配偶照顾无法实现或难以为继时,失能老人的照顾就需要由子代来承接。

子代照顾者中,包括基于血缘关系的成年子女对老年父母的照顾,以及基于婚姻关系的儿媳或女婿对公婆或岳父岳母的照顾。

成年子女对老年父母的照顾基于血缘、基于"孝道"、基于"回报父母"等因素,成年子女与老年父母形成的纵向照顾关系也是学界关注较多的,儿子与女儿的照顾角色在中西方也有差异。在中国,受传统文化中"养儿防老"思想的影响,儿子被视为父母照顾的重要承担者,西方学者的研究则呈现出女儿照顾者的重要作用。

此外,子代婚姻关系中的儿媳与女婿,也是失能老人照顾的重要资源。特别是儿媳角色,在我国老年人照顾关系中占有特殊的位置。儿媳是通过"儿子"这一中介,经由与儿子的婚姻关系形成了与老年人的延展性关系,受两性家庭分工等因素的影响,儿媳实质上代替儿子承担了实际的照顾老人的责任。

女婿与儿媳一样,也是通过与"女儿"的婚姻关系形成了与老年人的延展性关系。但是,与儿媳不同的是,因为女儿是照顾娘家父母的主力,女婿往往只是女儿的协助者和配合者,由女婿承担主要照顾者的情况并不多。

本研究中所访谈的 20 位失能老人照顾者中,属于子代照顾老年人的共计 16 人,其中,基于血缘关系的成年子女照顾者有 9 人,基于婚姻关系的儿媳照顾者有 6 人,基于婚姻关系的女婿照顾者有 1 人。

2. 孙辈对祖辈的照顾

在失能老人照顾关系的纵向关系中,除了子代照顾父辈之外,还有一种自下而上的"隔代照顾"照顾关系——孙辈照顾祖辈。当子代因某些特殊原因无法承担老年父母的照顾责任时,这种照顾责任会呈现出一种隔代转移的特点,即有条件的孙辈承担起照顾祖辈的责任。

孙辈照顾祖辈的照顾关系虽然存在,但在现实生活中并不多见。首先,失能老人的照顾资源主要来源于配偶与子女,一般情况下,这两个层面基本能够满足老年人的照顾需求;其次,受年龄、经济条件等客观因素限制,孙辈往往不具有照顾祖辈的能力;此外,在我们的照顾文化、照顾体系及照顾现实中,"隔代照顾"往往是指自上而下的照顾关系——祖辈照顾孙辈,但是对于自下而上的照顾关系——孙辈照顾祖辈,却很少有导引的倾向性。

本研究中的 20 位照顾者,没有孙辈照顾者。

（二）自上而下的纵向照顾关系

自上而下的纵向关系,是指高龄父母对其进入老年行列的子代进行照顾的关系。当子代因老化、疾病或外力因素导致失能,如果子代没有来自配偶或手足的横向照顾资源、亦没有来自子女的纵向照顾资源,此时,倘若高龄父母还有照顾能力,就会形成这种自上而下的纵向照顾关系——高龄父母照顾老年子女。在现实的照顾关系中,失能老人的父母要么已经过世,要么处于身体状况更为糟糕的高龄阶段,因此,这种自上而下的高龄老人照顾失能老年子女的情况比较少见。

在本研究访谈的 20 位照顾者中,有一位 83 岁的高龄老人在照顾丈夫的同时,也承担了照顾因车祸导致残疾的 61 岁的儿子。

根据上述失能老人家庭照顾关系的特点,结合本研究中所访谈的 20 位照顾者照顾 24 位失能老人的情况,笔者梳理了本研究中不同类型的照顾关系,详见表 4-1。

表 4-1　本研究中失能老年人家庭照顾关系特点一览表

照顾关系的类型			样本编码
横向照顾关系	配偶照顾者		JLQ02、LPL03、LPL04、LYZ03
	手足照顾者		无
纵向照顾关系	自下而上的照顾关系	子代照顾者	子女照顾者
			JLY01、JLY02、JSE02、JSW01、JSW03、JSW04、LPL01、LPL02、LYZ02
		儿媳/女婿照顾者	JLQ01、JLQ03、JLQ04、JSE01、JSW02、LYZ01、LYZ04
	自上而下的照顾关系	孙辈照顾者	无
		高龄父母照顾者	LPL04

第二节　失能老年人家庭照顾关系图谱

失能老人家庭照顾关系,不仅只包含"照顾者与被照顾者"这一主要关系,照顾者与家庭内非照顾者之间的关系以及被照顾者与家庭内其他成员的关系,也是其中重要的组成部分。如果仅就"照顾者—被照顾者"这一组关系进行探讨,忽略对其他家庭关系的分析和考量,很可能会遮蔽许多有意义的信息,也无法对照顾者的照顾历程形成真正深入的理解。

本节借用人类学研究中经常运用的"家族图谱"的方法,结合 20 位失能老人家庭照顾者样本的访谈资料,绘制 20 个样本照顾失能老人的家庭照顾关系图谱,并简单描述每一位样本照顾者所在的照顾关系的基本状况,以期为下文的研究奠定先期基础。

1. 样本 JLY01(王大爷)的家庭照顾关系图谱

王大爷 65 岁,与老伴都是灯泡厂退休工人,夫妻俩每月共有 6000 元左右的退休金。照顾 88 岁的失能母亲,照顾时间为 8 年。王大爷父亲去世后,母亲的身体每况愈下,5 年前母亲中风(脑出血),半身不遂,生活无法自理,照顾任务加剧。王大爷还有 2 个姐妹和 1 个弟弟,2 个姐妹都在外地生活,姐姐在河南、妹妹在淄博,曾短期将父母接到身边进行照顾,父亲去世后,母亲就一直与王大爷夫妇生活在一起;1 个弟弟在济南,但家庭经济条件不好,基本上没有管过父母。王大爷身体状况也不是很好,自述患有高血压等慢性病,需常年服用降压药。王大爷夫妇有 1 儿 1 女两个孩子,都已结婚,在济南居住,偶尔能回来照看奶奶,为王大爷夫妇提供一些支持。

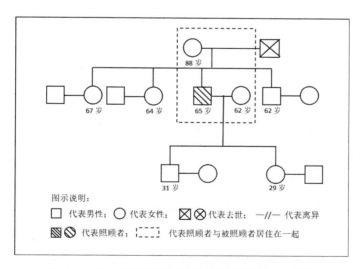

图 4-2 样本 JLY01(王大爷)的家庭照顾关系图谱

2. 样本 JLY02(孙女士)的家庭照顾关系图谱

孙女士 38 岁,5 年前与丈夫离婚,自己没有房产,带着 14 岁的女儿住在母亲家里。父亲已经去世,母亲 65 岁,原本还帮着孙女士照顾孩子的起居饮食,但是 3 年前,母亲患脑梗,虽发现及时进行了抢救,但是留有后遗症,虽然能自主进食,但是全身无力,其他所有事情都做不了。孙女士就承担起照顾母亲的责任,原来的工作是在某大型超市做会计,母亲失能后,工作时间无法保证而辞职,现在其朋友开的公司做会计,月薪 3000 元左右,工作时间比较灵活,方便照顾母亲。孙女士还有 1 个弟弟,34 岁,在西安打工,还未结婚。工作的不稳定、照顾任务的繁重、独自抚养女儿等压力,使得孙女士倍感焦虑,经常失眠,自述身体健康状况较差。

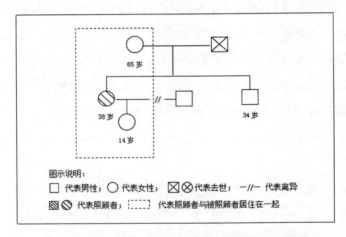

图 4-3　样本 JLY02(孙女士)的家庭照顾关系图谱

3. 样本 JLQ01(杨阿姨)的家庭照顾关系图谱

杨阿姨 56 岁,毛纺厂退休工人,退休金每月 2000 元左右;丈夫 59 岁,中学教师,月薪 5000 元左右。婆婆 81 岁,患有尿毒症,生活不能自理,照顾婆婆 8 年;公公 83 岁,耳聋,5 年前出现轻度失智状况。公公婆婆还有 1 个儿子,57 岁,公公最初开始糊涂(意识不清醒)的时候,在小儿子家里居住,后来因与小儿媳妇发生矛盾,杨阿姨夫妇将老人又接回自己家里照顾。经过协商,小儿子每个月支付老人的赡养费 800 元给杨阿姨夫妇。杨阿姨夫妇有 2 个儿子,大儿子已经结婚,小儿子还未婚,与杨阿姨夫妇共同居住。杨阿姨自述因工作时落下的病根,现在腰肌劳损、关节炎,经常浑身疼痛。

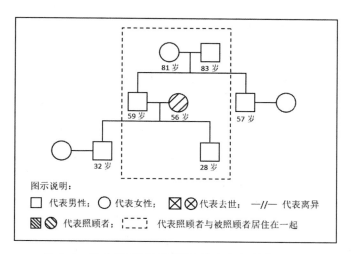

图 4-4　样本 JLQ01（杨阿姨）的家庭照顾关系图谱

4. 样本 JLQ02（林阿姨）的家庭照顾关系图谱

林阿姨 66 岁,丈夫 72 岁,两人都是食品厂退休工人,退休金每人每月 3000 元左右。丈夫多年前股骨头坏死,9 年前又得了脑出血,常年卧床,生活无法自理。林阿姨有 1 个儿子,铁路职工,已婚,有 1 个 6 岁的儿子。儿子一家与林阿姨夫妇住得很近。林阿姨除了要照顾丈夫,还要帮助儿子儿媳照看孙子。林阿姨患有关节炎,坐骨神经痛,而且是过敏体质,患有皮肤病,经常皮肤瘙痒难忍。

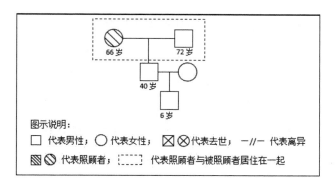

图 4-5　样本 JLQ02（林阿姨）的家庭照顾关系图谱

5.样本 JLQ03(姚女士)的家庭照顾关系图谱

姚女士 42 岁,丈夫 47 岁,经商。有 1 个儿子,在杭州上大学。姚女士的婆婆 74 岁,5 年前患脑肿瘤,手术后后遗症多发,偏瘫、弱视。姚女士的丈夫是家中长子,还有 1 个弟弟在老家临沂,公公和婆婆原本都在临沂住在小儿子家,因婆婆生病到济南医治,后一直留在济南由姚女士照顾,公公在临沂给小儿子看孩子。姚女士原在保险公司做内勤,为照顾婆婆辞职,雇有钟点工协助打理家务。姚女士自述身体健康状况一般,之前持续的健身运动已经中断了。

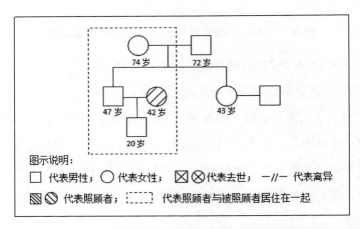

图示说明:
□ 代表男性;○ 代表女性;⊠ ⊗ 代表去世;一//一 代表离异
▧ ◍ 代表照顾者;┈┈ 代表照顾者与被照顾者居住在一起

图 4-6 样本 JLQ03(姚女士)的家庭照顾关系图谱

6.样本 JLQ04(李大爷)的家庭照顾关系图谱

李大爷 68 岁,化工厂企业退休人员,退休工资每月 7000 元左右;老伴 69 岁,乳品厂退休工人,退休工资每月 4000 元左右。李大爷照顾岳父 10 多年时间,岳父 85 岁,中风、偏瘫。岳父有 4 个儿子、1 个女儿,因李大爷与岳父岳母感情好,所以一直照顾岳父,岳母身体还好,不需要照顾。李大爷有 2 个女儿,均已结婚,1 个儿子还未婚。李大爷自述身体较差,前几年因小肠漏气做过手术。

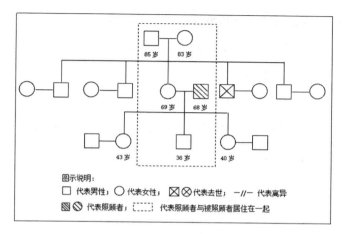

图4-7　样本JLQ04(李大爷)的家庭照顾关系图谱

7. 样本JSE01(齐女士)的家庭照顾关系图谱

齐女士42岁,重点中学教师,月薪5000元左右;丈夫44岁,在部队工作。公公几年前去世,婆婆68岁,患有尿毒症,长期透析之后,身体无力、不能自理。齐女士照顾婆婆5年。丈夫有1个弟弟在农村,无力照顾婆婆。齐女士有2个儿子,大儿子10岁,二胎政策放开之后,又生了一个儿子,不到2岁,齐女士的母亲帮忙照看孩子。齐女士自述身体健康状况一般,偶尔失眠。

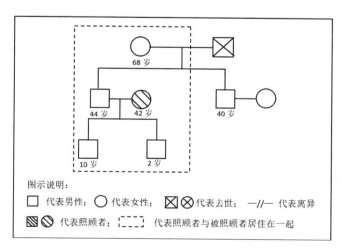

图4-8　样本JSE01(齐女士)的家庭照顾关系图谱

8. 样本 JSE02(邢先生)的家庭照顾关系图谱

邢先生 40 岁,在医药公司就职,月薪 5000 元左右。3 年前离异,没有孩子。母亲 7 年前去世,父亲 72 岁,5 年前因车祸腿残,生活不能自理,邢先生一直照顾父亲。邢先生还有 2 个姐姐,都在老家山东菏泽,大姐 51 岁,前几年患有肝病,身体一直很差;二姐 49 岁,丈夫患贫血,常年腿肿,需要照顾其丈夫。邢先生的身体健康状况自述良好。

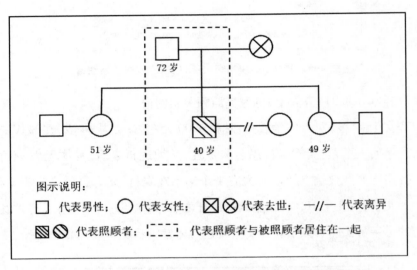

图 4-9　样本 JSE02(邢先生)的家庭照顾关系图谱

9. 样本 JSW01(何阿姨)的家庭照顾关系图谱

何阿姨 63 岁,制鞋厂下岗,社区安排其打扫卫生,每月有 1900 元收入。丈夫 65 岁,机床厂下岗工人,无退休金。何阿姨夫妇住在父母家,照顾父亲 12 年,父亲 89 岁,患脑萎缩,3 年前失智;母亲 87 岁,患有肺气肿,照顾母亲 5 年左右。何阿姨还有 1 个哥哥、2 个姐姐,哥哥和嫂子不愿照顾,2 个姐姐身体也不好。经协商,何阿姨夫妇照顾父母,将来父母的房子留给何阿姨夫妇。何阿姨有 1 个儿子,已婚。何阿姨身体健康状况不佳,患有神经衰弱、胃病、经常头晕。

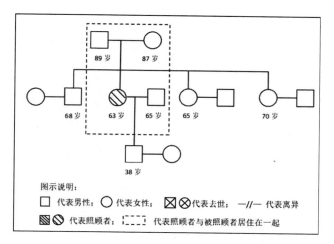

图 4-10　样本 JSW01（何阿姨）的家庭照顾关系图谱

10. 样本 JSW02（曲阿姨）的家庭照顾关系图谱

曲阿姨 57 岁,在社区居委会工作,月薪 3000 元左右;丈夫 60 岁,在设计院工作,月薪 6000 元左右。曲阿姨的公公已经去世,婆婆 84 岁,患有脑梗,左侧偏瘫,卧床,曲阿姨照顾婆婆 11 年。曲阿姨有 1 个儿子,33 岁,已婚。曲阿姨身体健康,性格开朗外向,婆媳关系很好;婆婆还有 2 个女儿,曲阿姨与其关系也很融洽,2 个小姑子经常过来帮忙照顾老人。

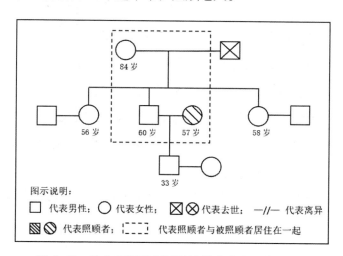

图 4-11　样本 JSW02（曲阿姨）的家庭照顾关系图谱

11. 样本 JSW03(徐大爷)的家庭照顾关系图谱

徐大爷 53 岁,妻子 50 岁,夫妇俩在小区夜市经营烤串摊,旺季时每月大约收入 5000 元左右。有 2 个孩子,1 儿 1 女,女儿已婚,儿子未婚。父亲已去世,母亲 87 岁,小脑萎缩,长期卧床,徐大爷照顾母亲 7 年。徐大爷有 1 个哥哥,已经病逝,还有 1 个姐姐,与母亲关系紧张。徐大爷年轻时因故落下腿疾,左腿有些跛,但自述身体其他方面都没问题,健康状况良好。

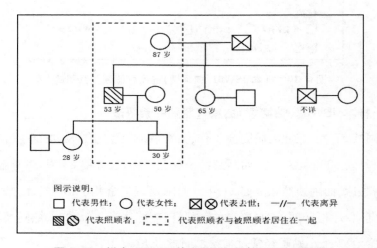

图 4-12　样本 JSW03(徐大爷)的家庭照顾关系图谱

12. 样本 JSW04(高女士)的家庭照顾关系图谱

高女士 40 岁,未婚,此前经营一家美容院,经济条件较好。母亲 70 岁,早年与父亲离婚,独自带大高女士兄妹 3 人。母亲年老后患多种慢性病,4 年前腿部开过刀影响行动,2 年前又发现有轻微失智。高女士与母亲关系一直很好,母亲之前住在大哥家中,母亲行动不便后,在哥嫂那里住着不舒心,高女士心疼母亲,于是暂停事业,一心照顾母亲。2 个哥哥经济条件不如高女士,所以高女士并不在意哥哥是否照顾母亲。自述身体健康状况良好。

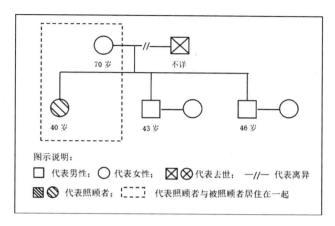

图 4-13 样本 JSW04（高女士）的家庭照顾关系图谱

13. 样本 LPL01（赵阿姨）的家庭照顾关系图谱

赵阿姨 66 岁,原在辽宁某林场工作,提前内退,前几年才办理了退休,每月退休金 2000 多元。丈夫 67 岁,每月退休金也 2000 元左右。有 1 个儿子在山东聊城打工,已婚。赵阿姨为照顾母亲从东北回到山东临清,与母亲住在一起,父亲已去世,母亲 96 岁,患有心脏病、高血压,赵阿姨照料母亲 8 年,赵阿姨的丈夫在聊城给儿子带孩子。赵阿姨还有 1 个姐姐、3 个哥哥,兄弟姐妹关系紧张。赵阿姨自述患有支气管炎、关节炎等慢性病,身体较差。

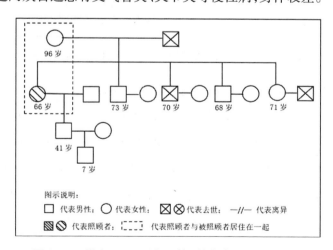

图 4-14 样本 LPL01（赵阿姨）的家庭照顾关系图谱

14. 样本 LPL02（贾奶奶）的家庭照顾关系图谱

贾奶奶 74 岁，家庭主妇，老伴 3 年前去世。有 3 个女儿、1 个儿子，大女儿离异，在镇上当小学老师，贾奶奶现与大女儿住在一起，同时照顾 98 岁老母亲，母亲患有多种慢性病，并出现轻度失智，生活无法自理，照顾母亲 7 年。贾奶奶还有 1 个弟弟，弟弟有轻度智障，2 个妹妹在外地。贾奶奶身体状况一般，虽然也有些小毛病，但自认为还比较健康。

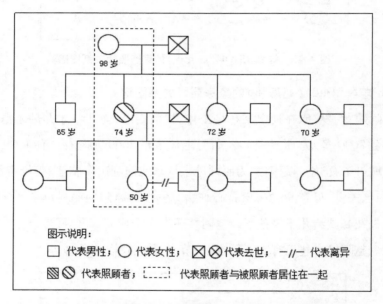

图示说明：
□ 代表男性；○ 代表女性；⊠ ⊗ 代表去世；—//— 代表离异
▨ ◐ 代表照顾者；⌐ ¬ 代表照顾者与被照顾者居住在一起

图 4-15 样本 LPL02（贾奶奶）的家庭照顾关系图谱

15. 样本 LPL03（马大爷）的家庭照顾关系图谱

马大爷 78 岁，前些年一直从事轴承生意，现已将生意交给儿子。老伴 77 岁，3 年前突发脑溢血，半身不遂，生活不能自理，马大爷亲自照顾。有 1 个女儿、1 个儿子，均已结婚。目前马大爷夫妇与儿子一家共同居住。马大爷自述身体较差，患有高血压，痛风，一直以为最先倒下的应该是他，没想到是老伴比他先倒下。

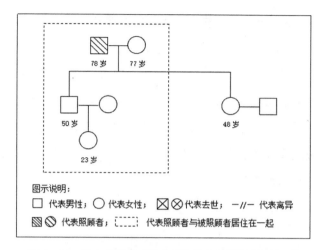

图 4-16 样本 LPL03（马大爷）的家庭照顾关系图谱

16. 样本 LPL04（于奶奶）的家庭照顾关系图谱

于奶奶 83 岁，老伴 81 岁，老两口均务农，没有其他收入。儿子 61 岁，已婚，但是一直没有孩子，老婆十几年前离家出走。于奶奶夫妇与儿子共同居住，儿子 5 年前因酒后骑摩托车发生车祸，摔断了腿，卧床 3 年，现在生活仍需有人照顾。于奶奶的老伴患白内障，耽误了治疗，由弱视导致后期失明。于奶奶于是既要照顾老伴，同时又要照顾儿子。于奶奶还有 2 个女儿，不定期来帮忙照顾。于奶奶患有冠心病、风湿病，自述健康状况较差。

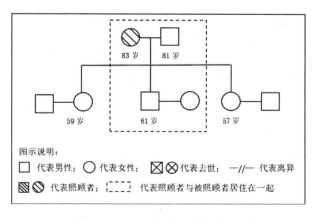

图 4-17 样本 LPL04（于奶奶）的家庭照顾关系图谱

17. 样本 LYZ01（周奶奶）的家庭照顾关系图谱

周奶奶 71 岁,老伴 73 岁,务农。婆婆 93 岁,多年前患各种老年慢性病,生活不能自理,公公去世早,周奶奶照顾婆婆 13 年。周奶奶夫妇有 2 个女儿、2 个儿子,他们与大儿子一同居住。婆婆还有 3 个儿子和 2 个女儿,但是婆婆强势,与儿媳关系都不好,周奶奶是长媳,迫于压力照顾婆婆,后期与婆婆关系有所缓和,婆婆的 2 个女儿偶尔过来帮助周奶奶照顾老人。周奶奶平时很少打针吃药,自述健康状况较好。

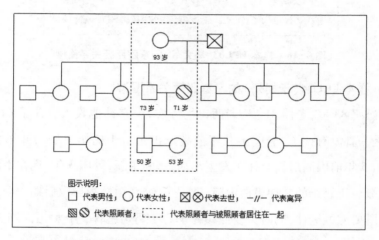

图 4-18 样本 LYZ01（周奶奶）的家庭照顾关系图谱

18. 样本 LYZ02（吴先生）的家庭照顾关系图谱

吴先生 47 岁,在镇上开小货车送货,妻子务农,种植果树,经济状况良好。与父母一起生活并给予照顾。父亲 84 岁,患肝病开过刀,脊椎退化,生活不能自理;母亲 78 岁,3 年前跌倒受伤,粉碎性骨折,做了手术,行动受影响。吴先生夫妇有 1 个儿子,已婚,1 个女儿在郑州打工,未婚。吴先生还有 1 个哥哥,照料偏瘫的老伴;另有 2 个姐姐,偶尔来看望父母。吴先生自述健康状况较好。

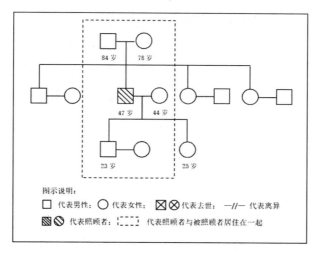

图 4-19　样本 LYZ02(吴先生)的家庭照顾关系图谱

19. 样本 LYZ03(冯奶奶)的家庭照顾关系图谱

冯奶奶 81 岁,家庭主妇,老伴 85 岁,多年前就患有股骨头坏死,5 年前又患脑血栓,照顾老伴已有 20 年。有 3 个儿子,与大儿子在一起生活,二儿子已经去世,三儿子有残疾。孙子、孙女给予支持较多。冯奶奶患有颈椎病、关节炎,身体较差。

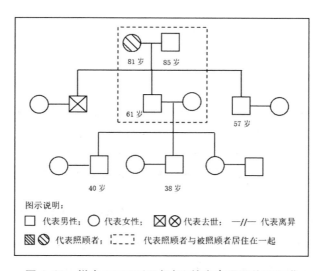

图 4-20　样本 LYZ03(冯奶奶)的家庭照顾关系图谱

20. 样本 LYZ04（丁阿姨）的家庭照顾关系图谱

丁阿姨 57 岁,丈夫 55 岁,以务农为主,丈夫做小生意。婆婆已去世,公公 83 岁,患有脑溢血,左半身偏瘫。丁阿姨照顾公公 12 年。丁阿姨夫妇有 1 个儿子,已婚,与别人合办一个小加工厂,目前丁阿姨夫妇与儿子居住在一起,平时还帮着儿子儿媳带孩子。另有 1 个女儿,还在上大学。丁阿姨公公还有 2 个儿子,1 个早逝,1 个在村里当赤脚医生。丁阿姨自述身体状况一般,腰不太好。

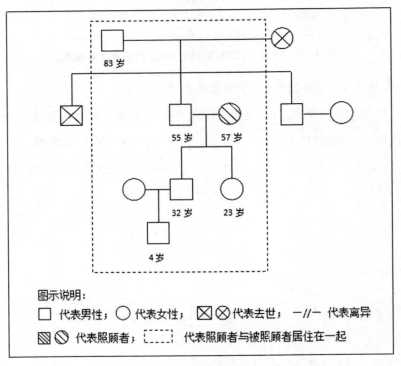

图示说明:
□ 代表男性; ○ 代表女性; ⊠⊗ 代表去世; —//— 代表离异
▨◍ 代表照顾者; ⌐ ⌐ 代表照顾者与被照顾者居住在一起

图 4-21　样本 LYZ04（丁阿姨）的家庭照顾关系图谱

前面笔者对 20 个被访者的家庭状况及照顾背景进行了简要描述,并对其家庭照顾关系图谱进行了大致勾勒。从每一个照顾者的照顾关系图谱中,我们能够简要获悉每一个照顾者家庭结构的大体情况:家庭成员的构成、代间关系的特点、照顾者在家庭中的位置、照顾者与被照顾者的居住状况等,这些信息对于我们下一步分析照顾者的照顾历程及经验是非常必要的。

第三节　失能老年人家庭照顾者
照顾工作基本情况

为了解照顾者对于失能老人日常生活所提供的照顾工作基本情况,笔者在访谈中访查了失能老人的失能程度和需要照顾者提供支持的内容,通过这些内容能够大致了解照顾者每日为失能老人所提供的照顾任务的性质及具体项目内容。

老人日常生活活动能力(ADLs)指基本的自我照顾活动,包括进食、沐浴、穿衣、如厕、大小便控制、室内活动(上下床、站立行走)等日常生活必备的功能项目;工具性日常生活活动能力(IADLs)指更复杂、更高级的自我照顾活动,包括做家务、做饭、服药、理财、购物、打电话、外出等在家中独立居住所必备的功能项目。笔者在访谈中,根据实际情况,将 ADLs 分为 6 个项目进行访查,包括:吃饭、洗澡、穿衣服、上厕所、大小便控制、室内外走动;将 IADLs 也分为 6 个项目进行访查,包括:做饭、做家务、买东西、服药、财务管理、外出。每个活动项目分为"需要帮忙"和"完全不能处理"两个程度,以此来判断老年人自我照顾能力的状况。

本研究中访谈的 20 位照顾者所照顾的 24 位失能老人的日常生活活动能力(ADLs)以及工具性日常生活活动能力(IADLs)的失能情形,详见表 4-2 及表 4-3。根据表 4-2 和表 4-3,笔者统计了 20 位照顾者照顾 24 位失能老人照顾活动项目种类、数量,以及照顾活动的难易程度情况,见表 4-4。

表 4-2　失能老年人日常生活活动能力（ADLs）失能情形表

序号	样本照顾对象	吃饭		洗澡		穿衣服		上厕所		大小便控制		室内外走动	
		需人帮忙	完全不能处理	需人帮忙	完全不能处理	需人帮忙	完全不能处理	需人帮忙	完全不能处理	需人帮忙	完全不能处理	需人帮忙	完全不能处理
1	JLY01 母亲		√		√		√	√		√		√	
2	JLY02 母亲				√	√		√				√	
3	JLQ01 婆婆			√									
4	JLQ01 公公	√		√				√				√	
5	JLQ02 丈夫	√		√		√		√					
6	JLQ03 婆婆	√			√	√		√			√		√
7	JLQ04 岳父	√			√	√		√			√		√
8	JSE01 婆婆	√			√			√				√	
9	JSE02 父亲				√		√	√					√
10	JSW01 父亲	√			√			√				√	
11	JSW01 母亲				√								
12	JSW02 婆婆		√		√		√		√		√		
13	JSW03 母亲				√		√	√					
14	JSW04 母亲				√							√	
15	LPL01 母亲				√		√	√				√	
16	LPL02 母亲				√			√				√	
17	LPL03 妻子				√		√	√		√			√
18	LPL04 丈夫	√			√		√	√				√	
19	LPL04 儿子				√							√	
20	LYZ01 婆婆				√		√	√			√		√
21	LYZ02 父亲				√			√				√	
22	LYZ02 母亲				√			√				√	
23	LYZ03 丈夫	√			√			√		√		√	
24	LYZ04 公公		√		√			√		√			√

表 4-3 失能老年人工具性日常生活活动能力（IADLs）失能情形表

序号	样本照顾对象	做饭		做家务		买东西		服药		财务管理		外出	
		需人帮忙	完全不能处理	需人帮忙	完全不能处理	需人帮忙	完全不能处理	需人帮忙	完全不能处理	需人帮忙	完全不能处理	需人帮忙	完全不能处理
1	JLY01 母亲		√		√		√		√		√		√
2	JLY02 母亲		√		√		√	√		√		√	
3	JLQ01 婆婆	√		√		√		√				√	
4	JLQ01 公公		√		√				√		√		√
5	JLQ02 丈夫		√		√	√			√			√	
6	JLQ03 婆婆		√		√		√		√		√		√
7	JLQ04 岳父		√		√								
8	JSE01 婆婆	√		√		√						√	
9	JSE02 父亲	√		√		√		√				√	
10	JSW01 父亲		√		√		√		√				
11	JSW01 母亲			√									
12	JSW02 婆婆		√		√		√		√		√		√
13	JSW03 母亲		√		√		√		√		√		√
14	JSW04 母亲		√	√							√		
15	LPL01 母亲		√		√		√		√		√		√
16	LPL02 母亲		√		√		√		√		√		√
17	LPL03 妻子		√		√		√		√	√			√
18	LPL04 丈夫		√		√		√				√		√
19	LPL04 儿子	√		√		√						√	
20	LYZ01 婆婆		√		√		√		√		√		√
21	LYZ02 父亲		√		√		√	√			√		
22	LYZ02 母亲	√		√		√		√			√		
23	LYZ03 丈夫		√		√		√		√		√		√
24	LYZ04 公公		√		√		√		√	√			√

表4-4　照顾者提供失能老年人照顾项目概况一览表

序号	样本	照顾对象	ADLs（项）	IADLs（项）	一般性协助项目（项）	全程协助项目（项）
1	JLY01（王大爷）	母亲	6	6	2	10
2	JLY02（孙女士）	母亲	5	6	7	4
3	JLQ01（杨阿姨）	婆婆	2	5	7	0
		公公	4	5	4	6
4	JLQ02（林阿姨）	丈夫	5	5	8	2
5	JLQ03（姚女士）	婆婆	6	6	3	9
6	JLQ04（李大爷）	岳父	6	6	2	10
7	JSE01（齐女士）	婆婆	4	4	7	1
8	JSE02（邢先生）	父亲	4	5	7	2
9	JSW01（何阿姨）	父亲	5	6	7	4
		母亲	1	1	2	0
10	JSW02（曲阿姨）	婆婆	6	6	0	12
11	JSW03（徐大爷）	母亲	6	6	0	12
12	JSW04（高女士）	母亲	2	6	4	4
13	LPL01（赵阿姨）	母亲	4	6	4	6
14	LPL02（贾奶奶）	母亲	6	6	0	12
15	LPL03（马大爷）	妻子	6	6	3	9
16	LPL04（于奶奶）	丈夫	5	6	5	6
		儿子	3	4	7	0

续表

序号	样本	照顾对象	ADLs（项）	IADLs（项）	一般性协助项目（项）	全程协助项目（项）
17	LYZ01（周奶奶）	婆婆	6	6	1	11
18	LYZ02（吴先生）	父亲	3	5	5	3
		母亲	3	5	8	0
19	LYZ03（冯奶奶）	丈夫	5	6	4	7
20	LYZ04（丁阿姨）	公公	6	6	4	8

说明："一般性协助项目"指老人 ADLs 和 IADLs 项目中"需人帮忙"的项目；"全程协助项目"指 ADLs 和 IADLs 项目中"完全不能处理"的项目。

从表4-2、表4-3和表4-4中可以看出，照顾者为老人提供的照顾活动项目具有以下几个特点：

（1）ADLs 和 IADLs 项目相叠加。24 位失能老人在日常生活活动能力（ADLs）与工具性日常生活活动能力（IADLs）方面同时都具有某些项目的失能，意味着照顾者在这两个类型的活动项目上都需要为老人提供照料服务。

（2）照顾活动项目数量多。在 12 项照料活动中，照顾者提供照顾服务的项目最少为 2 项，最多为 12 项。24 位被照顾老人中，需要提供全部 12 项照顾服务项目的有 8 位老人，占被照顾者总数的 30%；需要提供 10 项及以上服务项目的有 16 位老人，占总数的 67%。由此可见，大多数照顾者需要提供的照顾活动项目的数量都比较多。

（3）照顾活动项目种类多。从需要提供照顾活动项目的种类上看，照顾者为老年人提供的照料内容比较繁杂，从吃饭、洗澡、室内外活动等日常生活基本的生活活动项目，到做家务、服药、理财、外出等日常生活拓展性的活动项目，都有涉及。而且，一般来说，如果在日常生活活动项目（ADLs）方面需要提供较多支持的老年人，在工具性日常生活活动项目（IADLs）方面也会相应地需要提供更多支持，照顾者的照顾任务非常繁重。

(4)照顾活动工作强度大。对每项照顾活动我们依据"需人帮忙"和"完全不能处理"这两个选项来判断照顾活动的强度和难度。"需人帮忙"一般指该项活动失能老人在照顾者给予一定的帮助下可以自行完成或处理,照顾强度比较小;"完全不能处理"则指需要照顾者全程予以帮助,老人完全不能自理,照顾强度较大。从表4-2和表4-3中可以看出,24位被照顾的失能老人处于"完全不能处理"状态的项目比较多,照顾者的照顾强度较大。表4-2"失能老人日常生活活动能力(ADLs)"的6项活动中,有4项以上活动能力处于"完全不能自理"状态的有8人;表4-3"失能老人工具性日常生活活动能力(IADLs)"的6项活动中,有4项以上活动能力处于"完全不能自理"状态的有17人。另外,从表4-4中也可以看出,需要全程协助老人的项目总数达到8项以上的有9人,占被照顾者总数的三分之一。可见照顾者需要提供的照顾活动具有较大难度和强度。

家庭作为一个复杂的体系,在面对和解决失能老人的照顾问题时,家庭成员间的关系会相应地进行调整,哪些家庭成员承担照顾者的角色、哪些家庭成员是非照顾者的角色,以及照顾者与被照顾者、照顾者与非照顾者、被照顾者与非照顾者之间的状态等,建构了失能老人家庭的照顾关系。

失能老人家庭的照顾关系类型,既有横向平行的照顾关系,也有纵向层级的照顾关系。横向照顾关系主要包括两类:一是夫妻之间的照顾关系;二是手足之间的照顾关系。在横向照顾关系中,以夫妻之间的照顾关系最为常见。纵向层级照顾关系也包括两类:一是自下而上的纵向照顾关系,指子代对父辈的照顾,或者孙辈对祖辈的"隔代照顾";二是自上而下的纵向照顾关系,指高龄父母对其进入老年行列的子代进行照顾的关系。在纵向照顾关系中,以子代(包括成年子女及其配偶)对父辈的照顾为主。

失能老人家庭照顾关系的构成,一条线索是以婚姻关系为纽带,另一条线索是以血缘关系为纽带。配偶之间的照顾,以及儿媳/女婿提供的照顾,这些照顾关系的形成即以婚姻关系为纽带才能得以实现；成年子女对父母的照顾、孙辈对祖辈的照顾、手足提供的照顾，以及高龄父母对低龄老年子女的照顾，这些照顾关系则是基于血缘关系得以形成。

对失能老人家庭照顾关系图谱进行绘制的过程，同时也是对失能老人家庭的成员构成、代间关系的特点、照顾者在家庭中的位置、照顾者与被照顾者的居住状况等信息进行梳理的过程，能够从图谱中简单获悉每一个失能老人家庭中的人物关系，对于了解失能老人照顾者在家庭中角色和处境具有重要意义。

照顾者为失能老人提供的照顾工作基本上涵盖了两个方面：老年人日常生活活动能力项目（ADLs），老年人工具性日常生活活动能力项目（IADLs）。总体而言，照顾者提供的照顾工作具有 4 个特点：ADLs 和 IADLs 项目相叠加、照顾活动项目数量多、照顾活动项目种类多、照顾活动工作强度大。

总之，无论照顾者身处哪一种类型的照顾关系，其承担的照顾工作都是繁重的；与此同时，照顾者角色的特点及其在失能老人家庭中的位置处境，也影响着失能老人家庭的照顾关系。

第五章　失能老年人家庭
照顾者角色分析

　　"家庭"在老人的安养与照顾过程中是一个极其重要的场域，"家人"也是老人在身心日渐衰退过程中最为倚重的对象。当一个家庭中的老人陷入失能状态需要其他人的照顾时，家庭中就需要有人扮演照顾者的角色来承担这份照顾责任。如前文所述，承担照顾者角色的有失能老人的配偶、子女、儿媳／女婿、手足等家人。这些照顾者角色除了其本身在家庭中的身份特点之外，还具有哪些特点？这些照顾者角色的形成原因有哪些？在照顾者作出承担照顾责任的选择时，有哪些因素起到了作用？

　　本章即主要围绕上述问题展开论述，分析失能老人家庭照顾者角色的特点，探讨失能老人家庭照顾者角色的形成原因。

第一节　失能老年人家庭照顾者角色的特点

　　通过对已有研究成果及文献资料的分析，结合本研究对失能老人家庭照顾者的访谈资料分析，笔者认为，失能老人家庭照顾者群体并不是一个同质性的群体，其内部极其多元而异质。与以往相比，失能老人家庭照顾者除凸显出"女性化"特点之外，随着我国社会人口结构、家庭结构的变迁，失能老人家庭照顾者也随之呈现出一些新的特点。从不同的维度,我们会发现,失能老人家庭照顾者群体的角色特点不同,也意味着他们截然不同的照顾经历和照顾体验。

总体而言,失能老人家庭照顾者角色呈现出以下三个主要特点——照顾者角色的女性化、照顾者角色的老龄化,以及照顾者角色的多重化。

一、家庭照顾者角色女性化

照顾工作具有私领域化与高度性别分工的特征[1],"私领域化"与"高度性别化"又往往具有一致性,也就是说,私领域的"家庭照顾"往往等同于性别化的"女性照顾"。

在女性的生命历程中,"照顾者"的角色是其最为显著的特征,在女性相继经历"为人女、为人妻、为人媳、为人母"等人生阶段的过程中,也相继开始了其养育照料子女、照料家人起居、服侍老年亲属及照料老年配偶等一系列的"照顾"工作。这一连串的照顾行动构成了"女性最重要的实际生活内容"[2]。

在失能老人家庭照顾者群体中,女性化的特征非常显著。无论中国还是西方,在老人家庭照顾方面,无一例外地都存在着老人家庭照顾责任女性化的现象,与男性相比,女性被视为失能老人照顾者的主力。[3] 有数据表明,在所有工业化国家中,绝大多数家庭照顾工作由女性承担,大多数 OECD 成员国1/3 至 4/5 的家庭照护由女性承担,[4]而在发展中国家这一比例可能高达95％,[5]存在照顾责任高度女性化的问题。在本研究中,也可以看出,失能老

---

① 参见梁丽霞:《"照顾责任女性化"及其理论探讨》,《妇女研究论丛》2011 年第 2 期。

② 刘梅君:《建构"性别敏感"的公民权:从女性照顾工作本质之探析出发》,载刘毓秀主编:《女性·国家·照顾工作》,台湾女书文化 1997 年版,第 187 页。

③ Cf.Brody,E.M.*Women in the middle*.New York:Springer,1990.

④ Cf.Jacobzone, S. "Ageing and Care for Frail Elderly Persons:An Overview of International Perspective."*Oecd Labour Market & Social Policy Occasional Papers* (1999).

⑤ Cf.Mayhew,L.Health and Elderly Care Expenditure in an Aging World.http://www.iiasa.ac.at/Admin/PUB/Documents/rr-00-21.pdf.

人家庭照顾者以女性居多,在 20 位受访的照顾者中,女性照顾者为 14 人,男性照顾者为 6 人。

(一)女性照顾者的家庭角色

承担失能老人照顾责任的女性,在家庭中的角色主要有三类,即老年女性配偶、儿媳、女儿。当然,在实际的照顾关系中,虽然数量不多,但也存在其他女性亲属承担着照顾失能老人的角色,如:孙辈女性、老年姐妹等。

在本研究中,20 位照顾者中有 14 位女性照顾者,其中女性配偶有 3 人、儿媳有 6 人、女儿有 5 人,需要指出的是,有 1 位老年女性配偶在照顾丈夫的同时,还在照顾其 61 岁的儿子(样本 LPL04 于奶奶)。也就是说,在本研究中,失能老人家庭的女性照顾者,其家庭角色有 4 类:女性配偶、儿媳、女儿、母亲,以儿媳和女儿角色为主。

1.女性配偶照顾者

(1)女性配偶的"照顾背景"。

女性配偶照顾者角色深受社会宏观背景和家庭微观背景的双重形塑。

首先,从整个社会发展的宏观背景来看,随着人口结构以及家庭结构的转型,子女数量与传统大家庭相比急剧减少,子女与老人的代际关系、居住方式、联系模式等,都发生了重大改变,这些转变使得传统的理所当然的"子代照顾父代"的老人照顾模式在客观与主观层面都受到了挑战。在这个变迁的过程中,老年配偶的照顾功能进一步凸显出来,有学者认为在社会转型过程中老年配偶对老伴的照顾作用甚至已经"超过了子女的作用"[①]。

其次,从老年配偶内部关系这个微观背景来看,一方面,在大多数的婚配模式中,男性年龄往往都高于女性,因此从时间上来看,男性比女性更早进入失能期,老年女性配偶"更有机会"成为老年男性配偶的"照顾者"。有研究指

---

① 王来华、约瑟夫·施奈德:《论老年人家庭照顾的类型和照顾中的家庭关系》,《社会学研究》2000 年第 4 期。

出,当失能老人为男性时,主要照顾者是妻子,其次是媳妇、子女;当失能老人为女性时,主要照顾者是媳妇,其次才是子女、丈夫。① 换言之,女性老人照顾失能配偶的几率高于男性老人照顾失能配偶的几率。② 另有研究表明,与老年男性相比,老年女性失能状况与失能状况不公平程度均更为严重。虽然女性老年人比男性老年人失能发生率更高,失能程度更重,③但是,在获得照顾资源方面,老年男性却更容易获得由配偶或子女提供的照护服务。④ 另一方面,受传统的、父权社会的性别分工意识形态所影响,家庭内部的"性别分工"规定了女性应从事对家人的照料工作,男性特别是老年男性在性别分工影响下所累积的状态则是,对于照料家人的工作要么是不善于做,要么是不愿意做。对此,针对高龄老人家庭关系的调查数据也表明,老年男性对女性配偶的依赖程度远高于老年女性对男性配偶的依赖程度。⑤

（2）女性配偶的"照顾自觉"。

婚姻关系中对彼此照顾的承诺,再加上以上宏观、微观背景因素的影响,使得步入老年行列的老年女性配偶,只要是健康状况允许,大多都义不容辞地成为男性配偶的"主要照顾者"。对多数已婚女性老人而言,照顾失能配偶似乎是人生的必经阶段。而在这个照顾关系中,老年女性往往是非常"自觉"地承担起照顾责任。

样本 JLQ02（林阿姨）的老伴退休后不久就先后患有股骨头坏死、脑出血,

---

① 这有两种可能的解释:其一,当女性老人失能时,因婚配中年龄方面的"男高女低",所以许多女性老人的配偶已经不复健在,因而多由媳妇照顾;其二,即使老年女性的配偶仍然健在,然而在"男性不会照顾""媳妇本来就是要照顾公婆"等传统理念下,老年男性配偶往往也不提供照顾,而由媳妇提供照顾。

② 参见胡幼慧:《质性研究:理论、方法及本土女性研究实例》,台湾巨流图书公司 1996 年版,第 89 页。

③ 参见胡晓茜等:《中国高龄老人失能发展轨迹及死亡轨迹》,《人口研究》2019 年第 5 期。

④ 参见王哲斌、郑志杰:《中国中老年人失能状况公平性与影响因素研究》,《北京大学学报（医学版）》2020 年第 5 期。

⑤ 参见周云:《从调查数据看高龄老人的家庭代际关系》,《中国人口科学》2001 年第 S1 期。

目前已经无法行走,需要依靠轮椅移动,林阿姨照顾老伴 9 年时间,一方面自认为这份照顾责任理所当然,自己身体比老伴强,理应照顾;另一方面则是别无选择,因为只有 1 个儿子,儿子儿媳工作压力大,指望不上。

> 孩子他爸刚退休没几年,身子骨就不成了,先是膝盖疼、大腿疼,以为是关节炎,刚开始吧也没在意,人老了都有个这病那病的不是。后来说是股骨头坏死,走路都不成了;前年又得了脑出血,亏得(幸亏)发现得早……这些年就是走路不成啊,脑出血亏得是人没事啊,就是啥也干不成了啊,以前吧扶着走走还成,去年开始就不成了,坐轮椅了……这么些年就是我照顾啊,我这不身体还成嘛,比他强啊,我就照顾他啊……儿子和儿媳妇工作忙,不能指望他们。(样本 JLQ02 林阿姨)①

样本 LPL04(于奶奶)是所有受访者中年纪最长的,虽然她自己都已经是 83 岁的高龄了,但是一直还在承担着照顾老伴的工作。于奶奶的老伴因为早期患有白内障耽误了治疗,导致右眼失明,左眼也弱视,基本上看不清。于奶奶在老伴弱视、失明的这 10 多年的时间里,充当着老伴的“眼睛”,一直照顾着老伴的起居饮食。

> 都是给耽误了……那个时候也没办法,咱们也不懂,没文化,也没钱,也没个明白人商量,就给耽误了……唉,老头子本来身体都好好的。这会儿子就啥也瞅不着了,(他)心里头可都明白着……唉,俺能干个啥啊,就是他瞎了,俺这不是还能瞅见吗,就伺候着他吃吃穿穿,一年年的呗。(样本 LPL04 于奶奶)

样本 LYZ03(冯奶奶)也已经是 81 岁的高龄,照顾 85 岁高龄的失能老伴,照顾老伴的时间长达 20 年,是所有受访者中承担照顾任务时间最长的

---

① 本研究所引用的逐字稿材料在以不影响受访者原意的前提下进行文本的呈现,部分方言难以表达,进行了适度修改,或者加括号加以说明;另外,呈现的材料中所提及的人名均以化名形式呈现。

照顾者。冯奶奶的老伴多年前患有股骨头坏死,5 年前又得了脑血栓,常年卧床,吃饭、如厕等自理活动都需要冯奶奶照顾,虽然照顾强度比较大,自己身体状况也不太好,老伴儿有时候也脾气不顺还埋怨冯奶奶,但冯奶奶仍然觉得照顾老伴儿这都是"应该的",而且对老伴儿的照顾也已经成为一种习惯了。

> 门先(以前)吧还凑合着,他就是得歇着,就是干不了重活儿,我那个时候吧,也觉莫(感觉)着伺候着也挺轻快的……得了这个病之后吧,他就抖得厉害,就手抖,哪儿都抖,吃饭也吃不成了,上个茅子(厕所)也不成,他自个儿也气得慌,脾气也大,气儿大了也好呲打(不耐烦)我……我毛病也多了,这个颈椎疼,疼得厉害……老头子也不容易,唉,他也是气自个儿。老话儿说了,知冷知热是夫妻,两口子不就是这么着嘛,再者说了,我这么些年伺候他,哪儿哪儿都习惯了。(样本 LYZ03 冯奶奶)

2. 儿媳照顾者

"儿媳"这一家庭角色,是通过"儿子"这个中介、通过与儿子的婚姻关系,进而与老年人建构了延展性的关系。儿媳在女性家庭照顾者中,占据着非常重要的位置。本研究访谈的 14 位女性家庭照顾者中,儿媳照顾者有 6 位。其中,有 4 位儿媳照顾婆婆,有 1 位儿媳照顾公公,还有 1 位儿媳同时照顾婆婆和公公两人。

儿媳照顾公婆的责任是由儿子照顾父母的责任转嫁过来的,传统孝道文化所倡导的"养儿防老",虽然强调的是儿子的养老责任,但是在实际操作层面,受传统性别角色观念的影响,认为女性比男性更适合照顾老人,因此,对老年父母的日常照顾工作往往是由儿子的配偶——儿媳——实际完成的,即儿媳代替儿子实际上承担了照顾失能老人的照顾者角色。[①] 文化规范使儿子的

---

① 参见周云:《对老年人照料提供者的社会支持》,《南方人口》2003 年第 1 期。

照顾责任巧妙地由媳妇来完成,即儿子的照顾责任转嫁到了媳妇身上。① 特别是在传统观念相对比较浓重的农村地区,对儿媳的照顾者角色的期待更为明显,儿媳的照顾作用超过了儿子和女儿,被视为子代照顾者中最为重要的照顾者。②

通过对本研究中 6 位儿媳照顾者的访谈,可以发现她们对照顾公婆这一角色的认知有三种类型:主动型的选择、被动型的选择、交换型的选择。

(1)主动型的选择。即在主观上完全认同儿媳照顾者的角色,认为照顾公公婆婆是为人媳妇者应尽的责任和义务。持有这一理念的照顾者,一般都是年龄比较大的照顾者,受传统家庭观念影响比较大。样本 JSW02 曲阿姨、LYZ01 周奶奶、LYZ04 丁阿姨都持有这样的信念,并自述在照顾公公或婆婆的过程中都是尽心尽力。

样本 JSW02(曲阿姨)一向被社区里的居民视为"最美儿媳",她照顾偏瘫的婆婆有 11 年之久,而且婆媳关系很好,深受周围人的赞誉,曲阿姨的家庭还获评过社区的"最美家庭"。曲阿姨的婆婆 10 多年前患脑梗塞,术后留有后遗症,左侧偏瘫,后期发展为长期卧床,生活完全不能自理。曲阿姨对婆婆照顾得非常尽心,她觉得应该把婆婆当成自己的"娘家妈"来尽孝照料。

> 婆婆也和自己"娘家妈"一样,你把婆婆当成自己"娘家妈",你不是就能一样孝顺了? 你做媳妇的,不就是得有这个意识,不孝顺婆婆那还能做好媳妇吗? (样本 JSW02 曲阿姨)

样本 LYZ01(周奶奶)照顾婆婆也长达 13 年,相比于曲阿姨,周奶奶的传统观念更为强烈,她认为婆媳关系即是如此——媳妇照顾婆婆天经地义,她的婆婆也曾经历了照顾其婆婆的过程,她现在作为儿媳妇也来照顾婆婆,就如同接力一样。而且她是家中长媳,虽然婆婆强势,和儿媳关系都不好,但是周奶

---

① 参见温秀珠:《谁成为失能老人的照顾者?》,载胡幼慧主编:《质性研究、理论、方法及本土女性研究实例》,台湾巨流出版社 1995 年版,第 363—378 页。
② 参见夏传玲、麻凤利:《子女数对家庭养老功能的影响》,《人口研究》1995 年第 1 期。

奶自认为长媳有照顾婆婆的义务。

> 俺婆婆不也是这么过来的吗? 她那会儿子(那时候)也伺候俺
> 老婆婆(即丈夫的奶奶)好些个年头。……给儿子娶媳妇,老了老
> 了,可不就指望着媳妇能端盆端碗伺候着嘛……俺家老头子是长子,
> 俺是长媳,俺那几个妯娌都瞅着俺们呢……俺婆婆是那么个人,可俺
> 怎么着也是儿媳妇不是,俺又是长媳,怎么着俺也跑不了……(样本
> LYZ01 周奶奶)

(2)被动型的选择。认为照顾公公婆婆是在替丈夫尽孝、替丈夫完成照顾责任,是在丈夫无法进行照顾工作情形下的一种被动的选择。有学者认为,媳妇照顾者提供的是一种"责任式的照顾"方式,必须履行对于丈夫的婚姻责任与对子女的父母责任,为了维系家庭关系,照顾公婆成为其不得不作出的选择。① 样本 JLQ03 姚女士、样本 JSE01 齐女士照顾婆婆,自述都是在没有办法的情况下"替夫尽孝"。

样本 JLQ03(姚女士)的婆婆 5 年前患脑肿瘤,手术后后遗症多发,偏瘫、弱视,身边不能离人。姚女士的丈夫经商,生意繁忙,无法脱身照顾老人,又不放心雇其他人照顾,家人经过协商,姚女士无奈之下,不得不辞去在保险公司的工作,专职照顾婆婆。

> 我老公这个人吧,别的先不说,特别孝顺是真的,他就觉着他是
> 老大,就应该是他得多照顾父母……我婆婆病了这些年,他就坚持说
> 得我们照顾,可是他哪有时间啊? 他每天都早出晚归的,有时候都不
> 着家。中间我婆婆住院的时候也找过护工,可是照顾得不行,我老公
> 就说不行,外人不行。那就商量着,他又没时间,实在是不行了,还能
> 找谁啊,就我老公那个性格,就非得这样,那就得我替他尽孝吧……
> (样本 JLQ03 姚女士)

---

① 参见李佩君:《"爱的劳务"——以失能老人之家庭照顾为例》,台湾"国立"台北大学社会学系硕士学位论文,2009 年。

样本 JSE01(齐女士)也是因为丈夫在部队长年驻外,而不得不一个人承担起照顾患有尿毒症的婆婆的责任。

> 我婆婆最严重的时候,每个星期都得去做透析,我一个人还得照顾孩子,还得带着婆婆去医院,那段时间真是都快疯了……有时候我也受不了,就跟我老公说,这到底是你妈还是我妈啊……他着急也没办法,他回不来。(样本 JSE01 齐女士)

(3)交换型的选择。因为公公婆婆曾经帮助儿子儿媳照顾过孩子,或曾经给予过儿子儿媳小家庭其他方面的支持,作为对公公婆婆曾经支持的一种回馈,到公公婆婆年老失能时,儿媳承担照顾责任,这是一种"交换型"的选择。样本 JLQ01(杨阿姨)以及样本 LYZ04(丁阿姨)在对公公婆婆的照顾中,都有这方面的考量。

样本 JLQ01(杨阿姨)照顾公公婆婆两个人,照顾患有尿毒症的婆婆 8 年、轻度失智的公公 3 年。杨阿姨的公公婆婆在她最困难的时候帮她带大了 2 个儿子,所以杨阿姨认为她现在照顾公公婆婆是在"还情",即要偿还当年公公婆婆给予他们的支持。

> 我那个时候真的是难,生小儿子的时候难产,差点儿就活不过来了,然后身体一直恢复不好,现在我这腰疼的毛病也是那时候落下的病根,老大(大儿子)那时候也还小。……我那个时候又要强,工作上也不想落下。我婆婆那个时候就过来帮我带孩子,老大都是跟着她睡,后来两个都跟着她睡……那你不能光想着沾老人的光不是,你那个时候沾了老人的光了,你这个时候就得还啊,你得"还情"啊……(样本 JLQ01 杨阿姨)

3.女儿照顾者

虽然我国传统观念中对女儿照顾者角色的期待并不高,甚至有"嫁出去的女儿,泼出去的水"之说,女儿照顾的对象是其夫家的公公婆婆,而非娘家的父母;但是,随着社会发展、人口结构与家庭结构变迁带来的子女数量的降低、女性地位的提高、男女平等意识的增强等,人们对女儿与儿子的养老期待日渐趋同。国外的研究数据表明,在成年子女照顾者群体中,女儿作为照顾者承担照顾老年父母责任的数量远远高于儿子照顾者的数量。[1] 国内的多项实证研究也表明,女儿与其原生家庭的互动日趋紧密而频繁,成年女性较男性提供老年父母更多的实质性帮助;[2]女儿的地位和作用在我国老年人家庭照顾格局中日益凸显,并逐渐占据越来越重要的位置。[3]

本研究访谈的 20 位照顾者中,有 5 位女儿照顾者,4 位儿子照顾者,女儿照顾者的数量多于儿子照顾者。对女儿照顾者来说,其承担照顾娘家父母的责任,若非是无可选择的无奈之举,则大多基于两个前提:其一是有意愿照顾;其二是有能力照顾。

(1)无奈的女儿照顾者。

受生育政策及家庭结构变迁的影响,有些老年人特别是城市里的老年人拥有的孩子数量较少,在这种情况下,女儿承担老人照顾者的机会也增加了。当老人没有儿子,或儿子因某些原因无法承担照顾责任,或女儿自身处于某种无奈状态时,女儿会面临不得不照顾老人的局面。本研究中样本 JLY02(孙女士)、样本 JSW01(何阿姨)都属于"无奈的女儿照顾者"。

样本 JLY02(孙女士)就是这样一位"不得不"照顾母亲的女儿照顾者。孙女士处于两种无奈的境地:一方面,她离婚后没有房子居住,带着女儿一直住在母亲家里,母亲身体好的时候曾照顾她和女儿,在母亲患病后,她自然不能袖手旁观;另一方面,她虽然有一个弟弟,但弟弟远在西安,工作不稳定,也

① Cf.Hawranik.P.G.,Strain.L.A.*Health of Informal Caregivers*:*Effects of Gender*,*Employment*,*and Use of Home Care Services*.Prairie Women's Health Centre of Excellence Retrieved June,2000.from https://www.researchgate.net/publication/237727746_HEALTH_OF_INFORMAL_CAREGIVERS_EFFECTS_OF_GENDER_EMPLOYMENT.

② 参见陈燕祯:《我国老人照顾资源变迁之初探》,《社区发展季刊》2006 年第 114 期。

③ 参见唐灿、马春华、石金群:《女儿赡养的伦理与公平——浙东农村家庭代际关系的性别考察》,《社会学研究》2009 年第 6 期。

未成家，几年也不回来一次，也没有"儿子养老"的意识。

> 我不是一直住在我妈这里吗……我也真是没辙了，你说我妈现在这个样子，我不管谁管啊？……还有我那个弟弟，三十好几的人了，一点儿不着调（靠谱）啊，你跟他说什么"养儿防老"，那是对牛弹琴。他人都不回来，一年就是过年能见着，平常都见不着人，你能怎么着？我总不能跟他一样，也把老太太扔在这不管吧？（样本 JLY02 孙女士）

样本 JSW01（何阿姨）也是在无奈之下，不得不承担照顾失能父母的责任。何阿姨兄弟姐妹众多，有 1 个哥哥、2 个姐姐，但是在照顾父母的问题上，最终还是何阿姨这个女儿承担了照顾者的角色。哥哥和嫂子因为照顾父亲的问题经常吵架，甚至一度闹过离婚；两个姐姐年纪大，身体不好，也无力照顾父母。在这种情况下，何阿姨只得接下照顾父母的工作，成为"无奈的照顾者"。

> 这十来年都是这么个样子，没办法……你都说养儿防老、养儿防老，那也得有那个福气是不，我家这两个老的（指父母）是没这个福气……摊上（遇上）我嫂子那样的儿媳妇，你就啥都别想了……要不是有我们这么几个闺女，我父母那现在不知还得遭多少罪呢……我上头还有两个姐姐，（她们）身子骨不行，就得靠我了……（样本 JSW01 何阿姨）

（2）有意愿的女儿照顾者。

有的女儿照顾者因为与父母感情深厚，即使家中还有其他兄弟，即使自己各方面包括经济条件并不是最好，但是基于与父母的感情，女儿仍自愿承担起照顾父母的责任。本研究中样本 LPL02（贾奶奶）就是这样一位女儿照顾者。

贾奶奶是家中长女，父亲在她十几岁时就病逝了，她与母亲相依为命，并起到了"长姐如母"的作用，一直帮衬着一个弟弟和两个妹妹。在这个过程中，她和母亲的感情也比几个弟弟妹妹更为深厚。母亲身体还能行动时，分别在两个妹妹家轮住过，在母亲身体状况恶化并出现轻度失智之后，母亲开始不认人了，但是一直念叨着贾奶奶的小名儿。贾奶奶就把母亲接到身边来照顾。

> 俺娘年轻时是遭了罪的，那时候就只能指望着俺……俺把两个妹妹带出去的，还帮着俺妹妹们找对象、成家，俺娘都说俺是有功的……俺娘不认人了，俺妹妹说她成天（每天）就叨叨着俺的名字，俺一听就流泪了，再怎么着，俺也得把俺娘接过来，在俺身边，俺心里也踏实……（样本 LPL02 贾奶奶）

（3）有能力的女儿照顾者。

这里所讲的"有能力"，其一是指经济方面拥有财力能力；其二是指在家庭事务中拥有照顾的时间，从而具有时间能力。

首先，具有经济实力的女儿，有经济能力为老年父母提供照顾。

随着女性经济社会地位以及家庭地位的提高，女儿在老年父母照顾体系中的作用更加凸显也更加重要，女儿不仅有意愿照顾老年父母，而且也有能力照顾老年父母。有学者指出，在某种程度上，女儿照顾者呈现出比儿子照顾者还要更强的养老责任感。[①] 本研究中样本 JSW04（高女士）就是这样一位有能力的女儿照顾者。

高女士是一位事业有成的女强人，经营着一家规模较大的美容院，经济条件很好，因为忙于事业，一直也没有结婚。她还有两个哥哥，条件都不及她。母亲因腿部开刀行动不便后，曾在哥哥家住过一段时间，但是因为和嫂子关系处不好，母亲心情也不好。高女士于是暂停事业，将美容院暂时转给她的朋友经营，她专心照顾母亲。

> 我妈其实脾气不太好，和我两个嫂子都处不好……我妈对我从小也管得严，但是也跟我最亲，她那个时候就是动不了那会儿，就想到我这来。那我就说没关系，我来照顾就好了。我有这个能力，我也不在乎我两个哥哥出不出钱什么的……我就先停下（经营美容院），

---

① 参见吴元清、风笑天：《论女儿养老与隔代养老的可能性——来自武汉市的调查》，《人口与经济》2002 年第 5 期。

我不能让我妈这么难受下去。(样本 JSW04 高女士)

其次,在家庭事务中拥有照顾时间,在时间层面上有能力为失能老年父母提供照顾。

在父系脉络中,孝道的执行、照顾关系的形成,因性别而有所差异。婚姻状况决定女性尽孝道的对象,结婚后孝顺和照顾公婆被视为是第一顺位,因此,当娘家的父母需要照顾时,已婚的女儿往往面临两难的境地,有学者将成年的女儿称为"夹在中间的女性"。[①] 这样的社会规范虽然不合理却又根深蒂固于传统观念中。因此,女儿照顾者如何能够在这种传统观念背景下实现对原生家庭老年父母的照顾? 一般来说,当女性在婆家的照顾时间能够允许或调整好的情况下,才有可能实现对老年父母的照顾,也就是说,在时间层面上能够保证女儿的照顾可能性。

如,样本 JLY02(孙女士)离异,样本 JSW04(高女士)未婚,她们没有在婆家的照顾任务;另一方面,女儿照顾者在承担娘家父母的照顾责任时,往往是在婆家已经没有了繁重照顾任务的前提下才能实现的,如样本 LPL01(赵阿姨)的公公过世、婆婆在东北由丈夫的哥哥负责照顾,样本 JSW01(何阿姨)、样本 LPL02(贾奶奶)的公公婆婆均已过世。由此可见,女性能够在夫家的家庭关系中获得时间上的允许,才有可能没有后顾之忧地照顾娘家父母。

> 好在呢我是婆家那边没啥负担。我公公已经不在了,婆婆也不用我照顾,在东北呢,我大伯哥(丈夫的哥哥)他们照顾她呢……那可不是嘛,要是婆家需要我们照顾,那我们哪还能有这时间精力啊。那可能也不能回来了,还在东北呢。(样本 LPL01 赵阿姨)

4. 母亲照顾者

为失能老人提供照顾的女性照顾者群体中,母亲照顾者是比较特殊的一个类型。一般而言,因为受年龄因素限制,母亲照顾者往往是指年轻母亲照顾

---

① 参见温秀珠:《谁成为失能老人的照顾者?》,载胡幼慧主编:《质性研究、理论、方法及本土女性研究实例》,台湾巨流出版社 1995 年版,第 363—378 页。

婴幼儿,但是,在一些特殊情况下,也会有高龄母亲继续照顾已经步入老年阶段的子女。在本研究中,即有这样 1 位老年母亲照顾者——样本 LPL04(于奶奶),于奶奶在照顾丈夫的同时,还在照顾其 61 岁的儿子。

于奶奶的儿子 61 岁,因酒后骑摩托车出了车祸,摔断了腿,行动不便,他的妻子多年前离家出走,至今没有消息,而且也没有子女,在这种情况下,许多事情还得依靠已经 83 岁高龄的于奶奶给予照顾。

> 你说还有啥法呢?……俺就这么一个儿啊。俺这儿啊也是命不好,到了啊(到头来)啥也没着落,老婆不知道跑哪了,又没个一儿半女的……你说俺要是早死了吧,俺也就利索了,省心了,俺这老命还活着,俺总不能不管不顾他吧……(样本 LPL04 于奶奶)

(二)照顾责任女性化的理论分析①

老年人照顾责任呈现出明显的女性化特征,老年女性配偶、儿媳、女儿、以及老年母亲等,这些女性家庭成员往往承担着失能老人照顾者的角色。那么,这种"照顾责任女性化"形成的原因,除了前文中我们所述及的各种主客观的因素之外,从理论层面上如何来进行阐释?综合学界关于照顾责任的性别差异分析,对于照顾责任女性化的理论分析,主要有以下 4 种观点。

1. 依附理论

依附理论源自于心理学者针对婴幼儿与母亲关系的研究,后经西西雷利·维克多(Cicirelli Victor)将依附理论由婴幼儿与母亲的照顾关系,扩展至成年子女与老年父母的照顾关系,婴幼儿的依附关系只有"寻求照顾"系统,而成年人的依附关系包括"给予照顾"系统。② 依附理论在分析女性照顾者角

---

① 关于"照顾责任女性化"原因的分析,本部分内容主要参考了笔者《"照顾责任女性化"及其理论探讨》一文,发表在《妇女研究论丛》2011 年第 2 期。

② 参见[美] Rosemary Blieszner 等:《老年与家庭——理论与研究》,林欧桂英等译,台湾五南图书出版股份有限公司 2007 年版,第 195 页。

色的形成原因时认为,与男性相比,女性更容易发展出亲密人格互动关系的能力与需求,以及回应他人需求的能力;另一方面,女性对被照顾者有更为强烈的情感依附需求,女性唯有通过照顾他人才能获得自我实现。①

2.关怀伦理理论

关怀伦理理论由卡罗尔·吉利根(Carol Gilligan)提出,该理论的主要核心是认为男女两性的道德发展方式存在差异,女性的道德发展过程强调关怀伦理和责任感。吉利根指出,与男性注重个人主义及权利不同,女性的道德发展过程中注重对特定对象负责,强调人与人之间的相互依赖,女性的生活方式及自我是以通过关怀照顾的方式来回应他人进行建构的。② 关怀伦理理论将女性和照顾责任直接关联起来,认为女性更注重情感、感觉以及他人的需要,而女性也经历了"敏感他人需求"和"提供照顾责任"的道德训练,因而女性比男性更能够负责照顾孩子、病人以及老年人。③

3.性别角色理论

性别角色理论最常被用来解释女性照顾者形成的原因。性别角色理论认为,女性担负照顾者的责任与角色,是个人被训练或内化的结果,即社会化过程对女性进行性别角色塑造的结果。该理论在界定性别角色规范时,男性被期待担任"工具性"角色,承担着供养家庭的任务;而女性则被期待执行"情感性"角色,从事家务与照顾工作,担任主要照顾者的责任。在性别社会化的过程中,女性习得了这种"照顾"特质,多数女性内化这些有关女性的角色规范,把照顾他人视为自己的主要责任,从而使得女性在家庭领域内担任照顾者角色,如女儿、妻子、母亲、媳妇等。格伦(Glenn)在《"被迫照料":美国社会中的压迫与照料》一书中指出,女性用"自然""被期望""做正确的事情""如果我

---

① 参见萧佳华、黄郁茹:《从关怀伦理学探讨儿童照顾——性别? 正义? 伦理?》,载《台湾幼儿健康照顾与教育研讨会论文集》,2009 年,第 44 页。

② 参见[美]卡罗尔·吉利根著,肖巍译:《不同的声音:心理学理论与妇女发展》,中央编译出版社 1999 年版,第 176—179 页。

③ 参见肖巍:《性别与超越——关怀伦理学的两种模式》,《妇女研究论丛》1999 年第 2 期。

不照顾会觉得内疚"来描述她们照顾生病或残疾的家庭成员。① 说明女性内心深处将"照顾者"角色设为自己应该扮演的角色。

4. 女性主义理论

女性主义学者认为,因为受到父权意识形态的影响,照顾工作一般被视为低技术、无变化、琐碎、耗时、需要时间及情感的投入,并将照顾工作进行了性别化的分工,认为这样的工作是属于女性气质(faminity)的工作,将其归类为女性的工作,认为照顾是女性的天性禀赋和家庭责任。女性作为妻子、母亲和女儿的角色,被要求从事这些无酬照顾劳动。而在现有的工作价值体系中,只强调男性为主的有偿工作价值而忽略无酬照顾劳动的价值,因此,女性的照顾工作被掩盖在家庭内,成为一种"看不见"的工作。有学者指出,照顾活动和照顾责任强化了女性在家庭和社会中的不利处境②,隐含了深刻的剥削本质,表现为对女性的"剥削"以及女性的"自我剥削"③。

二、家庭照顾者角色老龄化

家庭照顾者角色老龄化,意即照顾者与被照顾者出现双重老化现象(简称"双老家庭"),"老年人照顾老年人"④的现象开始出现并呈日渐增多之趋势。作为照顾者的老年人,其家庭角色和照顾关系主要包括三类:一是老年配偶照顾老年配偶;二是老年子女照顾高龄父母;三是高龄父母照顾老年子女。其余还有老年手足之间的照顾等。其中,当前社会"老老照顾"中的主要照顾关系以"老年配偶照顾老年配偶"和"老年子女照顾高龄父母"为主。日本

---

① Cf. Evelyn Nakano Glenn. *Forced to Care: Coercion and Caregiving in America.* Cambridge, Massachusetts: Harvard University Press, 2010: 89.

② Cf. Daly, M. "Care As A Good For Social Policy." *Social Politics* 9.2(2002): 251-270.

③ 参见刘梅君:《建构"性别敏感"的公民权》,载刘毓秀主编:《女性·国家·照顾工作》,台湾女书文化1997年版,第196页。

④ "老年人照顾老年人",也有学者将其称为"老人养老""老老照护""银发人照顾银发人"等现象。

2004 年针对"老老照顾"的调查资料指出,在高龄者照顾高龄者的关系中,老年配偶间的照顾占了近 60%,老年子女对高龄父母的照顾占 36.2%。① 2014年中国老年社会追踪调查的数据也显示,在老年人照顾者群体中,老年配偶照顾者占比最高,占照顾者总数的 39.54%。② 但是,正如有研究指出,老年照顾者尤其是高龄照顾者是"照顾者群体中的弱势",③当前无论在学术研究领域还是在实务政策领域,并没有考量家庭照顾者年龄方面的差异,对老年照顾者的关注度是极为缺失的。

本研究中的 20 位照顾者,年纪在 60 岁及以上的老年照顾者有 10 人,占受访者总数的一半;而且,70 岁及以上的老年照顾者有 5 人。可见,本研究中所访谈的对象也呈现出照顾者年龄以中高龄为主的特点。在 10 位老年照顾者中,老年配偶照顾者有 4 位,老年子女照顾者④有 6 位。其中,有 1 位老年配偶照顾者同时也是一位老年母亲照顾者,在照顾老年配偶的同时,还在照顾其 61 岁的儿子(样本 LPL04 于奶奶)。

(一)老年配偶照顾者

前文已经述及老年配偶照顾者形成的宏观背景,包括社会文化、人口结构、家庭结构、代际关系的变迁等因素,使得家庭内照顾资源紧缩,在家庭照顾能量与人力均出现紧缺状态时,已经进入老年生命阶段,但是身体还未失能的老年配偶,开始越来越多地承担起照顾失能配偶的任务,成为"老年配偶照顾

---

① 参见徐震:《社会老年学——老年人口的健康、福利与照顾》,台湾洪叶文化事业有限公司 2014 年版,第 42 页。

② 参见宋靓君等:《"老有所为"理论视阈下的老年配偶照顾者之价值重构》,《中国卫生政策研究》2018 年第 1 期。

③ 参见黄蓉:《高龄者照顾失能老人经验学习历程之研究》,台湾"国立"中正大学成人及继续教育所硕士学位论文,2008 年,第 11 页。

④ 此处的"老年子女照顾者"包含失能老年人的子女及子女的配偶,即儿媳/女婿。

者"。有研究显示,现代社会中老年夫妇愈来愈倾向相互依存的模式。① 这样的"双老家庭"在当前社会已呈日益增多的趋势。本研究中共有 4 位老年配偶照顾者,其中,有 3 位是老年女性照顾老年男性配偶,1 位是老年男性照顾老年女性配偶。

前文在讨论"老年女性配偶照顾者"时,分析了女性配偶照顾者角色受社会宏观背景与家庭微观背景的双重形塑,并且老年女性配偶具有高度的"照顾自觉"意识。那么,如果忽略性别的因素,从总体上来看,与其他家庭角色的照顾者相比,老年配偶照顾者具有哪些特点?

1. 老年配偶之间的"老来伴"

老年配偶之间的照顾关系基于婚姻纽带而形成,婚姻是夫妻二人在情感及法律上的承诺,而使彼此分享相互之间的情感、身体接触、经济资源,以及不同的人生任务。② 夫妻之间经由年轻时期的相处相爱进入婚姻,经历了中年时期共同对孩子的抚育,抑或又经历了步入初老时期对高龄父母的赡养,之后到夫妻双方进入照顾者与被照顾者都为老年人的"双老家庭"——夫妻都已年迈、其中一方失能、一方成为照顾者。生命历程流转至此的双老家庭,存续的夫妻间的照顾关系,某种程度上可以视为一种双向的依附关系,相依为命的情感联结在老年配偶之间是非常显见的现象。

正如受访者所言"少年夫妻老来伴",老年配偶之间的照顾关系,真正印证了这句话。对于老年夫妻而言,共同经历了人生阶段的大部分生命任务,到了老年阶段,才是真正的人生相互支撑的开始。在生命晚期,老年人可用于处理失能的资源变少,而长久的夫妻关系提供给老年人较高的安全感,在老年人

---

① 参见林松龄:《老人社会支持来源与老人社会需求:兼论四个社会支持模式》,转引自陈燕祯:《老人服务于社区照顾:多元服务的观点》,台湾威仕曼文化 2009 年版,第 47 页。

② Cf.Olson, D.H. , and J.Defrain.*Marriage and the Family : Diversity and Strengths.*Mayfield Publishing, 2012.

依恋的对象分层中,对配偶的依恋占据着重要地位。① 对许多配偶照顾者来说,提供照顾是一种爱的行动,以此去回报失能的另一半所提供的多年的爱与支持。当一个人失能时,其最能依靠的、最先依靠的,就是一起生活了几十年的配偶。相比于其他照顾者,配偶与被照顾者的关系更密切,对被照顾者的情况更加了解,能够给予被照顾者更贴切也更个人化的照顾。②

本研究中的老年配偶照顾者在谈及对老伴儿的照顾时,大多反映出老年配偶之间的这种不离不弃和相互陪伴,以及对几十年婚姻关系的一种坚守和承诺。只要自己身体还好,就会一直照顾失能老伴;而且,这种照顾行为对老年配偶来说已经成为一种"习惯"。

> 老伴儿老伴儿,老来是伴儿嘛。你说他(身体)不好,你就得照顾他,天经地义啊,这个事就该你,你不来照顾谁照顾,是不是啊?……这么些年就是我照顾啊,我这不身体还成嘛,比他强啊,我就照顾他啊……要是换成是我(失能),他也得这么照顾我,你说是不是?(样本 JLQ02 林阿姨)

> ……别说是瞅不着了、动不了了,你说就是平常有个头疼脑热的,找谁去啊?还不得找自己家里头的(指老伴儿)?……唉,俺能干个啥啊,就是他瞎了,俺这不是还能瞅见吗,就伺候着他吃吃穿穿,一年年的呗。(样本 LPL04 于奶奶)

> 老话儿说了,知冷知热是夫妻,两口子不就是这么着嘛,再者说了,我这么些年伺候他,哪儿哪儿都习惯了。(样本 LYZ03 冯奶奶)

> 你现在在这儿着急吧,说也好、骂也好、打也好,就说这个意思,还是老伴,你到时候,摊上这个事儿了,你就得照顾,这就没啥可说的了。(样本 LPL03 马大爷)

---

① 参见陶裕春:《失能老年人长期照护研究》,江西人民出版社 2013 年版,第 49 页。

② 参见吕宝静:《老人照顾:老人、家庭、正式服务》,台湾五南图书出版股份有限公司 2001 年版,第 10 页。

2. 老年配偶之间的"老来绊"

对一个家庭来说,要善尽照顾家中失能成员之责任是件艰辛的任务,对老年配偶来说尤其如此。老年配偶对失能配偶的照顾,一方面是相互陪伴和扶持的"老来伴";另一方面,也可能使老年配偶照顾者体验到照顾负担与压力的"老来绊"。

失能配偶的疾病与生理状况,以及接踵而来的照顾工作,使得老年夫妻双方需要重新调整婚姻的关系与角色。过去的婚姻关系与角色受到配偶失能的影响会发生一系列变化,该如何面对已经失能的配偶,以及该如何应对配偶失能后家庭关系的变化,对老年配偶照顾者而言是非常大的挑战。与此同时,作为同样步入老年阶段的配偶,在照顾失能配偶的过程中,常常必须面临被照顾者与自己本身身心需求的相互竞争。在这种需求存在竞争的情况下,夫妻之间的道义责任则敦促老年配偶照顾者通常仍会不惜代价地持续提供照顾,直到他们自身的健康恶化难以为继。因此,与其他照顾者相比,配偶照顾者往往会体验到较高层次的负担和个人自由的限制。①

样本 LYZ03(冯奶奶)照顾失能的老伴 20 年之久,虽然已经将这种照顾视为一种"习惯",但同时也深感照顾过程带给她的这种"牵绊",让她觉得喘不过气来。

> ……我也想歇歇,也想着喘口气儿,这么些年……我就想着要是哪天我一蹬腿就解放了,我就能彻底歇歇了,可我不闭眼,可不就得这么靠着(熬着)。(样本 LYZ03 冯奶奶)

样本 LPL03(马大爷)照顾患脑溢血的老伴 5 年,一方面,他觉得照顾老伴儿是义不容辞的事情,"不能委屈她";另一方面,又没有做好照顾老伴儿的准备,他一直觉着应该是自己先失能由老伴来照顾他,他没有做好自己成为照顾者的准备,而"照顾者"的角色让他感觉到自己"被拴住",受到了很大的限制。

---

① Cf. Horowitz, A. "Family Caregiving to the Frail Elderly." in M. P. Lawton & G. L. Maddox (eds.) *Annual Review of Gerontology and Geriatrics* 5.1(1985):194-246.

没想着是她先倒下的……(照顾她)不行也得行了,没法啊。对啊,没想到啊,还想着哪天我不行了得是她照顾我的……我这一天天的都走不了,离不了人,这算是被拴住了……那可不是,现在就是把我给拴得死死的,想干个啥事,一想着你大娘这个样子,唉,得了,啥也干不了,啥心思也没了……(样本 LPL03 马大爷)

由上可知,婚姻关系是照顾关系的重要基础,加入"失能"或"老化"的因素后,配偶变成照顾者,最明显的变化在于相互间的情感与依附同时存在,某种程度上,以往的夫妻间的热情转化为忠诚,依凭这种对婚姻、对配偶的忠诚,照顾者承担着失能配偶的照顾责任。

(二)老年子女照顾者

伴随着老年人口死亡率降低和不同出生队列进入老年人口行列,我国人口高龄化的趋势异常迅速。据预测,高龄老年人口年均增长 100 万人,到 2050 年高龄人口数量将增长至 1.07—1.50 亿人。[1] 高龄老人数量的激增,意味着越来越多的高龄老人其子女也步入老年阶段成为低龄老年人。[2] 有学者指出,代际间年龄差距小,两代人同时进入老年的可能性增大。[3] 从家庭照顾的角度来说,这就意味着低龄老年人照顾高龄老年人的现象会越来越多,老年子女照顾者所占的比重有可能会持续加大。

本研究中受访者有 6 位老年子女照顾者,其中 4 位是老年子女照顾高龄父母,有 1 位是老年儿媳照顾高龄婆婆,还有 1 位是老年女婿照顾高龄岳父。与其他照顾者相比,老年子女照顾者的照顾对象及照顾活动具有其特殊性:

---

[1]　参见董彭涛、翟德华:《积极应对人口老龄化成为中央的战略部署》,《中国老龄事业发展报告(2013)》,社会科学文献出版社 2013 年版,第 3 页。

[2]　参见于宁:《少子老龄化背景下的低龄老人代际负担——以上海为例》,《社会观察》2008 年第 8 期。

[3]　参见周云:《家庭成员年龄特点与家庭养老》,《中国人口科学》2000 年第 2 期。

1. 照顾对象的特殊性

老年子女照顾者的照顾对象包括其父母,或公公婆婆、岳父岳母等。这些照顾对象/被照顾者具有以下特殊性:

首先,高龄化,照顾者本身已经步入老年,其照顾的父母/公婆/岳父母等长辈,其年龄大多为 80 岁以上的高龄。本研究中 6 位老年子女照顾者照顾的 6 位长辈,年龄最长者为 98 岁,最低者为 85 岁,都处于高龄阶段。

其次,女性化,由于女性的寿命比男性长、结婚早以及婚配模式"男大女小"等因素的影响,使得高龄女性进入失能阶段时,其男性配偶大多已经去世,所以导致老年子女接手照顾的往往是其高龄母亲/婆婆/岳母。本研究中 6 位老年子女照顾者照顾的 6 位长辈,女性有 4 人,男性有 2 人。

最后,失能程度深,一般而言,失能程度与年龄是呈正比的,年龄越大,身体机能退化越严重,失能程度也越深。本研究中的 6 位高龄被照顾者,均处于生活不能自理阶段,要么因患病导致偏瘫,要么因老化引起的各种慢性疾病导致身体各项功能退化无法自理。

2. 照顾活动的特殊性

老年子女照顾者为其高龄长辈提供的照顾活动,因照顾对象的特殊性,照顾活动也具有特殊性:

其一,照顾活动项目更多。因为照顾对象的高龄化、失能程度高,因此,老年子女照顾者需要为照顾对象提供的各项照顾活动项目更多、内容也更为复杂。以本研究为例,6 位老年子女照顾者为 6 位高龄失能老人提供照顾,由表 4-3 可以看出,6 位照顾者(JLY01(王大爷)、JLQ04(李大爷)、JSW01(何阿姨)、LPL01(赵阿姨)、LPL02(贾奶奶)、LYZ01(周奶奶))对应的 6 位被照顾者,除样本 JSW01(何阿姨)的母亲之外,需要提供的照顾活动包括 ADLs 和 IADLs 两大类,数量合计最少 11 项,最多则包含全部 12 个照顾活动项目。

其二,照顾活动强度更大。老年子女照顾者为其高龄长辈提供的照顾活动不仅项目多,而且照顾活动强度更大、难度更大。特别是随着高龄老人的失能程度加大,其 ADLs 和 IADLs 方面的能力就更弱,需要照顾者提供"全程协助项目"的数量就更多,意味着照顾者要付出更多的时间、精力到照顾活动中。从表 4-3 中亦可看出,对 6 位高龄失能老人的照顾中,只有 2 位失能老人需要的"全程协助项目"在 6 项以下,其余几位失能老人需要其老年子女提供"全程协助"的照顾活动都比较多,表明老年子女的照顾活动强度很大。

(三)高龄父母照顾者

一般来说,受年龄的限制以及照顾体系中家庭角色的传统安排,父母照顾者往往是指父母年轻时期对婴幼儿的照顾,较少有照顾老年子女的父母照顾者。但是,随着现代社会人寿命的延长,在一些特殊情况下,也会存在高龄老年父母照顾低龄老年子女的状况。有学者指出,这部分特殊的老年父母照顾者被视为"非标准模式"的家庭照顾者。①

特别是针对一些特殊的被照顾者而言,在其步入老年之后,生活所依赖的照顾者自然就是高龄父母,如,智能障碍者的照顾者绝大多数都是其父母,随着智障者进入老年阶段,其父母也步入高龄老迈的阶段。有学者将家中存在智障者与高龄照顾者的双重需求状态,称为"双老家庭"或"憨老家庭"②。除智障者家庭中会出现高龄父母照顾者,也有一些家庭因出现意外情况,导致成年子女不能自理,在缺乏必要的照顾资源和照顾人力的情况下,高龄父母如果还健在,则会承担照顾老年子女的照顾任务。如,本研究中样本 LPL04(于奶奶)已经是 84 岁高龄,但是还需要照顾因车祸残疾的 61 岁的儿子。

---

① 参见[美]Rosemary Blieszner、Victoria Hilkevitch Bedford 著,林欧贵英等译:《老年与家庭:理论与研究》,台湾五南图书出版公司 2006 年版,第 98 页。
② 参见邱泯科:《长期照顾概论:社会政策与福利服务取向》,台湾洪叶文化事业有限公司 2013 年版,第 101 页。

三、家庭照顾者角色多重化

失能老人家庭照顾者除承担着照顾者角色之外,同时还可能承担着其他的角色,往往需要在兼顾与平衡多重角色之间付出艰辛的努力。一方面,照顾者在家庭内部承担的角色相互叠加;另一方面,家庭领域内的照顾角色与公共领域的工作角色相互叠加。

(一)家庭内部多重角色相叠加

家庭内部多重角色的叠加,是指照顾者在家庭内部扮演的角色并不是单一的,而是扮演着多重角色,每一种角色都意味着不同的责任,都对应着社会对这种角色的期待以及附加给该角色的义务。

相对于被照顾的失能老人而言,照顾者可能以配偶、子女、儿媳、女婿等身份来实践"照顾者"这个角色,需要完成"照顾者"角色所要承担的任务和责任;但是与此同时,家庭是一个由不同角色集合而成的场域,照顾者在这个场域中,同时又承担着夫/妻、父/母、子/女等家庭角色,这些家庭角色同样对照顾者提出了相应的责任和要求。一个女性照顾者,可能是失能老人的儿媳,同时又是家中丈夫的妻子、孩子的母亲、娘家父母的女儿等,于是,儿媳照顾者、母亲、妻子、女儿,这几重身份角色都叠加于一人身上。

表 5-1 是本研究中受访的 20 位失能老人照顾者承担的主要家庭角色及工作角色的基本状况。

表 5-1　失能老年人照顾者承担家庭/工作角色状况一览表

序号	样本编码	年龄	与被照顾者的关系	其他主要家庭角色	是否承担工作角色*
1	JLY01(王大爷)	65	儿子	丈夫、父亲	×
2	JLY02(孙女士)	38	女儿	母亲	√
3	JLQ01(杨阿姨)	56	儿媳	妻子、母亲、女儿	×

序号	样本编码	年龄	与被照顾者的关系	其他主要家庭角色	是否承担工作角色*
4	JLQ02（林阿姨）	66	妻子	母亲、奶奶	×
5	JLQ03（姚女士）	42	儿媳	妻子、母亲、女儿	√̸
6	JLQ04（李大爷）	68	女婿	丈夫、岳父	×
7	JSE01（齐女士）	42	儿媳	妻子、母亲、女儿	√
8	JSE02（邢先生）	40	儿子	弟弟	√
9	JSW01（何阿姨）	63	女儿	妻子、母亲	×
10	JSW02（曲阿姨）	57	儿媳	妻子、母亲	√
11	JSW03（徐大爷）	53	儿子	丈夫、父亲	√
12	JSW04（高女士）	40	女儿	妹妹	√̸
13	LPL01（赵阿姨）	66	女儿	妻子、母亲、妹妹	×
14	LPL02（贾奶奶）	74	女儿	母亲	×
15	LPL03（马大爷）	78	丈夫	父亲、儿子	√̸
16	LPL04（于奶奶）	83	妻子/母亲	—	×
17	LYZ01（周奶奶）	71	儿媳	妻子、母亲	×
18	LYZ02（吴先生）	47	儿子	丈夫、父亲、弟弟	√
19	LYZ03（冯奶奶）	81	妻子	母亲、奶奶	×
20	LYZ04（丁阿姨）	57	儿媳	妻子、母亲、奶奶	×

说明：是否承担工作角色，×表示未承担或已退休；√表示正在承担工作角色；√̸表示工作角色有中断。

从表5-1中可以看出照顾者的家庭内部角色重叠方面存在以下几个特点：

（1）儿媳照顾者的角色多重化特点更为突出。

儿媳除承担失能老人的照顾者角色之外，同时扮演的其他家庭角色较多，一方面来自夫家的家庭角色，如妻子、母亲等，另一方面则来自娘家的家庭角色，即女儿。随着女性地位的提升，女儿在娘家的重要性也日渐凸显。因此，儿媳照顾者既要兼顾夫家内部的多重角色，同时还要兼顾和平衡其在夫家与娘家的多重角色。如，样本JLQ01（杨阿姨）、JLQ03（姚女士）、JSE01（齐女士），都是身兼夫家的儿媳、妻子、母亲及娘家的女儿数个角色，在夫家承担照顾者角色、兼顾妻子和母亲角色的同时,还要以女儿的身份顾及娘家的事情。

样本JLQ03(姚女士)在丈夫的要求下,辞职专门照顾失能的婆婆,其在夫家主要的家庭角色包括儿媳照顾者、妻子和母亲,但同时,她也是娘家唯一的女儿,娘家的许多事情也还是会关涉到她。

> 我父母就我这么一个女儿,我娘家还有1个哥哥和1个弟弟。其实我母亲身体也不太好,之前我婆婆没瘫痪的时候,我还偶尔能把我父母接过来住段时间。现在我婆婆这个样子,我也没办法让他们过来了,心里面还是很挂念他们……他们现在是和我哥哥一家住,也经常闹矛盾,我母亲就打电话给我,她有什么话好(喜欢)跟我说,我就尽可能地安慰她呗,背后再和我哥嫂那边协调协调。(样本JLQ03姚女士)

而作为女儿身份的照顾者,既是娘家的女儿,同时也可能是婆家的儿媳,但是相比较而言,女儿照顾者的角色叠加现象没有儿媳照顾者那样突出。一方面,女儿照顾者并不一定同时兼具儿媳身份,如本研究中的样本JLY02(孙女士)离异,样本JSW04(高女士)未婚;另一方面,女儿照顾者在承担娘家父母的照顾责任时,往往是在婆家已经没有了繁重照顾任务的前提下才能实现的,如样本LPL01(赵阿姨)的公公过世、婆婆在东北由丈夫的哥哥负责照顾,样本JSW01(何阿姨)、样本LPL02(贾奶奶)的公公婆婆均已过世。

(2)高龄照顾者家庭内部角色相对简单,角色多重化现象不严重。

对于高龄照顾者来说,因为年龄已经偏高,其承担的各类角色处于渐次减少的状态,是处于"角色退出"的过程。因此,无论是儿媳还是其他家庭成员照顾者,虽然仍然会兼具其他家庭角色,但同时承担的其他家庭角色大多不超过2个。如本研究中的样本LPL02(贾奶奶)、LPL04(于奶奶)、LYZ01(周奶奶)、LYZ03(冯奶奶),年龄都在70岁以上,她们同时承担的其他家庭角色都在2个以内。

（3）部分照顾者扮演着双重照顾者的角色，承担着双重的照顾任务。

部分照顾者除了承担着家中失能老人照顾者的角色之外，同时还是其他家庭成员的照顾者，承担着双份的照顾任务。如，本研究中之样本LPL04（于奶奶）一方面是其丈夫的照顾者，同时又是其老年儿子的照顾者，对于奶奶来说，她是"老年妻子照顾者 + 老年母亲照顾者"的双重身份照顾者。此外，本研究中还有部分照顾者一方面在照顾失能老人，另一方面还承担着隔代照顾孙辈的任务。如，样本JLQ02（林阿姨）、LYZ04（丁阿姨）都是这样的双重照顾者。

样本JLQ02（林阿姨）夫妇与儿子家住得很近，林阿姨既要照顾不能自理的老伴儿，同时还要帮着儿子儿媳妇照料6岁的小孙子。样本LYZ04（丁阿姨）也是一面要照顾左侧偏瘫的公公，一面要照顾她的4岁小孙子。

他们（儿子儿媳）在铁路上都特别忙……小孙子都是我帮着带，没上幼儿园的时候，小孙子基本上都是跟着我，反正就是一老一小，我得伺候着……现在（小孙子）上幼儿园了，离着我这儿也近，那就是我去接送。（样本JLQ02 林阿姨）

俺这个小孙子可是个小猴子，上蹿下跳皮得不得了。唉，你招呼（照顾）他比招呼俺那瘫了的公公还困难呢……可不就是嘛，一个动不了，一个坐不住……这么些年不知道怎么过来的了，反正就是脚不沾地，上面是俺公公，下面是俺孙子……（样本LYZ04 丁阿姨）

（二）照顾角色与工作角色相叠加

由表5-1中可以看出，部分照顾者在承担着照顾角色的同时，也在承担工作角色，照顾者面临着家庭领域内照顾角色与公共领域内工作角色相叠加的挑战。也就是说，照顾者一方面要在家庭内承担着照顾失能老人的任务以及其他家庭角色的责任，同时还可能要肩负着家庭外的工作角色，身兼照顾者与工作者两大主要角色，其多重角色叠加的层次更多、程度更深。

从本研究所访谈的 20 位照顾者来看,其家庭照顾与工作双重角色叠加状况可以分为"始终叠加型"与"部分叠加型"。

1. 始终叠加型

"始终叠加型"是指照顾者角色与工作者角色自始至终重合叠加,照顾者在承担家庭内照顾任务的同时,还在公共领域从事工作。如表 5-1 中可以看出,样本 JLY02(孙女士)、JSE02(邢先生)、JSE01(齐女士)、JSW02(曲阿姨)、JSW03(徐大爷)、LYZ02(吴先生)属于照顾角色与工作角色始终叠加型,尽管面临着照顾失能老人的压力,但照顾者原有的工作角色并没有因照顾角色而中止。

当然,双重角色相叠加的原因各有不同,有的是因为生活所迫,需要照顾者继续工作获得经济收入;有的是因为不愿放弃工作的机会,认为工作是实现自己人生价值的重要途径;还有的是因为不想整天待在家里面对无限期的照顾任务,想要通过工作得到一些心情方面的缓解。

样本 JLY02(孙女士)因为照顾行动不便的母亲,最初把在超市做会计的工作辞了,但是因为离异,需要独自抚养女儿,迫于生活压力,她不得不又找了一个时间相对灵活的工作。

> 必须得工作啊。把原来的那个辞了,然后又托朋友找了一个,在朋友的小公司,对,还是做会计,时间没那么死……不工作哪里来的钱啊,总不能一家老小喝西北风啊。(样本 JLY02 孙女士)

样本 JSE01(齐女士)虽然既要照顾尿毒症的婆婆,又要照顾两个年幼的孩子,但是仍然没有放弃其在学校里的教职,在她看来,不管有多辛苦,工作角色都是不能放弃的。

> (工作和照顾)那当然有冲突了。但是,再怎么冲突,我也还是要工作的,我不能成为一个专门的家庭主妇。这种想法(放弃工作)想想都觉得不可思议。(样本 JSE01 齐女士)

2.部分叠加型

"部分叠加型"是指照顾者角色与工作者角色有一段时间内是叠加的,但是在短暂叠加之后出现了中止,因多重角色的冲突和挤压,照顾者放弃或暂时放弃工作者角色。如,样本JLQ03(姚女士)为照顾婆婆放弃了在保险公司的工作,JSW04(高女士)为照顾母亲暂时中止了美容院的事业。

> 开始的时候,我还想着能不能两方面都兼顾啊。后来婆婆病得太厉害,我两头儿就顾不过来了……那段时间就特别累,一边还得上着班,一边还得顾着家里面我婆婆这边。特别是我婆婆住院那段时间,真的是累惨了,就算是雇了一个临时看护的,那我也得每天过去看看啊,然后单位领导其实也有点不满意了,嫌我总是早退……我老公也说让我别出去干了。说我挣的那点钱也不是多了不起。(样本JLQ03 姚女士)

> 我有这个能力,我也不在乎我两个哥哥出不出钱什么的……就算是我个人的事业发展得再好,那也没有我妈重要啊……我就先停下(经营美容院),我不能让我妈这么难受下去。(样本JSW04 高女士)

由上述可知,失能老人家庭照顾者角色的特点多元且复杂,呈现出照顾者角色女性化、照顾者角色老龄化、照顾者角色多重化等特点,这些特点并不是各自产生影响,多元性特点之间往往又呈现出相互交叉的状态。

第二节 失能老年人家庭照顾者
角色的形成原因

在人生的历程中,每个人都需要经历被照顾的阶段,每个人都会在不同阶段扮演着"被照顾者"的角色——呱呱坠地之后的婴幼儿阶段、步入垂暮之年的身心失能阶段,或者在人生的其他阶段因某种意外而需要他人照顾。但是,并不是每个人都必然经历照顾他人的阶段,不是每个人都无可避免地要承担

"照顾者"的角色。也就是说,"照顾者角色"往往是可以选择的。失能老人家庭照顾者的角色,也是一个选择的过程。

通过研究发现,照顾者在面临是否承担照顾角色的抉择过程中,会先考虑个人的因素,包括个人身体状况、经济状况、工作状况等;其次是对家庭整体的考量,包括家庭经济状况是否允许、其他家人的意见及支持程度等;社会环境的因素也会对其产生影响,外在环境对失能老人家庭的反应和评价等,也在照顾者的考虑之中。研究发现,以上种种因素形成错综复杂的抉择过程,照顾的抉择是在权衡了社会环境、家庭因素以及个人条件之后进行的,最终影响着家庭照顾者角色的形成。

一、照顾者角色形成的个人因素

对很多照顾者来说,面临家中老人失能、需要家人照顾的情境下,往往无法进行周密而详细的思考。本研究中的多数受访者也表示,在当时的照顾需求情形下,他们主要将重点放在失能老人身上,包括失能老人当时的身体状况、所需要的治疗资源、家庭能够提供的支持等。在经历了最初的一段无序忙乱之后,意识到失能老人短期内不可能康复,需要有专人进行照护,受访者开始真正面临"照顾者角色"的抉择,此时受访者最先考虑的是其个人因素。

(一)性别因素

在我国传统性别角色规范下,女性在家庭中容易被视为理所当然的照顾者;另外,女性在性别社会化过程中,也将这种理念内化为自己的角色认知。这种性别因素的认知和考量对照顾者角色形成的过程具有深远影响,正因为传统的性别角色分工意识根深蒂固,当家中出现失能老人需要照顾时,通常由女性来担负这样的照顾责任。[1] 可以说,照顾是一个非常性别化的实践,提供

---

[1]　Cf. Janet, Finch, and M. Jennifer. "Filial Obligations and Kin Support for Elderly People." *Ageing & Society* 10.2(1990):151-175.

照顾通常被认为是一种带有女性特征的活动,是"女人的事"。对女性而言,照顾他人几乎是与生俱来的能力,对孩子的照顾如此,对老人的照顾也是如此。因此,当家中失能老人面临着照顾需要时,女性往往最容易成为照顾者。

本研究受访者中女性照顾者共有 14 人,较男性照顾者为多,女性照顾者在回顾当初承担照顾者角色的过程中,多数都提到了性别因素的影响。

首先,女性照顾者自身觉得女性比较适合承担照顾责任。

如,样本 JLQ01(杨阿姨)、JLQ03(姚女士)、JSW02(曲阿姨)等在访谈中都谈到对女性承担照顾者角色的自觉性和认同感;也有照顾者表示,她是从小在母亲的耳濡目染之下,认为女性做家务以及照顾别人都是天经地义的。

> 你看,公公婆婆现在这个样子,那就是我照顾啊……对啊,老太太当初需要人照顾的时候,我也还没退休,那也得我照顾啊。我老伴儿那会儿工作(任务)比我重。再说,还能指望他吗,一个大男人,哪会照顾人啊……(样本 JLQ01 杨阿姨)

> 家里都是我照顾的,孩子啊、老公啊,这几年婆婆身体不行,也是我照顾啊,习惯了。(样本 JLQ03 姚女士)

> 这些事情我说实在话,也是看着我娘家妈这么做过来的,她就是这么十多年下来照顾我父亲的……这么些年,都是这么过来的,我也是觉着女人做家务、照顾老人就是天经地义的,照顾长辈这不就是义务啊……可是都觉得就得是我、该是我照顾啊,我之前照顾我娘家妈就照顾得好……(样本 JSW02 曲阿姨)

其次,有学者曾经指出,不同性别的照顾者提供的照顾活动,会在照顾内容、照顾时间、照顾程度等方面呈现出不同的特点。[1] 从本研究的访谈资料也发现,不同性别照顾者的照顾内容确有差异,例如男性照顾者认为自己比较偏向照顾管理、照顾决策等宏观一些的任务,女性照顾者则承担家务协助以及直

---

[1] 参见黄何明雄、周厚萍、龚淑媚:《老年父母家庭照顾中的性别研究概观——以香港的个案研究为例》,《社会学研究》2003 年第 1 期。

接的身体照顾工作,等等。

> 我不用一直待在家里这么照顾他(指父亲),对,我不是还得工作吗,我找了一个钟点工,每天中午就过来给他做顿饭,再收拾一下……现在我照顾,那当然是什么都得我来决定啊。(样本 JSE02 邢先生)

> 这个吧说是我照顾,其实一些细活儿都是我对象(指妻子)在干,她也更方便,你像是给老太太擦汗擦身子什么的,这些她不是更方便吗,我在旁边帮衬着,还是她是主力……对对,一些大事儿得靠我拿主意,照顾的细活儿还是靠她。(样本 JSW03 徐大爷)

> 我只管照顾好婆婆的吃穿拉撒就行了,我也不想操那个心(指照顾老人的一些重要决策),我也操不了那个心,看病啊、找医院、找大夫啊,那些事儿都交给我老公去操心。(样本 JLQ03 姚女士)

(二)工作因素

工作状况与经济收入状况紧密关联,受访者在面临家中老人需要照顾的情境下,个人是否有工作以及工作的收入等因素,影响着受访者是否选择照顾者角色。但是,本研究发现,工作因素在影响受访者的抉择时,从两个方面发挥作用。一方面,当受访者没有工作或工作收入较低时,在经济效益最大化的考量下,受访者很有可能会主动或被要求承担照顾者角色,可能会选择暂停此前的工作或彻底辞职,这也是以往研究中学者们得出的结论[1];另一方面,笔者在访谈中发现,当受访者的工作收入在受访者看来足够高,或者积累的财富足够多的情况下,受访者也可能会主动承担照顾者角色,特别是收入高的女性受访者。

如样本 JLQ03 姚女士曾经在某保险公司做内勤工作,但是在其婆婆失能

---

[1]　参见谢雅渝:《家庭照顾者劳动角色转换历程初探》,台北大学社会工作所硕士学位论文,2006 年。

后,考虑到她的工作收入与其丈夫的工作收入相比差距太大,在丈夫的要求下,她就辞掉了工作,并且自己也认同牺牲其工作来确保丈夫的工作不受影响,从而保证家庭的收入水平。正如已有研究表明,夫妻双方谁去从事家务照料劳动取决于其拥有相对资源的多寡、对家庭的经济贡献以及在此基础上所拥有议价能力的高低,在这一点上,女性所拥有的相对经济资源及议价能力明显低于男性。① 女性也就更容易成为照顾者。

> 开始的时候,我还想着能不能两方面都兼顾啊。后来婆婆病得太厉害,我两头儿就顾不过来了。我老公也说让我别出去干了。说我挣的那点钱也不是多了不起……我觉着也对,如果总得有一个人放弃工作的话,那就得是我呗,毕竟家里的收入还是得靠我老公。(样本 JLQ03 姚女士)

样本 LYZ04(丁阿姨)照顾公公 12 年时间,说起照顾原因的时候,她表示她没正式工作、只会种地,自然而然地就成了照顾者。

> 我又没工作,除了种地,啥也不懂的,就会伺候个人呗,那还有啥说的。你说你要是也在外面挣大钱,你说你要是还能干个啥,那你还能吆喝吆喝(指提出异议),你说是不是……我对象不是还干着小买卖嘛,他也用不着我,嗯,就这么着呗……(样本 LYZ04 丁阿姨)

样本 JSW04(高女士)的选择也受到工作及收入的影响,但其受影响的原因却大有不同。高女士此前经商、收入颇丰,在母亲患多种慢性病失能后,就主动承担了照顾母亲的责任,她表示自己的经济实力让她可以不用顾虑太多,也不介意两个哥哥是否在经济上予以支持。

> 我有这个能力,我也不在乎我两个哥哥出不出钱什么的……我就先停下(经营美容院),我不能让我妈这么难受下去。(样本 JSW04 高女士)

---

① Cf. Aassve, A. et al. "Desperate Housework: Relative Resources, Time Availability, Economic Dependency, and Gender Ideology Across Europe." *Journal of Family Issues* 35.8(2014):1000-1022.

（三）与失能老年人的情感因素

照顾者在决定承担照顾任务的过程中，也会受到与失能老人情感因素的影响。有学者指出，照顾系统是和提供情感照顾与保护连在一起的。[①] 照顾实践往往被认为与照顾的情感有着天然的联系，而最优的照顾依赖于照顾者发自内心的对被照顾者的关心。[②] 与失能老人之间彼此的亲近感，会推动着受访者愿意承担照顾者的角色。这里的情感因素可以分为"先赋性的情感因素"和"后致性的情感因素"两个方面。

首先，先赋性的情感因素，是指以血缘关系为基础的情感联结，即照顾者与失能老人之间具有血缘关系，以此为基础形成与失能老人的亲密情感。如子女照顾者、高龄父母照顾者，其与需要照顾的失能老人都因血缘而联结在一起。正如有研究指出，代际关系的和谐与否是影响情感在照料中投入及作用的重要因素。[③] 特别是女儿照顾者，受这种先赋性情感因素的影响更为显著。在世代关系的研究中发现，母亲与女儿的情感连带关系，无论在情感上、态度上还是行为上的联系都是所有世代关系中最强的。而需要子女照顾的被照顾者通常是母亲。[④] 女儿在成长过程中，与母亲容易建立良好的连带关系，有着深厚与复杂的情感，因此，即使是在传统社会中被认为对双亲已没有供养义务的出嫁女儿，基于与母亲的情感因素，在母亲失能需要人照顾时仍极有可能挺身而出成为照顾者。

---

① Cf.Pistole，M.Carole."Caregiving in Attachment Relationships：A Perspective for Counselors." *Journal of Counseling Development* 77.4(2011)：437-446.

② Cf.Tronto，Joan. *Moral Boundaries：A Political Argument for an Ethic of Care.* New York and London：Routledge，1994：1-3.

③ 参见王静：《照料与情感：西藏林周养老实践与代际关系》，《西藏大学学报》2020 年第 1 期。

④ Cf.Lee，G.R."Gender Differences in Family Caregiving：A Fact in Search of a Theory." in Dwyer，Jeffrey W.and Coward，Raymond T.(Ed.)，(1992).Gender，Families，and Elder Care.Chap.8.C.A.：Sage.

样本 JSW04(高女士)的母亲 70 岁,母亲早年与父亲离异,独自带大高女士兄妹 3 人。高女士与母亲关系非常亲密,她对于母亲早年生活的艰辛不幸感同身受,一直觉得做子女的应该回报母亲早年的付出。她对母亲的这种情感,也是促使她能下定决心暂停事业、专心照顾母亲的重要原因。

> 小时候就知道我妈不容易,那时候她啥活儿都干,每天起早贪黑的,就为了能把我们几个拉扯大。我本来上到高中就想退学去打工,也是我妈不同意,说我成绩好,不能给耽误了,硬逼着我考大学……唉,真的,你别看她现在糊涂了,她那个时候可明白着呢,她就说,你两个哥哥怎么着都成,你一个姑娘家必须得有点儿本事,你才能不用靠别人。你看,我妈那个时候多开明……要不是我妈这么推着我往前走,我现在不知道是什么样子。我妈是个明白人,她是吃苦吃出来的……前些年我忙着自己开店赚钱,顾不上我妈,我就觉着是不是我把我妈给耽误了……每次看到我妈这个样子,我就觉着后悔,我都没来得及好好孝敬我妈呢,就觉着还早着呢、还早着呢。(样本 JSW04 高女士)

样本 LPL02(贾奶奶)也是因为与母亲的深厚情感,才主动提出照顾失智的母亲。贾奶奶是家中长女,与母亲的感情也比几个弟弟妹妹更为深厚。在母亲身体状况恶化并出现轻度失智之后,虽然开始不认人了,但是一直念叨着贾奶奶的小名儿。于是,贾奶奶就把母亲接到身边来照顾。

> 俺娘年轻时是遭了罪的,那时候就只能指望着俺……俺娘不认人了,俺妹妹说她成天(每天)就叨叨着俺的名字,俺一听就流泪了,再怎么着,俺也得把俺娘接过来,在俺身边,俺心里也踏实……(样本 LPL02 贾奶奶)

与高女士和贾奶奶作为女儿照顾者的角色不同,样本 LPL04(于奶奶)是一位高龄母亲照顾者,于奶奶的儿子 61 岁,5 年前因酒后骑摩托车出了车祸,摔断了腿,行动不便,他的妻子多年前离家出走,至今没有消息,而且也没有子女,在这种情况下,与唯一的儿子之间的骨血相连,使得已经 83 岁高龄的于奶奶一直照顾着儿子的起居。

> 俺就这么一个儿啊。俺这儿啊也是命不好,到了啊(到头来)啥也没着落,老婆不知道跑哪了,又没个一儿半女的……你说俺要是早死了吧,俺也就利索了,省心了,俺这老命还活着,俺总不能不管不顾他吧……(样本 LPL04 于奶奶)

由此可知,无论是女儿照顾者还是高龄母亲照顾者,其对失能老人的照顾,很大程度上是受到与失能老人因血缘关系而建立起来的情感因素的影响。

其次,后致性的情感因素,是指以婚姻关系为纽带的情感联结,即照顾者虽然与失能老人没有血缘关系,但是基于多年的婚姻关系或基于子女婚姻关系的延展,与失能老人形成较为深厚的情感,成为照顾者选择照顾角色的动因。配偶照顾者以及儿媳照顾者、女婿照顾者等,在照顾者角色的抉择过程中,都有可能受到后致性情感因素的影响。

样本 JLQ02(林阿姨)照顾老伴 9 年时间,在林阿姨看来,年少夫妻老来伴,夫妻之间的相互照顾是多年来夫妻情感累积的必然选择。

> 这么些年就是我照顾啊,我这不身体还成嘛,比他强啊,我就照顾他啊……要是换成是我(失能),他也得这么照顾我,你说是不是?
> (样本 JLQ02 林阿姨)

样本 LPL03(马大爷)虽然对照顾老伴完全没有预期,因为他一直都觉着他应该比老伴"先倒下",但是在谈到照顾老伴的最初选择的时候,仍然流露出对老伴的感情。

> 她发病那天,把我吓坏了,她就一下子就倒在地上,就不能动了。哎呀,这会儿寻思着,咱夺见(什么时候)害怕过呢……你大娘进抢救室的时候,我就瘫在外头都站不起来。那个时候就一个念头,哎呀,老婆子你可别出不来,你怎么着都行,你只要好好的出来了,我就天天伺候你都行啊……(样本 LPL03 马大爷)

与上述配偶照顾者基于直接的婚姻关系建立的后致性情感联结不同,样本 JSW02(曲阿姨)与婆婆之间的情感联结是通过与丈夫的婚姻关系间接构建起来的。曲阿姨是将婆婆看作自己的"娘家妈",婆媳关系一直很好,被社区邻里视为"最美儿媳"。

> 婆婆也和自己"娘家妈"一样,你把婆婆当成自己"娘家妈",你不是就能一样孝顺了?……再说了,我婆婆脾气也好,我俩是"俩好嘎一好",结婚的时候,她对我也好着呢,这我也都记着呢。(样本 JSW02 曲阿姨)

另外,作为本研究中唯一的一位女婿照顾者,样本 JLQ04(李大爷)在谈到照顾岳父的选择时,也说到主要是与岳父岳母的感情基础好,为了"回报"岳父岳母曾经给予他的支持。事实上,女婿照顾者往往被视为"最没有责任义务的潜在照顾者"[1]。促使"潜在照顾者"成为"实际照顾者"的诸多因素中,女婿与被照顾者之间的亲厚情感是重要因素之一。

> 说起来就是因为我们和老人感情好,你说吧,像我这样照顾老丈人的,也不多吧。我们主要就是感情好,我丈母娘和老丈人对我是有恩的……嗯,当时结婚的时候,老丈人知道我家里困难,啥都没管我要,还总是贴补我们……做人咱不能忘本吧,得知道报恩吧。(样本 JLQ04 李大爷)

由上所述,无论是先赋性情感因素,还是后致性情感因素,在照顾者进行照顾责任及照顾者角色的选择时,往往是重要的参考因素。

(四)其他个体特征

在照顾者进行角色抉择过程中,个体因素方面除了前面阐述的性别因素、工作因素、与失能老人的情感因素等几项重要因素之外,还有一些个体

---

[1] 胡幼慧:《质性研究:理论、方法及本土女性研究实例》,台湾巨流图书公司 2005 年版,第 372 页。

特征也会对照顾者的选择产生影响,包括照顾者的身体状况因素、性格特征因素等。

照顾者的身体状况往往制约着照顾者的选择。针对失能老人的照顾,通常是为期不短的照顾,是一项需要耗费大量精力、体力的活动,如果照顾者的身体健康状况不足以支撑照顾活动,那么他们即使想要承担照顾责任也往往是"有心无力"。

如,样本 JLY01(王大爷)就提到,之所以是他照顾失能母亲,是因为他的爱人(即失能老人的儿媳)身体不行,负担不了沉重的照顾任务,只能是在一旁协助他做一些照顾工作。

> 哎,我这不也是没招儿(没办法)吗,我对象头几年里也是心脏不好,一直吃药,不能累着,不敢指望她,就得是我……(样本 JLY01王大爷)

此外,照顾者的性格特点,也会成为其是否选择承担照顾者角色的一个考量因素。"性格好""脾气好""想得开"等,都是受访者常常提到的自己的性格特征,这些性格特征被受访者认为是其之所以能承担照顾任务,甚至能够一直承担十几年的照顾任务的重要原因。

如,样本 LPL01(赵阿姨)照顾失能母亲 8 年,他们兄弟姐妹虽然多,但是关系比较紧张,在对照顾老人的问题上兄弟姐妹之间进行了较长时间的纷争,最终赵阿姨担当起照顾母亲的角色,她认为自己"心眼儿好""脾气好"等性格因素起到了相当大的作用。

> 其实我和你叔(赵阿姨的丈夫)也不容易,你看,我俩这个岁数了,这都好几年了,也是两边儿各顾各的(注:赵阿姨在临清照顾母亲,丈夫在聊城照顾小孙子)……你叔就说我,说白了你那几个兄弟姊妹们也就是欺负你心眼儿好、脾气好。唉,家家有本难念的经……要是再那么闹下去,老人就没人管了。说实话,我就狠不下那个心来。(样本 LPL01 赵阿姨)

二、照顾者角色形成的家庭因素

失能老人家庭照顾者角色的形成,除了上文阐述的受到照顾者个人因素的影响之外,家庭因素的影响也至关重要。对于照顾者来说,承担照顾家中失能老人的任务,这个选择是一个充满异质性的动态过程。或者可以说,照顾者角色往往是在家庭内部错综复杂的情况下交互作用而形成。

当家中有人生病需要长期照顾,就会影响原有的家庭状态,需面对家庭成员家庭角色的重新分配、家务的重新分工、家庭决策与问题处理方式的调整等。正如有学者指出,关于老年照料和劳动供给的决策通常都是以家庭为单位进行的,子女照顾者在老年照料和劳动供给方面可能存在分工协作。[①] 所以说,在照顾者考虑是否承担照顾角色时,家庭因素会成为重要的考量内容,包括家庭收入状况、家庭成员结构、家庭其他成员态度等。也有学者提出,由谁提供照料是综合了诸多家庭因素的结果,是家庭决策的结果。[②]

(一)家庭收入状况

针对失能老人的照顾,除了要面对实际的照料劳务之外,还可能要面临比较庞大的经济支出。因此,家庭收入是否能承担得起失能老人的照料费用,或者如何以家庭为单位分担失能老人的照料费用,成为照顾者进行选择时的重要考虑因素。特别是当失能老人有多个子女的情况下,由谁来承担照顾者角色,家庭收入及经济因素往往起到关键性作用。

一般而言,除非是照顾者面临无法选择的境地,只要是可有选择,那么照顾者大多会在自认为家庭收入能够支撑照顾费用,或者能够得到其他兄弟姐

---

① 参见熊江尧、张安全、杨继瑞:《老年照料对已婚子女劳动供给的影响:基于 CFPS 的经验证据》,《财经科学》2020 年第 4 期。

② Cf. Hiedemann B, Sovinsky M, Stern S. "Will You Still Want Me Tomorrow？The Dynamics of Families' Long-term Care Arrangements." *Journal of Human Resources* 53.3(2018):663-716.

妹家庭经济支持的情况下,才会放心地承担照顾者角色。

如,样本LYZ04(丁阿姨)的公公有3个儿子,为什么由丁阿姨的小家庭来承担照顾公公的任务,其原因就在于丁阿姨的家庭经济状况更好。丁阿姨的丈夫在镇上做轴承生意,虽然近几年生意不那么好做,但是从20世纪90年代就开始经营生意,经过二三十年的积累,丁阿姨家里还是比较富裕的。而丁阿姨的一个小叔子早逝,另一个小叔子在村里当赤脚医生,经济状况一般。所以,公公偏瘫之后,就一直由丁阿姨夫妇照顾。

> 这个也没怎么商量。就是俺们家里头吧这些年还凑合,你叔(丁阿姨丈夫)他这些年赚了些辛苦钱。给俺公公看病的钱,都是俺们出的。俺小叔子那边,俺约莫着(估计)统共出了也不到万数块钱……你叔说俺们条件好点儿,就把俺公公放俺家里了。(样本LYZ04 丁阿姨)

另外,样本LYZ02(吴先生)、JSW03(徐大爷)、JSE01(齐女士)、JSW04(高女士)等,在访谈中都提到了家庭收入因素是支撑他们选择照顾者角色的一个基础。

> 俺们家就是俺兄弟两个,俺嫂子也是偏瘫,俺哥哥得照顾着,给俺嫂子治病也花了不少钱……俺这也不太行,可比俺哥哥还好点儿。(样本LYZ02 吴先生)

> 我和我对象不是摆夜市吗,反正也有个淡季旺季的,就还是凑合吧……(样本JSW03 徐大爷)

> 我们吧不管怎么说,工作还稳定,收入也稳定,还能应付,不行就省着点呗……对,我老公还有个弟弟,他在老家农村,那我们总不能还攀比着他弟弟吧,你说是吧。(样本JSE01 齐女士)

> 我有这个能力,我也不在乎我两个哥哥出不出钱什么的……(样本JSW04 高女士)

另外一种情况是,照顾者家庭经济状况虽然不是兄弟姐妹中最好的,但是兄弟姐妹之间达成了共识,会给予照顾者家庭一定的经济支持,作为对照顾者家庭照顾失能老人的补偿。经济支持包括金钱的支持或者房产的支持。

如,样本 JSW01(何阿姨)和爱人照顾失能失智的父亲 12 年、照顾失能的母亲 5 年,夫妇两人住在父母的房子里。经过何阿姨夫妇与何阿姨的哥哥和2 个姐姐协商,由何阿姨夫妇负责照顾父母,父母百年后房产留给何阿姨夫妇,哥哥和姐姐自动放弃。

> 后来就商量着我和老方(何阿姨的丈夫)照顾二老……我们其实也不住在这边的,我们有房子的,但是老人就习惯在他们的房子里住着,拗不过他们,我和老方就搬过来……然后就商量好了,我们照顾二老,等二老不在了,这房子就留给我们。(样本 JSW01 何阿姨)

由上可知,家庭经济因素对于照顾者在最初进行抉择的时候,一方面可能是支撑其确定承担照顾者角色的基础性因素,另一方面也可能是吸引其扮演照顾者角色的导引性因素。

(二)家庭成员结构

家庭成员结构包括家庭成员的构成状况(包括成员组成、数量规模等)、分布情况等,在受访者选择是否承担照顾者角色的过程中,家庭成员结构所包含的这些内容也会在不同程度上影响受访者的选择。

1. 家庭成员构成情况

失能老人家庭成员或受访者家庭成员的构成情况,对受访者的选择有较明显的影响。如,受访者的父母是否健在、受访者是否有兄弟姐妹及出生次序、受访者是否结婚等,这些因素都会影响受访者对是否担任照顾者角色的判断。

(1)关于失能老人家庭中失能老人状况对子女照顾者选择的影响,有学者研究发现,父母是否健在以及健在的数量,对成年子女特别是对女儿是否提供对失能一方父母的照顾具有影响。[1] 和只有父亲或母亲在世的女性相比,双亲都在世的女性不太可能成为照顾者。因为双亲之间往往首选相互照顾,这就减少了她们成为照顾者的机会。

本研究中子代(含成年子女、儿媳、女婿等)照顾失能老年父母的情况比较多,共计16位照顾者是子代照顾者,其中,有3位子女照顾者和1位女婿照顾者是同时照顾2位失能的父母,其余12位照顾者的父亲或母亲都处于"丧偶"或"离异"[2]状态,即只有当失能老人得不到老伴照顾的背景下,失能老人的儿女才开始起到照顾的作用。也就是说,在老人失能后,最先选择的往往是配偶照顾,其次才是子女照顾。即失能老人家庭照顾者的关系中,由横向照顾关系开始转向纵向照顾关系。

样本JSW03(徐大爷)的母亲87岁,因老化患有多种慢性病,7年前出现轻微失智现象。徐大爷在访谈中提到,最初照顾母亲的是其父亲,父亲去世后才由徐大爷接手照顾母亲。

> 之前老太太身体就总是这疼那疼的,反正总是不太好,那时候我父亲身体还是挺硬朗的,就都是我父亲伺候着老太太……都没想到我父亲走得那么突然……父亲去世之后,老太太的身体更差了,(照顾母亲)那就得落到咱们身上了。(样本JSW03 徐大爷)

样本JSE02(邢先生)的状况与JSW03(徐大爷)的状况相似,父亲失能后,母亲一直在照顾,但是2年前母亲去世后,父亲的照料责任就下移到邢先生姊妹身上,原本横向的照顾关系转变为纵向的照顾关系。

> 要是我母亲还在的话就好了,唉,那不用说,那我这边照顾的话,一定没我母亲周到的……(样本JSE02 邢先生)

---

① Cf.Himes,Christine L.,A.K.Jordan,and J.I.Farkas. "Factors Influencing Parental Caregiving by Adult Women:Variations by Care Intensity and Duration." *Research on Aging* 18.3(1996):349-370.

② "丧偶"或"离异"状态,如样本JSW04(高女士)的母亲与父亲早年离异,且父亲也已经去世了。

这些受访者的叙述表明,子代照顾者角色的形成大多是因为父母中有一方去世或因身体等方面原因无法提供配偶间的照顾。

(2)受访者是否有兄弟姐妹以及兄弟姐妹的构成特点及排行顺序,也会对受访者的选择形成影响。第一,如果照顾者没有兄弟姐妹,是独生子女,那么受访者承担照顾者角色的几率就大大增加①;第二,关于兄弟姐妹的构成特点,这里主要分析女儿与儿子的构成,受中国传统家庭观念中"养儿防老"意识的影响,如果有儿子,一般会由儿子来养老,如果没有儿子,才会由女儿养老;第三,兄弟姐妹间的排行顺序不同,各自对于自己的家庭责任、权利意识以及对于老年父母的照顾责任认知等也会有所不同。

本研究中因失能老人的年龄偏高,在其生育时期尚未受到计划生育政策的影响,其所生子女大多为2个或2个以上,独生子女样本只有1个②。在有儿有女的失能老人家庭,子代照顾者大多为儿子/儿媳。此外,受访者在谈到照顾者角色的选择时,也会谈到关于"排行"的问题,即出生次序,有研究表明,出生次序对个人与世界的互动是具有影响力的③;每个个体的出生次序不同意味着其有不同的个性特质,这些个性特质是依据性别、其他兄弟姐妹的性别以及成长的周遭环境而形成的④。一般而言,"长子"(包括长女)或"幼子"承担照顾者的比例更高⑤。

如,样本JSE02邢先生提到他是家中"唯一的儿子"、样本JLQ03姚女士

---

① 有学者在研究中指出,独生子女需要为父母提供老年照料服务时,必须自己同时承担老年照料负担和相关的经济压力,其照顾负担更重。参见熊江尧、张安全、杨继瑞:《老年照料对已婚子女劳动供给的影响:基于CFPS的经验证据》,《财经科学》2020年第4期。

② 样本JLQ02(林阿姨)夫妇有1个儿子,属于独生子女家庭,但是照顾者是林阿姨,并不是其儿子。

③ Cf. Coles, Robert. "Born to Rebel: Birth Order, Family Dynamics, and Creative Lives (review)." *Biography* 21.1(1997):58-62.

④ Cf. E. Allen., M. Clegg., C. Lewis. First is the Worst, Second is the Best, Third is the One Who Wins the Popularity Test. http://www.chagrinschools.org/Downloads/Birth%20Order%202013.pdf.

⑤ 参见王来华、约瑟夫·施耐德:《论老年人家庭照顾的类型和照顾中的家庭关系——一项对老年人家庭照顾的"实地调查"》,《社会学研究》2000年第4期。

提到其丈夫排行"老大"的身份、样本LYZ01周奶奶强调自己的"长媳"身份，这些身份标签对他们的照顾者角色的形成具有主观上的认知。

> 就我这1个(儿子),不指望我指望谁呢……我两个姐姐那不能指望她们啊,姐姐都嫁出去了。(样本JSE02邢先生)

> 我老公这个人吧,别的先不说,特别孝顺是真的,他就觉着他是老大,就应该是他得多照顾父母……(样本JLQ03姚女士)

> 俺婆婆是那么个人,可俺怎么着也是儿媳妇不是,俺又是长媳,怎么着俺也跑不了……(样本LYZ01周奶奶)

由受访者的陈述可知,"儿子""长子""长媳",这样的身份或排序在某种程度上强化了其对照顾者角色的认知与认同。

(3)受访者的婚姻状况也会对其照顾者角色产生影响。一方面,从横向照顾关系来看,受访者如果是失能老人的配偶,那么其选择承担照顾者角色的可能性非常大。前文已有述及,配偶照顾者是失能老人最主要的支持要素。①另一方面,从纵向照顾关系来看,子代是否结婚对于其照顾者角色的承担与否也有影响。从本研究来看,子代中如果有未婚的子女,或者离异的子女,其承担照顾者角色的主动性或被期待性更高。

如,样本JSW04(高女士)未婚,照顾母亲;样本JLY02(孙女士)离异,照顾母亲;样本JSE02(邢先生)离异,照顾母亲。

> 对啊,反正我是一个人,没什么拖累,这个是真的,我自己就是这么觉着的……我想带妈妈去哪里都OK啊,我真的是没有什么牵绊的。(样本JSW04高女士)

> 离婚之后,我就和女儿搬到我妈妈这边来住了……有几次我和我弟弟急了,你猜他怎么说,反正你不是离婚了,你也没什么家庭负担了,你就多照顾照顾咱妈呗……(样本JLY02孙女士)

---

① 参见邱泯科:《长期照顾概论:社会政策与福利服务取向》,台湾洪叶文化事业有限公司2013年版,第101页。

我现在是"孤家寡人",我更自由。对,以前,你知道,多少还是要受影响的,得考虑别人(指前妻)的感受。现在什么都是我一个人就定了,就不用考虑那么多……(样本 JSE02 邢先生)

由上可知,受访者家庭成员的构成情况(父母健在情况、兄弟姐妹数量规模、排行情况以及受访者的婚姻状况)都会成为受访者选择承担照顾者角色的参考依据。

2.家庭成员分布情况

家庭成员的分布情况主要指受访者家庭成员特别是多子女家庭成员所居地理位置的分布情况,家庭成员所处的地理位置会在客观上促成或阻碍受访者照顾者角色的形成。一般而言,与失能老人同住或与失能老人同居一地的家庭成员,更容易成为失能老人的照顾者;与失能老人分居异地的家庭成员,往往只能提供边缘性的支持,客观地理条件的限制使其无法提供实质性的照顾。

随着我国社会发展、人口结构与家庭结构的变迁,一方面家庭的规模、人口数量与以往相比有所减少,另一方面人口的流动性也大大增强,家庭成员相互间居住的地理空间距离明显加大,即不论是同代间还是异代间成员分布于不同地区的可能性都随之增大。针对失能老人群体的照顾,往往具有近身性、即时性、持续性等特点,失能程度越高的老人,越需要照顾者与失能老人近距离的相伴照顾。在这种背景下,家庭成员与老人的空间地理分布情况,就成为考虑由哪位成员承担照顾者角色的重要客观因素。

如,样本 JLQ04(李大爷)照顾岳父,除了因为与岳父岳母的感情基础之外,李大爷岳父几个孩子的居住空间分布状态也是一个重要的地理因素。李大爷岳父共有 4 个儿子,大儿子在淄博、二儿子在潍坊,三儿子早逝,只有四儿子一家和李大爷夫妇在济南,四儿子又有残疾。李大爷岳父岳母重土难迁,不愿离开济南老宅,在这种情况下,与岳父岳母同处济南的李大爷夫妇就成为在地理安排上最合适的照顾者人选。

（老人）也去过老大、老二那里,住不了几天就吵着要回来,舍不下他们自己家,老太太就说"破家值万贯",老头子更固执,说不能死在外边。哎呀,就这么拗的……对,现在就是我们俩和他们在一块儿,老四那儿自己都顾不了自己,这边也就我们俩能照顾了。(样本JLQ04 李大爷)

（三）家庭成员态度

受访者表示,在决定是否承担照顾者角色的过程中,受访者其他家庭成员的态度和表现,也是形成受访者作出决定的重要因素。家庭成员对受访者是否承担照顾者角色,可能会表现出支持、赞同,或实质提供协助等,但也有可能会呈现出忽视、否认或反对的消极反应。家庭成员的态度会切实影响到受访者的决定。这里的"家庭成员态度",一方面指以受访者为核心的家庭成员的态度,如受访者的配偶、子女等;另一方面,指以失能老人为核心的家庭成员的态度,如失能老人的配偶及子女等;此外,还包括失能老人的态度。

从受访者的访谈资料中可以看出,受访者在决定是否接受照顾者角色的同时,大都会有一个和家庭成员进行商讨的过程。在这个过程中,如果受访者得到的是同意、支持和鼓励等积极的信息,那么对于受访者承担照顾者角色具有重要的推动作用;如果受访者得到的是反对、排斥和阻止等消极的信息,则会对受访者照顾者角色的形成具有破坏性作用,即使最终受访者仍然接受了照顾者角色,但是这些消极的态度也会在照顾者承担照顾任务的过程中起到负面作用。

1. 失能老年人家庭子女的态度

失能老年人家庭特别是多子女家庭的成员关系状况如何,会影响受访者在选择过程中得到信息的性质。一般来说,家庭成员间的关系可以分为密切型、疏远型、紧张型三类。家庭成员间如果呈现"密切型"的关系,彼此间在老人照顾问题上也能相互支持与理解,对受访者而言容易感受到支持的态度;如果是"疏远型"的关系,对于老人照顾问题就会有人积极、有人被动,受访者得到家人的主动支持就会有限;如果是"紧张型"的关系,对于老人照顾问题可能会出现纷争歧义,谁来承担照顾者就是一个比较艰难的抉择过程,而且照顾者得到支持也会比较困难。

如,样本 JSW02(曲阿姨)与婆婆及两个小姑子关系非常融洽,家庭成员间属于"密切型"关系,婆婆喜欢与曲阿姨一起生活,曲阿姨也将婆婆视为自己的"娘家妈"来对待,主动承担了照顾婆婆的任务,两个小姑子也经常给予支持。

> 婆婆也和自己"娘家妈"一样,你把婆婆当成自己"娘家妈",你不是就能一样孝顺了? ……我和两个小姑子都处得楞好(很好),老话儿不是说嘛,"是亲三分近",就这么几个亲戚,不好好处着那不是亏得慌? ……两个小姑子一得空就过来看我婆婆,就抢着帮我拾掇拾掇。(样本 JSW02 曲阿姨)

样本 JSE02(邢先生)照顾因车祸失能的父亲,一方面是因为家中只有他一个儿子,另一方面,他自述从小得到两个姐姐的照顾比较多,当父亲失能后,他来照顾父亲也是与两个姐姐进行协商之后的决定,在这个抉择过程中,姐姐们也经历了一个从质疑到支持的过程。

> 我两个姐姐从小就照顾我,我比她们小得多,我就记得那时候二姐替我还挨了不少打,我淘气,二姐帮我瞒着我爸妈……一开始吧,二姐说她来照顾我父亲,但是我二姐夫有贫血,常年腿肿,我二姐那边压力挺大的。大姐年纪也大了,自己也有肝病。所以我说,那就我照顾最合适啊。一开始两个姐姐也都不同意,她们也顾虑着我老婆……后来,我们离婚了之后,二姐又说把父亲接回老家去,说我一个大男人不会照顾人,我又和二姐她们反复沟通了下,再说吧,其实我父亲也还是愿意跟着我……后来慢慢看着我这边还行,二姐她们才放心了。(样本 JSE02 邢先生)

但是,样本 JLY01(王大爷)几个兄弟姐妹之间的关系比较疏远,虽然王大爷承担了照顾者角色,但其抉择的过程并不是那么顺畅,从手足那里得到的支持也非常有限。

> 嗯,(和其他几个兄弟姐妹之间)走动得不太勤。姐姐和妹妹嘛,都在外地,离得也远。我和我弟弟两家在济南,一个在东边、一个在西边……按说兄弟两个也该是轮换着(照顾父母)吧,我们邻居一家就是这么着的,一家仨月,轮着来。我们这儿不成,老二(弟弟)那边就没怎么管过。你怎么跟他生气啊?你不能天天跟他打架吧?不管就不管吧……(样本 JLY01 王大爷)

还有的失能老人家庭成年子女之间关系紧张,照顾者角色确定的过程成为一个相互博弈的过程。如,样本 LPL01(赵阿姨)兄弟姐妹共有 5 人,但彼此间关系紧张,对失能母亲的照顾人选就经过了反复的争执,最后才达成了一致,对此,赵阿姨认为也是因为她"脾气好",最后作出了妥协,由她来照顾母亲。

> 说来说去,孩子多有什么好,我娘倒是孩子多,有啥用?几个哥哥都互相攀,说起来都跟唱戏的似的,做起来都往后躲……你叔就说我,说白了你那几个兄弟姊妹们也就是欺负你心眼儿好、脾气好。唉,家家有本难念的经……对,最后就是打来打去,还是我看不下去了。说是他们几家每年出点儿钱,能有几个钱?再说了,我也不是为了那几个钱……要是再那么闹下去,老人就没人管了。说实话,我就狠不下那个心来。(样本 LPL01 赵阿姨)

由上可知,失能老人家庭成员之间的关系以及家庭成员的态度,对照顾者角色的形成以及形成过程都有着重要影响。

2. 照顾者家庭成员的态度

照顾者特别是以子代照顾者为核心的家庭成员的态度,从某种程度上来说,对于照顾者角色的形成起到的作用和影响更为明显。

样本 LYZ02(吴先生)照顾失能的父亲和母亲,照顾压力比较大,但是吴先生从始至终都得到了妻子的支持。

> 俺家里的情况,你婶子(指吴先生的妻子)都知道。思来想去,也就俺们还能伺候爹娘了。你婶子这点上没含糊过,有时候赶上心里不痛快,就算俺都还有点儿发恼的,你婶子倒是从来都没二话,从没跟俺这里抱怨啥。(样本 LYZ02 吴先生)

样本 LPL02(贾奶奶)照顾高龄母亲,则得到了儿女们的大力支持。她和母亲住在大女儿家里,另外 2 个女儿和 1 个儿子则在经济上给予支持。

> 你要说这心里头不犯嘀咕吧,那也是唬你呢,咋着说俺也是上了岁数了是不?说到底主要还是俺的孩儿们给俺打气呢。俺大闺女最知道俺,看俺那天在那儿偷着抹泪,就跟俺说:"娘,你舍不得姥姥,你就把姥姥接过来,咱们一起过呗。"俺大闺女就去她二姨那边把她姥姥接过来了……别看俺二闺女、三闺女还有俺儿子不在身边,那也是隔三差五地就寄钱寄东西……(样本 LPL02 贾奶奶)

从大多数受访者的陈述中可以获知,配偶或子女的态度,对于受访者照顾者角色的形成确实具有积极的促进作用。

3. 失能老年人的态度

失能老年人本人的态度,也会对照顾者角色的形成具有重要影响。在失能老人能够作出判断和表达自己意志的前提下,如果老人自己有意愿由谁来照料,那么在客观条件允许的情况下,家人大多会考虑失能老人的态度。有研究表明,受传统家庭文化的影响,老年人对照顾者的选择有一定的偏好,在经济支持、生活照料以及精神慰藉方面,其选择的顺序稍有差别,但大多以老年人的配偶为第一顺位,以子女为第二顺位。① 另外,对失能程度较高的老人来说,由于洗澡、穿衣、如厕等这些日常照料行为属于比较私密且对性别较为敏

---

① 参见姚远、范西莹:《血亲价值观及中国老年人对非正式支持资源的选择研究》,《中州研究》2009 年第 2 期。

感的活动,这些照料活动在存在血缘关系的子女和父母之间,同时在同性别的家人之间进行也更容易被老人所接受。①

如,LPL03(马大爷)的妻子中风偏瘫之后,起初马大爷曾想过由儿媳妇照顾妻子,但是妻子不愿意让儿媳妇伺候,于是马大爷就将一直经营的轴承生意转给儿子,他亲自照顾妻子。这里就体现了失能老人对配偶的依赖发挥着安全堡垒的功能,长久的夫妻关系能提供给失能老人较高的安全感,在老年人的依赖对象中,老年人对配偶的依赖最为强烈。②

> 后来商量着要不就让儿媳妇伺候,我还想着把生意再捡起来。
> 她那会儿说话还不利索,一说让儿媳妇伺候,就"啊啊啊"的不乐意,
> 再多说几句,她就掉泪。后来就说我来伺候,她才不抹泪了。(样本
> LPL03 马大爷)

失能老人对子女的依赖仅次于对配偶的依赖,如果配偶不能担当照顾者角色,那么成年子女就成为失能老人依赖的对象。如果老人有多个子女,倾向于哪个子女,往往取决于老年人与子女的情感关系。

如,样本 JSW04(高女士)与样本 LPL02(贾奶奶),她们作为女儿,因为与母亲的关系比较亲密,所以她们的母亲在失能后,不论是在有意识抑或是无意识的状态下,都选择她们作为照顾者。

样本 JSW04(高女士)母亲失能后,曾经住过大儿子家,但是住得不舒心,希望能跟女儿在一起,高女士就暂停了生意,一心承担了照顾母亲的角色。

> 我妈其实脾气不太好,和我两个嫂子都处不好……我妈对我
> 从小也管得严,但是也跟我最亲。我妈腿开刀动不了的那个时候,

---

① 参见张文娟:《儿子和女儿对高龄老人日常照料的比较研究》,《人口与经济》2006 年第6 期。

② Cf. Antonucci T. C., Akiyama H., Takahashi, K. "Attachment and Close Relationships across the Life Span." *Attachment & Human Development* 6.4(2004):353-370.

就想到我这来。那我就说没关系,我来照顾就好了。(样本JSW04
高女士)

样本LPL02(贾奶奶)是家中长女,与母亲的感情也更为深厚。母亲身体
还能行动时,分别在两个妹妹家轮住过,在母亲身体状况恶化并出现轻度失智
之后,母亲开始不认人了,但是一直念叨着贾奶奶的小名儿。贾奶奶就把母亲
接到身边来照顾。

> 俺娘不认人了,俺妹妹说她成天(每天)就叨叨着俺的名字,俺
> 一听就流泪了,再怎么着,俺也得把俺娘接过来,在俺身边,俺心里也
> 踏实……(样本LPL02 贾奶奶)

另外,样本JLQ04(李大爷)以女婿的身份照顾岳父,其中也有很大原因是
由于岳父态度很坚决地要李大爷照顾,而李大爷基于与岳父岳母几十年的感
情基础,也同意承担照顾者角色。

> 要说我老丈人这个人吧,其实生病以前脾气挺好的,就是病了之
> 后这脾气变得很差,丈母娘和我爱人都受不了他……他和他几个儿
> 子也是处不来,去了几次都不成……后来就说哪也不去,就指着我说
> 让我伺候,嗯,对,就说闺女也不行,就靠我这"半个儿"了。呵呵,老
> 头儿有时候也跟个小孩儿似的……(样本JLQ04 李大爷)

从以上的分析可以看出,家庭成员的态度,包括受访者的兄弟姐妹、配偶、
子女及受照顾失能老人的态度,对于受访者是否能够接受照顾者角色,以及对
于照顾者角色的接受程度,都会产生相应的影响。

三、照顾者角色形成的社会因素

如果说在照顾者角色形成过程中,个人因素是微观层面的影响,家庭因素
是中观层面的影响,那么,社会因素则是从宏观层面对受访者产生影响。个人
因素、家庭因素、社会因素综合起来,在受访者选择是否承担照顾任务的过程
中,共同发挥着作用。

根据本研究中受访者的陈述,社会因素的影响主要来自两个方面:一是"孝道观念"对于受访者心理层面的引导,二是"社区情理"对于受访者行为层面的约束。

(一)孝道观念——内化于受访者心中的文化规范

孝道是中国最古老的传统文化,也是最重要的伦理价值。"孝道观念"在中国以及周边的亚洲国家被视为精髓文化且对东亚文化影响深远。[1] 有学者将"孝"直接定义为尊重以及照顾自己的父母,[2]孝顺父母被视为中华民族的传统美德。这种孝道规范也被视为调节中国家庭代际关系的最重要的文化根基,通过社会化的过程和作用,孝道观念内化成人们的自觉意识,使得人人都会认同子女应该尽孝。[3]

本研究中受访者(主要是失能老人的子女)在谈到对自身照顾者角色的认识时,大多数子代照顾者都提到"赡养父母就是尽孝",认为孝顺父母是在"尽本分",还有的照顾者认为孝顺父母是在为儿女"积福"等。如,样本JLY01(王大爷)、JLQ03(姚女士)、JLQ04(李大爷)、JSE02(邢先生)、JSW02(曲阿姨)、JSW03(徐大爷)、JSW04(高女士)、LPL02(贾奶奶)、LYZ02(吴先生)等,这些子代照顾者(儿子、女儿、儿媳、女婿)在访谈过程中,都有类似的描述,也有的子代照顾者将"回报父母"与"孝顺父母"相互联结。这些认知与表述都显示出受访者已经将传统的"孝道规范"内化于心,并成为其承担照顾者角色的重要思想指引。

表5-2是子代受访者在访谈中提及的关于"孝道"的认知。由此可知,虽

① Cf.Chan,C.M.A.,Lim,Y.M."Changes of Filial Piety in Chinese Society." *The International Scope Review* 6.11(2004):102-110.

② Cf.Sung,K.T."Measures and Dimensions of Filial Piety in Korea." *The Gerontologist* 35 (1995):240-247.

③ 参见杨国枢:《中国人孝道的概念分析》,载杨国枢主编:《中国人的心理》,台湾桂冠图书公司1993年版,第60页。

然有学者认为随着经济和社会的发展,孝道的观念会不可避免地被削弱。①
但是也有学者认为在中国的语境下,孝道仍然是日常生活中的重要价值或德
行。② 从本研究的资料来看,也支持了这一观点,孝道规范仍然为中国人所重
视,对于子代照顾者仍然具有重要影响。

表5-2 受访者对于"孝道"的认知与表述一览表

样本编号 (照顾者)	被照顾者	对"孝道"的认知与表述
JLY01 (王大爷)	母亲	"你说这老祖宗不都是讲究'百善孝为先'吗? 咱不能说怎么着,你看咱住这个街道上,邻居都认识,你要是不孝顺,人家还说咱,人品不行……" "那这是基本的吧,你说是吧,这孝顺老人不是基本的吗? ……要是想到这儿呢,心里头也没那么别扭了,老二(弟弟)他不管那是他的事,咱不能不孝顺吧?"
JLQ03 (姚女士)	婆婆	"我老公这个人吧,别的先不说,特别孝顺是真的,他就觉着他是老大,就应该是他得多照顾父母……"
JLQ04 (李大爷)	岳父	"我们主要就是感情好,我丈母娘和老丈人对我是有恩的……嗯,当时结婚的时候,老丈人知道我家里困难,啥都没管我要,还总是贴补我们……做人咱不能忘本吧,得知道报恩吧。" "(岳父岳母)也得一样孝顺不是。就是敬着他们、顺着他们,那就是孝顺了。"
JSE02 (邢先生)	父亲	"养儿防老嘛,'父母养咱小,咱养父母老',不就是这么个道理吗? ……就是尽本分吧。" "说到孝顺,那就是得主动承担责任吧,当时心里想的就是个义务啊,义务和责任,因为我上头就两个姐姐,没兄弟啊。"
JSW02 (曲阿姨)	婆婆	"婆婆也和自己'娘家妈'一样,你把婆婆当成自己'娘家妈',你不是就能一样孝顺了? 你做媳妇的,不就是得有这个意识,不孝顺婆婆那还能做好媳妇吗?"
JSW03 (徐大爷)	母亲	"有时候我也劝我那老姐姐,父母再怎么着,也是一把屎一把尿地把咱们给拉扯大的,没有功劳也有苦劳吧? 再怎么说,咱们也不能净找父母的不是吧? 你该尽孝还是得尽孝吧?"

① Cf. Chen, X., Silverstein, M. "Intergenerational Social Support and the Psychological Well-being of Older Parents in China." *Research on Aging* 22(2000):43-65.
② 参见叶光辉、杨国枢:《中国人的孝道:心理学的分析》,重庆大学出版社 2009 年版,第4页。

续表

样本编号 （照顾者）	被照顾者	对"孝道"的认知与表述
JSW04 （高女士）	母亲	"每次看到我妈这个样子，我就觉着后悔，我都没来得及好好孝敬我妈呢，就觉着还早着呢、还早着呢。"
LPL02 （贾奶奶）	母亲	"俺这岁数也差不多了，黄土就要埋到脖子了，俺娘也还能活几天？俺娘在身边吧，能照顾一天是一天，这孝顺老人也是给儿女积福呢。"
LYZ02 （吴先生）	父亲 母亲	"孝顺父母那就是咱们的传统美德吧，你看那电视里不都这么宣传的吗？" "你像俺这个岁数的想法，就是私心在这放着，孝顺自己的亲老的，俺还是照顾，再说那是亲爹亲妈，能不照顾吗。"

资料来源：笔者根据访谈资料整理。

虽然每位受访者对"孝道"的理解和认知程度并不完全相同，但从表5-2中可以看出，传统孝道观念对受访者的影响是潜移默化的，成年子女（包括儿媳、女婿）大多都内化并顺从了孝道规范的要求。

（二）社区情理——外显于受访者周遭的环境压力

皮尔林（Pearlin）等人指出，许多时候照顾者走上照顾生涯不是自我选择的结果，而是出自承诺或压力。[①] 如果说"孝道观念"主要是照顾者内化于心的一种思想性引导，那么，"社区情理"对于照顾者而言，就是一种呈现于外的环境压力。

每个个体所生活的社区，都存在着某些为在该社区中生活的多数人所认可的行为规范及与此相适应的观念。狄金华等人认为，"社区情理"类似于波兰尼所讲的"默会的知识"，是人们在日常生活中逐渐形成的行为规范和道德认知。[②] 杨善华先生指出，"社区情理具有外在性、普遍性与对个体的强制

---

① Cf. Pearlin, Leonard I., and C. S. Aneshensel. "Caregiving: The Unexpected Career." *Social Justice Research* 7.4(1994):373-390.

② 参见狄金华、钟涨宝：《社区情理与农村养老秩序的生产》，《中国农业大学学报》2013年第2期。

性","在社区中生活的人在选择自己行为时,则首先考虑自己的行为能否为社区中的他人所接受并把它看作是自己行为选择的主要标准。"①也就是说,社区情理往往以某种规范以及与这种规范相适应的观念的形式呈现出来,并受到社会舆论的制约,而这种社区舆论具有很强的约束力,影响着生活于社区的人们的行动方向。②

社区情理中,也存在关于养老观念、养老行为的道德认知和行为规范。前文中提到的中国传统文化的精髓——"孝道观念"——也是社区养老情理的重要核心内容。有学者曾指出孝道观念作为一种复杂而精致的文化设计,自古以来就成为规定、调整家庭内部人与人之间关系的行为准则,③在某种程度上发挥着社会控制的作用。在一个稳定的社区环境中,且在每个人都认得老年人的环境下,社区舆论会影响子女或家人的行为方式。④ 笔者认为,社区养老情理就发挥着这种社会控制的作用,失能老人及其家人养老观念的形成以及养老行为的选择等,都受到这种社区情理的影响或制约。

一方面,社区情理对人们照顾和赡养老人的行为起到规范和约束的作用,不赡养老人、不孝顺父母的行为,会遭到周围亲友邻居的非议,在社会舆论方面对违反规范的人施加压力。如,有的受访者谈到不照顾老人会面临的"坏名声",会被贴上"不肖子孙"的标签等,类似这样的议论和舆论会让他们很有压力。

---

① 杨善华、吴愈晓:《我国农村的"社区情理"与家庭养老现状》,《探索与争鸣》2003 年第 2 期。

② 杨善华先生在其《我国农村的"社区情理"与家庭养老现状》(《探索与争鸣》2003 年第 2 期)一文中,对"社区情理"的分析主要是基于农村社区,认为社区情理是存在于相对封闭及文化相对落后的社区中的规范和观念,这些规范和观念可能有悖于一定社会的制度和规范,或者与一定社会的制度和规范存在着某种不适应。笔者深受杨先生文章启发,但是在本研究中,笔者所讲的"社区情理"更侧重于社区环境下形成的关于养老观念、养老方式等方面的社区舆论,对于人们养老行为的舆论压力与引导。

③ 参见谢宝耿:《中国孝道精华》,上海社会科学院出版社 2000 年版,第 3 页。

④ Cf. Lozier, J., Althouse, R. "Social Enforcement of Behavior Toward Elders in an Appalachian Mountain Settlement." *The Gerontologist* 14.1(1974):69-80.

你说这老祖宗不都是讲究"百善孝为先"吗？咱不能说怎么着，你看咱住这个街道上，邻居都认识，你要是不孝顺，人家还说咱，人品不行……（样本 JLY01 王大爷）

就我这 1 个儿子，不指望我指望谁呢……再说，老家的风俗是这样的，有儿子如果不是儿子养老，那是要坏名声的，那要让人戳脊梁骨的。（样本 JSE02 邢先生）

谁还不知谁的底细？闺女家的不提也就不提了，那要是谁家有儿不养老，那还不让人家的吐沫星子给淹了？（样本 JSW03 徐大爷）

你别看这么些年了，我那几个哥哥嫂嫂的，到现在还不是让人家背地里说什么"不肖子孙"这些闲言闲语的？（样本 LPL01 赵阿姨）

俺就是脸皮薄，俺受不了别人指指戳戳的。俺这么熬着，俺没想落下什么好，可也没人能说俺个"不"来。（样本 LYZ01 周奶奶）

害怕别人说闲话，在农村都是儿子养老，如果送去你说的什么养老机构什么的，人家会骂不孝顺，会说一些不好的话，所以还是在家里养着吧。（样本 LYZ02 吴先生）

另一方面，社区情理对人们照顾和赡养老人的行为也起到激励和引导的作用，对于那些在赡养老人方面做得好的行为和个体，社区情理也会以舆论的形式或通过其他方式进行鼓励和嘉奖，进而强化人们的赡养意愿、进一步规范人们的赡养行为。如，有的受访者家庭被社区评为"最美家庭"，儿媳照顾者被社区居民视为"最美儿媳"，有的受访者谈到其行为得到邻里的一致赞誉等，这些既是对受访者的积极肯定，同时也是对社区其他成员的正面引导。

嗯嗯，对，"最美家庭"，那是社区评的，奖状现在还挂在里屋的墙上呢。邻居们说还该给我评个"最美儿媳"，哎哟，我说我可当不起了，又没干么……有一次社区里头组织了一个家庭活动，还让我在台上给大家讲了讲……就是大家伙这么抬举我呗。（样本 JSW02 曲阿姨）

　　俺公公不是那个偏瘫吗,左腿啊看着都萎缩了。听俺小叔子
(注:小叔子在村里当赤脚医生)说得定期给按摩按摩,俺就跟着学
了几个手法,俺闺女还教俺怎么拿手机上网查穴位,就给俺对象先按
着,看行了,再让俺对象给俺公公按一按……俺是这样,能想到的俺
就去做。……他们都说俺公公有福气、俺对象有福气,说能摊上俺这
样的媳妇(笑)。(样本 LYZ04 丁阿姨)

对受访者来说,"孝道规范"是内化于心的文化规范和思想指引,"社区情
理"是外显于行的舆论引导和行为约束,两个方面相互结合,从社会层面对受
访者照顾者角色的形成产生影响。也有研究提出在家庭照顾这种非正式支持
的运行机制中,"声誉机制"起着很重要的作用,这里所说的"声誉机制"与本
文所讲的"社区情理"有相似之处。声誉机制主要是指在信息相对比较公开
化的社区或家族关系网中,信息的获取成本比较低,老年人生活状况的好坏比
较容易为其他人所了解,这会对家庭声誉带来直接的影响,从而也规范和引导
了人们的养老行为。[1]

　　本章主要探讨了两个问题:失能老人家庭照顾者角色的特点,以及失能老
人家庭照顾者角色的形成原因及过程。

　　首先,失能老人家庭照顾者角色主要具有以下三个特点:照顾者角色女性
化、照顾者角色老龄化、照顾者角色多重化。通过对每个特点进行分析与论
述,可以发现,照顾者角色的特点多元且复杂,与以往相比,也更呈现出一些新
的变化,除"女性化"特点之外,其中,照顾者角色"高龄化"以及"多重化"的
特点与我国人口结构、家庭结构以及两性关系发生重大变化的过程相伴随,对
于这些特点所隐含的一些新的挑战和危机应该引起足够的重视。另外,"女
性化""高龄化""多重化"等多元化特点又呈现出相互交织、相互叠加的状态,

---

　　① 参见世界银行编写组:《防止老龄危机》,中国财政经济出版社 1996 年版,第 36 页。

使得失能老人家庭照顾者往往面临着角色束缚、角色冲突以及角色超载等问题,从而使家庭照顾者陷入困境,因此,也需要深入思考如何兼顾"照顾者—被照顾者"视角,有效应对这些困境与问题。

失能老人家庭照顾者角色特点的整体状况及分析框架详见图5-1。

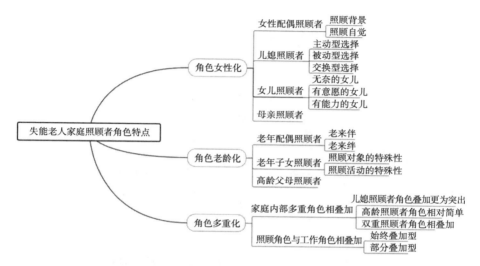

图 5-1　失能老年人家庭照顾者角色特点分析图

其次,失能老人家庭照顾者角色是在一个错综复杂的情况下,由多重因素交互作用而形成的,并不是一个简单因果关系的形成过程,照顾者在面临照顾情境进行抉择的过程中可能会受到多重因素的影响。以往的研究大多从孝道伦理、回报心理、后代示范、舆论导向等方面分析照顾者的照顾动机。本研究通过梳理访谈资料,从个人因素、家庭因素以及社会因素三个层面分析失能老人家庭照顾者承担照顾任务的影响因素。其中,个人因素包含性别、工作、情感以及个体特征等方面;家庭因素包括家庭收入状况、家庭成员结构、其他家庭成员态度等方面;社会因素包括内在孝道观念的引导与外在社区情理的约束等。以上这些因素的交互影响和相互作用使得照顾者最终选择承担照顾任务、担任照顾者角色。当然,每个照顾者个体及家庭的异质性可能会非常大,除去本文所阐述的个人、家庭、社会因素之外,还有可能会有其他因素同时也对照顾者的抉择过程产生影响。

此外,也有学者提出了家庭照顾者角色的"非选择性",如同马尔巴赫(Marbach)所言:"他们不是要选择变成照顾者,而是被困在这种生活方式当中。"①即照顾者角色并非是照顾者主动或被动选择来的,而是"被赋予的"。

失能老人家庭照顾者角色形成过程及影响因素如图5-2所示。

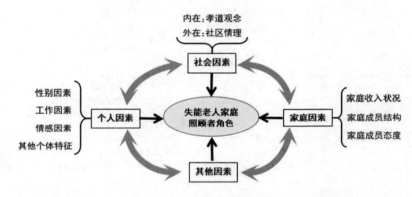

图5-2　失能老年人家庭照顾者角色形成因素示意图

总而言之,失能老人家庭照顾者角色的特点,以及照顾者在什么背景下、受哪些因素影响、基于哪些考虑,最终选择承担照顾者角色,这是一个动态的多因素共同作用的过程。这个动态的多因素共同作用的抉择过程亦会对照顾者接下来的照顾过程产生影响,如,照顾者的照顾感受及承受的照顾压力等,这部分内容将在下一章进行分析和讨论。

---

① Cf.Marbach,C."Young Caregivers."Encyclopedia of Child Behavior & Development(2011):1587-1588.

第六章 失能老年人家庭
照顾者压力分析

上一章内容分析了失能老人家庭照顾者的角色特点,以及照顾者角色形成的因素和过程。不同角色的家庭成员承担照顾任务,影响其作出抉择的因素及抉择过程有所差异;同时,其在照顾过程中所面临的照顾压力也有可能不同。许多研究均指出,在照顾过程中,照顾者常感到有压力与负荷。满足失能老人的需求,可能意味着将压力及损失转移到照顾提供者的身上。① 但是对于照顾者的压力与负荷,无论学界抑或实务界长期以来并没有给予足够的重视与支持。而且,随着人口结构、家庭结构的变迁,照顾者的压力与以往相比也有很大不同。研究中发现,照顾者的负荷和压力通常是"被低估"的,②家庭照顾者往往成为被忽略的"潜在案主"。③ 学界也有学者关注并研究探讨了照顾者的压力,但是大多数研究将照顾者往往视为一个同质性的整体进行分析,

① 参见[美]哈尔·肯迪格等:《老年人的家庭支持》,张月霞译,台湾五南图书出版公司1997年版,第12页。

② Cf. Weber, N. D. and Schneider, P. "Respite Care for the Visually Impaired and Their Families." In L. M. Tepper and J. A. Toner (eds.), *Respite Care:Progoams, Problems and Solution* 1993:62-77.Philadelpaia,PA:The Charles Press.

③ Cf.Ungerson,C."Cash in Care." in Madonna H.Meyer (eds.).*Care Work:Gender, Labor and the Welfare State*.New York:Routledge.2000.

对于不同家庭成员照顾者角色所面临的压力分析较少,也少有研究能够兼顾到照顾者角色形成过程对其承受压力的影响。

本章主要分析失能老人家庭照顾者的照顾压力,在压力分析过程中,兼顾异质化的照顾现象对照顾者压力的影响,包括失能老人家庭照顾者角色特点及照顾者角色形成因素对其压力的影响等内容。

第一节　失能老年人家庭照顾者身体压力分析

照顾是一项繁重且几乎 24 小时无休止的工作,针对失能老人的照顾尤为如此。家庭照顾者在长期的持续性照顾过程中,所经受的压力与负荷有些是显而易见的,有些则是隐而未显的。一般而言,照顾者身体健康层面感受到的压力比较显著。国内外已有相关研究均指出,照顾失能老人的照顾者健康情况普遍存在较多问题。国外研究发现有八成的家庭主要照顾者本身都有着身体健康方面的负面问题,[1]而且照料活动对照顾者健康的影响具有持续性。[2]国内学者的研究也表明,照顾老年人对照顾者自己的健康状况有不同程度的影响,且照顾者的年龄越大,其健康状况越差。[3] 特别是对于女性照顾者而言,照料父母的女性自评健康状况较差,[4]从事照料活动使女性患病率显著提高,高强度照料活动对照顾者健康的负面影响更大。[5]

老人的失能程度与失能项目不同,其家庭照顾者所要提供的照顾活动和

---

① Cf.Kramer, B.J. "Gain in the Care Giving Experience: Where Are We? What Next?" *The Gerontologist* 37.2 (1997):218-232.

② Cf.Grant, Igor, et al. "Health Consequences of Alzheimer's Caregiving Transitions: Effects of Placement and Bereavement." *Psychosomatic Medicine* 64.3 (2002):477-486.

③ 参见刘腊梅、周兰姝:《老年人照顾者的健康状况及其影响因素的调查分析》,《中华护理杂志》2008 年第 7 期。

④ 参见刘岚、陈功:《我国城镇已婚妇女照料父母与自评健康的关系研究》,《人口与发展》2010 年第 5 期。

⑤ 参见陈璐、范红丽:《家庭老年照料对女性照料者健康的影响研究》,《人口学刊》2016 年第 4 期。

内容会有所差异。从失能的两项重要衡量指标来看,老人日常生活活动能力(ADLs)主要包括老年人基本的自我照顾活动,如进食、沐浴、穿衣、如厕、大小便控制、室内活动(上下床、站立行走)等日常生活必备的功能项目,相对于老人工具性日常生活活动能力(IADLs)而言,ADLs的失能程度越深或失能项目越多,对照顾者而言,意味着需要付出更多的体力、时间与精力。因为这些照顾活动往往具有即时性、近身性、密集性、重复性等特点,照顾者的身体因此受到的冲击和负荷也更为明显和严重。

在本研究中,照顾者在阐述其照顾过程中感受到的压力时,身体健康层面的压力也是其面临的最基本的,同时也是其感受最为强烈的压力。通过对本研究中20位受访者的访谈,梳理出照顾者承受身体压力的表现,虽然照顾者谈及的压力点比较多,但综合而言,主要包括体力透支、睡眠障碍、病痛加重三个方面。在这个过程中,照顾者自身的特点也影响着其身体压力层面的感受。

一、体力难以支撑

照顾者在为失能老人尤其是行动不便的失能老人提供喂食、洗澡、如厕、室内/户外移动等照料活动时,常需要花费大量体力,对于失能程度较深的老人,还需要背起或抱着进行移动,需要健康的身体和强健的体魄才能完成这些体力工作。正如有学者所言,失能老人照顾工作是一个艰辛的过程,需要照顾者具有"过人体力"方能支撑。① 然而,照顾者中大多是女性家人或者是老年配偶,或者同时兼负多重角色,在面对这些密集的体力活动时,即便是身强力壮的家人也未必能胜任这些体力活动。当照顾者是体弱的女儿、媳妇或老年配偶时,她们在体力上的消耗更大,多表示腰酸背痛、体力上不堪重负。而当照顾者同时承担多重角色时,这些体力活动更让照顾者感受到多倍多重的压力。在访谈过程中,"费劲""疲惫""劳累""熬人"等这些反映身体层面负担

---

① 参见陈燕祯:《老人服务于社区照顾:多元服务的观点》,台湾威仕曼文化2009年版,第155页。

的词汇在受访者的描述中经常出现。

（一）身体好也承受不了

本研究中的 20 位受访者在阐述自身健康状况时，自认为健康状况"一般""较好""良好"的有 9 人，但是即便是这些受访者，他们在谈到照顾老人过程中最常感到的压力时，也会反映身体负担比较重，身体再好也受不了。

样本 JSW03（徐大爷）虽然觉得自己身体还可以，"从小到大轻易不大闹病，闹病也就是头疼感冒，就算闹病了，很快也就好了"。但是，在照顾长期卧床的母亲过程中，搬动母亲还是觉得"太费劲了"。

> 我现在弄不动她关键是，弄起来叫她坐坐站站，站站不行，就是坐起来看看，就是在那个床上，起不来不能动，我现在是太费劲了弄她，我给她翻身我得用头顶着（情绪比较激动，有肢体动作），手扯进去，使劲弄她这个大胯这个地方，一下子给她翻身。唉，真是费劲，一个人都不成，得和我老伴一起。（样本 JSW03 徐大爷）

样本 LYZ02（吴先生）自述身体状况也是"良好"，但是其照顾脊椎退化导致卧床的父亲，以及腿部开刀行动不便的母亲时，觉得有如两座大山压在身上，"压力不小"。

> 像两座大山压到身上吧，上气不接下气，也是喘不上气来，真事儿……压力是不小，累里（疲累）上，别说别的，这双棉鞋你看看，磨漏了，你说走多少路，起来，哎哟，在哪里一坐不过五分钟，上炕也不过十分钟又下来又得走，和小孩样，累得你就么法么法的（没有办法），就这个样……（样本 LYZ02 吴先生）

（二）体弱多病者更加承受不起

女性照顾者相对于男性照顾者而言，自身体质较弱、气力较小；在照顾失能程度较深的老人时，身体负荷更为严重。体弱的女性照顾者或是身体健康状况不佳,甚至自身也有疾病的照顾者,在身体负担方面更是觉得"心力交瘁"。有研究表明,女性照料者照料时间更长、角色紧张更重。① 老年照料对女性照顾者的健康具有更明显的消极影响,高强度照料活动对其健康的负面影响也更大。②

样本 JLQ02(林阿姨)照顾脑出血、股骨头坏死的老伴儿,LPL02(贾奶奶)照顾九旬高龄的母亲,她们都觉得最累的时候就是在挪动或搬动被照顾老人的时候,感到体力不济,此外,照顾活动的强度太大,也对照顾者的体力提出更高的要求,让照顾者感觉难以支撑。

> 你不能让他一气儿地光在床上躺着吧,家里买了轮椅,以前还能一天里出去一回两回的,现在不行了,两三天的推着他出去走走……我这胳膊啊手腕啊,都没劲儿了,你看我这手腕,肿这么大,下不去。你得把他从床上抱到轮椅上,从轮椅上再把他弄到床上,哎呀,真是太费劲了,每次这么折腾一次,我都跟洗了澡一样,得出一身的汗。把他折腾完,他在床上躺着了,我得瘫半天缓不过劲儿来……现在主要是体力不行,给他翻身、换尿布,他那么重,我实在没办法。(样本 JLQ02 林阿姨)

> ……说是要下来(下床),我就把她架下来;坐一会儿又说不得劲,就再把她弄回去。大小便也是得这样,给她把尿盆屎盆拿进来,架着她在屋里头上(厕所)……头里(以前)还能走几步路,架着她还能走,她乐意到外头看光景。后来就走不了了,要出外头就得靠轮椅了,就抱下来、抱上去。大小便也这样,她不穿尿片,你给她穿,她就给你扔了,就得抱下来、抱上去,一天多少遍也不知道,那要是糊涂

---

① Cf. Yee J L, Schulz R. "Gender Differences in Psychiatric Morbidity among Family Caregivers: A Review and Analysis." *The Gerontologist* 40.2(2000):147–164.

② 参见陈璐、范红丽:《家庭老年照料对女性照料者健康的影响研究》,《人口学刊》2016年第4期。

起来,就更折腾人,一会儿要下来,一会儿要上去,你不理她就发火,你理她吧,你就得一遍遍的,亏得她不胖,就这样,也累得浑身跟散了架似的。(LPL02 贾奶奶)

样本 LYZ01(周奶奶)则直言,照顾偏瘫的婆婆"就像做噩梦",因为照顾时间比较长(13 年),随着自身年龄逐年增长,越到后来就越觉得身体吃不消,身体劳累,总有一天可能会"垮掉"。

就像做噩梦,醒不过来……从早到晚,你就得围着她转。你给她穿衣服,她自个儿穿不成,给她穿衣服也得穿半天,她明白的时候挺好,伸胳膊伸腿地让你给她穿,她糊涂的时候那就完了,她折腾你,她就不让你穿,唉,累得慌……还有你给她翻身,也是累得一身汗,她身子重,翻不动,现在翻身都得叫上俺老伴儿一起……俺这也一年不如一年了,现在好像没病没灾的,指不定哪天就忽的一下子就不行了,就垮了。(样本 LYZ01 周奶奶)

样本 LPL04(于奶奶)自身患有冠心病、风湿病,但她还需要照顾失能的老伴儿和儿子,同时照顾两个失能家人,于奶奶的照顾任务加重、工作量加大,在体力上也更加难以承受。

俺这心脏也不好,风湿(病)厉害。一变天,俺这身子就跟散了架似的,哪都疼……俺这腿上就不能着风,你看俺这夏天里头这都还绑着这个(护膝)。赶着个阴天下雨的,疼得下不了地……不行啊,这么着也还是得伺候着他们吃啊,别的不说,你这吃不能省了吧。还有这洗洗涮涮,年轻那会儿不觉着(累),这会儿就不行了。好些个活儿一次都弄不完,就停下,分上几次弄。(样本 LPL04 于奶奶)

(三)多重角色下的体力透支

还有的照顾者因为兼具多重角色或多重任务,这种情况下,照顾失能老人这一任务与其他角色任务相叠加,使得他们的身体呈现"超负荷"的状态,短期内还可以应付,长此以往则导致照顾者身体处于"亚健康"状态。尤其是照顾者角色与工作者角色的相叠加时,体力透支现象较为明显。另外,高龄照顾者所承担的多重照顾任务(照顾两位老人、照顾老人并同时照顾孙辈),也会让照顾者体力消耗过大。

样本JLY02(孙女士)、样本JSE01(齐女士)、样本JSE02(邢先生)、LYZ02(吴先生)都属于照顾者角色与工作者角色相叠加的照顾者,他们在工作与照顾的双重压力下,"体力透支"成为常态。

> 工作你也不能对付,你还是得养家糊口。后来我换了(岗位)之后,虽然没那么大压力了,但是你还是得朝九晚五的你不能对付。白天在外面跑一天,下班回来,我爸这里我还得给他收拾着,就跟个陀螺似的连轴转,喘口气的功夫都没有,有时候就累得头晕。(样本JSE02 邢先生)

样本JLQ02(林阿姨)、样本LYZ04(丁阿姨)、样本LPL04(于奶奶)都是多重角色照顾者,林阿姨和丁阿姨在照顾家中老人的同时,还兼具着隔代照顾者的角色;于奶奶则同时照顾着家中两位不同代的老人。对她们而言,照顾一个老人已经是比较耗费体力的事情,再加上对其他人的照顾,在体力方面过度劳累,身体不适、食欲不振的情况比较严重。

根据样本LYZ04(丁阿姨)的描述,笔者绘制了一个丁阿姨的每日生活时间表(表6-1),从该表中也可以发现"照顾责任"已经成为丁阿姨每天的活动重心,丁阿姨的起居安排几乎完全围绕着公公和小孙子展开。

表6-1　样本LYZ04(丁阿姨)每日活动时间表

时　间	活　　动
5:30	起床、喂鸡、做早饭
6:30	照顾公公起床,照顾公公吃饭
7:30	照顾小孙子起床,照顾小孙子吃饭
8:00	收拾家务,去果园,带着小孙子

续表

时 间	活 动
11:30	做午饭,照顾公公、小孙子吃饭
13:00	收拾家务,推公公到村头遛弯
14:00	把公公推回家,去果园,带着小孙子
17:00	做晚饭,照顾公公、小孙子吃晚饭
18:00	收拾家务,陪小孙子看电视
20:00	照顾公公、小孙子睡觉
21:00	睡觉

说明:笔者根据样本 LYZ04(丁阿姨)的访谈资料整理。

这么些年不知道怎么过来的了,反正就是脚不沾地,上面是俺公公,下面是俺孙子……忙乎着他两个吃了、喝了、拉了的,自个儿有时候都顾不上喝口水。有时候就一阵阵的晕,得赶紧扶着个什么,要不就倒下去了……就是这耳朵也不大好使,里面总是像有啥机器在里头嗡嗡嗡的。实在嗡嗡的厉害,找俺小叔子看看(注:小叔子在村里做赤脚医生),他说看不了,就是累着了。(样本 LYZ04 丁阿姨)

忙忙叨叨地累得晕头转向,有时候做好了饭,伺候着他爷俩儿吃了喝了,俺都没劲儿吃了……嗯,吃不下去,胡乱凑合两口……这几年觉着精神头不太行了,走路走得快一点就心慌,有一次在集上(赶集)差点就晕倒了。(样本 LPL04 于奶奶)

由以上分析可知,照顾者在承担照顾任务的过程中,身体负荷方面的体力过度消耗是普遍存在的现象。在分析照顾者体力负荷时,考察照顾者的不同角色或特点,有助于有针对性地思考如何缓解照顾者的体力负荷。

二、睡眠难以保证

照顾者除了在身体方面直接感受到的劳累疲倦之外,另一个较大的身体负荷则是睡眠方面的障碍。有研究表明,从事照料活动会导致照顾者睡眠障碍,①本研究在考察照顾者身体健康方面的压力时,也关注到了照顾者的睡眠障碍问题。根据受访者的陈述,他们在睡眠方面的负荷主要体现在两个方面:一是睡眠时间不足,这往往是因为照顾环境或照顾任务导致客观上难以保证照顾者拥有足够的睡眠时间;二是睡眠质量不佳,失眠或难以入睡,这往往是指照顾者即便有睡眠时间也难以入睡,是照顾任务或活动导致的对照顾者睡眠质量的间接影响。

而基本的睡眠时间以及睡眠质量是保障照顾者身体健康的重要因素,睡眠方面存在的这些问题,使得照顾者难以保证足够的休息,身体健康容易出现状况;反过来,照顾者身体方面的消极症状,又再次导致或加深照顾者睡眠方面的障碍,从而形成恶性循环,令照顾者感觉到极大的压力。

（一）睡眠时间不足

如果照顾者面对的照顾对象夜间照顾需求比较多,或者照顾者所处的照顾环境缺乏必要的人力等方面的支持,那么,照顾者的睡眠时间就会受到影响,可能会面临睡眠时间过少,或者睡眠时间不连贯等问题。照顾者夜间的睡眠不足,白天的精神状态就会比较差,也会觉得更为疲倦劳累。

从本研究访谈的 20 位照顾者的照顾经验来看,失能老人如果处于瘫痪、失智等完全不能自理状态时,照顾者往往需要 24 小时全天候的看护照顾,如果没有其他家人替换着照顾给予支持,则照顾者夜间睡眠时间基本上就难以保证。

样本 JSW01（何阿姨）自述自己因为睡眠不足已经得了"神经衰弱",她照顾失能的父母,而失智的父亲是她夜间需要格外注意的照顾对象,因为担心父亲外出走失,她在夜间精神也高度紧张,夜间睡眠时间无法保证,白天会有间

① Cf.Zverova Martina."Frequency of Some Psychosomatic Symptoms in Informal Caregivers of Alzheimer's Disease Individuals.Prague's Experience." *Neuro Endocrinology Letters* 33(2012):565-567.

隙进行"补觉",但是时间也很短,且睡眠时间碎片化。

> 他以前跑出去过一次,夜里门没锁好,一个马虎眼儿(不注意),他自己跑出去了,早晨才发现,到处去找,好歹还找着了,吓死人了。现在夜里都把门反锁好几道,钥匙藏起来。那也睡不踏实,他们那边有一点儿动静,我就醒了,一晚上就迷迷糊糊一会儿醒一会儿醒的,实际上能睡两三个小时就算不错了……白天我对象(爱人)能帮我招呼着,有时候就让我补补觉……唉,我跟你说,我觉着我都神经衰弱了,白天补觉也就赶着空眯一会儿,也是有一点儿声音就醒了。

(样本 JSW01 何阿姨)

样本 JSW04(高女士)的母亲也患有轻度失智,因为担心母亲夜里起夜,高女士夜间和母亲睡在一个房间,这样虽然能够更及时贴切地照顾母亲,但同时也使得她的睡眠时间受到影响。

> 其实以前开店啊,睡觉也没个准点儿,也是很晚才能睡,觉也不多,现在睡得更少了。我妈她也不是一直糊涂,不过夜里她好像就严重些。她睡不好啊,她不舒服就会哼哼,我就起来看看,是不是要喝水、要上厕所,如果及时照顾到了,她就不哼哼了。有时候我睡得沉了没醒,她就一直哼哼,声音越来越大,对,她睡不好,那我也就睡不好……(样本 JSW04 高女士)

(二)睡眠质量不佳

一方面照顾者的睡眠时间难以保证,夜间睡眠时间过少,白天补觉时间也不能固定;另一方面,照顾者的睡眠质量也难以保证,表现为存在不同程度的失眠、入睡困难、间断性睡眠、浅眠、易醒等症状。如同有些照顾者所言,类似这样的睡眠障碍对他们来说"已经习惯了",但较差的睡眠状态长期累积,会给照顾者的身体带来严重危害。

样本 JLY02(孙女士)自从开始照顾患脑梗导致失能的母亲之后,就一直受到失眠的困扰,夜间很难入睡,即便睡着了也容易惊醒,醒后又难以入睡,导致她白天没有精神、无心做事,身体其他方面也受到失眠影响而出现一些问题,释放出危险信号。

> 这几年就没睡过好觉。一开始是我妈住院那会儿,没日没夜地照顾,根本没法好好睡,后来就经常地睡不好。实在睡不着就吃安定,又不敢总吃,因为你知道那个副作用大,不吃又睡不着……好不容易睡着了吧,又特别容易醒。我不能见光,一点儿亮光就醒,醒了就又睡不着……就是恶性循环吧,白天精神就不行,头晕,出虚汗,吃过中药调理,也没啥效果……朋友见了我都说我脸色发暗,像变了个人。(样本 JLY02 孙女士)

失能老人中有些老人因为受疾病的影响,可能会造成性情大变,脾气非常暴躁,捉摸不定,夜晚也是一直处于亢奋状态。样本 JSW01(何阿姨)的父亲失智症发作起来的时候就是夜里不睡觉,一直无法控制地乱骂或乱叫,这让何阿姨根本无法在夜里入睡。

> 我父亲他时好时坏,一阵儿一阵儿的,那要是晚上闹起来那就不得了,就不睡觉就一直乱骂,也不让人近身,会踢人,乱丢东西,情绪很亢奋,就这样他能闹腾一晚上。你跟着他就一点不能睡觉。然后第二天他就忘了头天晚上他都干啥了,他累了,他就好好睡觉了,可是我还有一大堆的事儿……(样本 JSW01 何阿姨)

样本 LPL01(赵阿姨)照顾失能母亲,夜间除了无法连续睡觉,经常被打断之外,还有经常做噩梦的症状,睡眠质量极差。

> 她半夜不舒服就叫我,我就赶快起来,她只睡一两个小时就又叫,我这刚躺下就又起来……睡着以后也是做噩梦,有时候自己就吓醒了,醒来就一身的冷汗,睡得难受。有时候就想着干脆还不如不睡算了,这样睡觉也是受罪。(样本 LPL01 赵阿姨)

睡眠时间不足、睡眠质量不佳,这些睡眠障碍对照顾者影响至深,会导致照顾者身体长期处于亚健康状态,或者使照顾者原有的病痛症状更趋严重。但是,睡眠问题常常被人忽视,甚至也被照顾者自身忽视,往往认为睡不好觉没啥大不了,熬一熬就过去了,这样的忽视心理不利于对照顾者的睡眠障碍问题进行及时有效的干预,不仅影响照顾者自身的身体健康,对于照顾关系、照顾品质也有消极影响。

三、自身病痛加重

照顾者的照料行为会加重照料者自己已有的一些生理病症或者增加其发生的可能性,包括失眠、消化不良、高血压、心脏病等病症。[①] 从本书的研究来看,受访者照顾失能老人的时间最短为 3 年,最长达 20 年,长期且繁重的照顾任务,一方面会导致照顾者身体健康状况不佳,使照顾者因照顾压力而罹患一些病症;另一方面也会导致照顾者原有的身体病症更为严重。特别是老年配偶照顾者、老年子女照顾者、高龄父母照顾者或其他家庭角色的老年照顾者,由于其自身也已经步入老年阶段,随着年龄的增长,这些老年照顾者也会出现高血压、痛风、老年肺炎等慢性病的症状。而照顾者角色所要承担的繁重的照顾活动,会加重照顾者本身既有的这些病痛,从而使其身体健康面临着较为严重的问题。

(一)照顾者身体积劳成疾

照顾者因照顾工作导致身体状况出现一些问题,当这些问题累积一段时间或程度加深时,就可能会积劳成疾,表现为一些病症,有些轻微、有些严重,但照顾者往往对自身的这些病症疏于治疗,从而使得照顾者的身体压力呈现出较为严重的状态。

如,照顾者在照顾过程中遭遇的睡眠障碍,长期累积会导致失眠、神经衰

① Cf.Zarit, S. H., and Whitlatch, C. J. "Institutional Placement: Phases of the Transition." *The Gerontologist* 32.5(1992):665-672.

弱等病症；照顾者因为照顾时间长和照顾强度大，饮食不规律，长期累积的结果会导致照顾者患上胃病；照顾者因长期的体力负荷，导致罹患腰肌劳损、关节炎、颈椎病等病痛的几率加大，等等。

样本JLY02（孙女士）因照顾脑梗失能的母亲，长期承受睡眠困扰，致使其严重失眠，样本LPL03（马大爷）也是在照顾失能配偶过程中因睡眠障碍导致其严重失眠。样本JSW01（何阿姨）照顾失能的父母，特别是失智的父亲，因担心父亲夜间的安全，何阿姨夜间的睡眠时间无法保证，因长期睡眠不足患有"神经衰弱"；同时，何阿姨照顾任务较重，因照顾父母时常顾不上好好吃饭、胃口不好、饮食不规律等，导致其患有较为严重的胃病。样本JLQ02（林阿姨）的关节炎、坐骨神经痛，样本JLQ01（杨阿姨）的腰肌劳损，样本LYZ03（冯奶奶）的颈椎病、关节炎等，这些都是她们在承担了照顾任务之后因长期的照顾活动而形成的身体上的病痛。

> 好几年了。以前就没有，以前就是血压有点儿高，别的没啥，现在就睡不好，熬得厉害。（样本LPL03 马大爷）

> 伺候着两个老的吃完了，到自个儿这儿，吃饭就随便团团两口，有时候就累得吃不下，就想歇着。有时候给老的弄完屎啊尿啊的，看见饭都想吐，还能吃啥？……这个胃病就这么落下的，疼起来就冒汗，赶紧吃止疼片，家里头胃药也一大堆。（样本JSW01 何阿姨）

> 我这胳膊啊手腕啊，都没劲儿了，你看我这手腕，肿么大，下不去……快要撑不下去，我坐骨神经痛，长骨刺，全身都疼，变天更严重，两只脚也疼，神经疼了好几年了，最疼的时候浑身发抖……去医院看，大夫就说我这是劳累过度了，也没什么好办法，就是让我多休息，卧床休息，唉，我能卧床休息吗？（样本JLQ02 林阿姨）

> 就是腰疼，这个就是前些年，那时候也不注意，我搬来搬去移动我婆婆的时候，人家说我力气使得过了……现在就是腰伸不直，腰都弯了，疼起来就得拿拳头使劲儿捶，能好受点儿。像我坐在这里，坐

不到 5 分钟,腰就酸。(样本 JLQ01 杨阿姨)

　　(颈椎)没好过,十多年了。膝盖也疼,就是那个关节炎,蹲下也
疼,受凉了疼得更厉害,也十几年了。(样本 LYZ03 冯奶奶)

　　由上可知,照顾者面对繁重劳力及时间密集的照顾工作,身体在长期的紧
张压力下积劳成疾,会产生各类病痛的困扰,特别是上了年纪的、女性照顾者,
身体变得孱弱,可能罹患各类病痛,但照顾者即使身体状况很差,也强忍着身
体的病痛,强打精神维持照顾任务,从而进一步造成体力的透支,也进一步加
重了其身体负荷。

　　(二)照顾者原有病症加重

　　对于失能老人照顾者而言,照顾行为会加重其已有的一些生理病症或者
增加其发生的可能性。[①] 对有些失能老人家庭而言,"家有一老,必有一倒"。
一些照顾者特别是高龄照顾者,因其本身年事已高,自身原本就患有各类病
痛,而照顾家中失能老人所经历的体力透支、睡眠障碍等问题,使其原有的病
症更为严重。

　　一方面,因为照顾失能老人,照顾者对其自身的病症无暇顾及或疏于顾
及,不去就医、拖延就医,成为照顾者对待自身病症的常态,这种态度无疑会加
重其病症。照顾工作让照顾者觉得一天到晚都很劳累、紧张,自己在这劳累紧
张的过程中,其自身身体的不适或原有的病症得不到足够的重视,或者是因为
没有时间去就医,或者是因为没有替换的人照顾老人无法抽身去就医,或者是
因为经济问题而放弃就医。

　　样本 JLQ02(林阿姨)常年患有荨麻疹,这种过敏性皮肤病经常因某种过
敏源引发全身发痒、头痛等,但是林阿姨因为顾及家中老伴无人照顾,没有时
间去及时就医,每次患病时都是自己扛着。

---

　　① Cf.Conway-Giustra.F.,Crowley.A.,Gorin.S.H."Crisis in Caregiving:A Call to Action." *Health & Social Work* 27.4(2002):307-311.

就觉着吧也不是什么大毛病，都是老毛病，能不去医院就不去了。现在去个医院忒麻烦，唉，人多，都要排队。好不容易排到了，已经过了大半天了，又要等着划价、拿药的。我也不能出去太久，家里没人不行……都是老毛病了，能扛过去就扛过去，实在受不住了，就直接去附近的药店买点儿扑尔敏啊就行了……这两年犯得有点儿勤，可能是抵抗力变弱了。今年春天就差不多天天都痒，特别是到了晚上更严重，痒得根本睡不着，越抓越痒，哎呀，这胳膊和腿啊都给挠破了。嗯，也没去医院，就想着慢慢儿地也就扛过去了，后来跟我儿子说了，（儿子）给我换了一个药，叫什么坦的（开瑞坦）。（样本 JLQ02 林阿姨）

样本 LPL04（于奶奶）患有冠心病，偶尔会出现胸闷胸痛、出汗心慌等症状，她自己虽然也知道自己的病况，但是因为家中经济状况较差，她要考虑老伴、儿子的花销，对自己的病则是能拖就拖，于奶奶拿给笔者看的"救命药"——速效救心丸，已经过期 1 年多了，但是于奶奶还是觉得可以用，还可以救命。令人感慨的是，于奶奶在谈起老伴儿的眼睛时，一直耿耿于怀当初"耽误"了治疗，但对自己的病症，则觉得能"挺过去"就好。

这个毛病（冠心病）也不当怪（见怪）了，这些年时不时地犯上一次两次的，就是这个地方疼得慌（指胸口），能挺过去。俺也备着救命药呢，俺身上都带着呢（拿给笔者看"速效救心丸"）。哈，你说过期了？没事儿，这药过期个把月的，没事儿，还能用，能救命呢，这一瓶也十几块呢……你说咋个看呢？看不起，那哪能看得起。唉，老头子这眼睛都是给耽误了……那个时候也没办法，咱们也不懂，没文化，也没钱，也没个明白人商量，就给耽误了……（样本 LPL04 于奶奶）

另一方面，照顾者原本身体就患有一些病痛，这种情况下应该是进行休息、保养身体，甚至应该成为"被照顾者"。但是，由于种种原因，照顾者不但得不到适当的休息,反而还要承担"照顾者"的角色,以病痛的身体继续承担繁重的照顾任务,致使其身体病症重上加重。

样本JLY01(王大爷)患有高血压,虽然大夫给的医嘱为"不能太劳累",但王大爷表示在家中有失能老人需要照顾的情况下这点很难做到,只能"自己多注意点儿"。

> 我本身就有慢性病,我这血压高,高压有时候能到180,大夫说有危险,现在就一直得吃降压药,去年把烟也戒了,大夫说不能太劳累。唉,我也知道啊。可你说家里有这样的老人,不劳累那也没办法啊,就自己多注意着点儿吧,就天天量着点儿(血压)。(样本JLY01王大爷)

样本JLQ01(杨阿姨)自述体力较差、关节炎较为严重,但是无法得到休息,长年照顾失能的婆婆和公公造成体力上的消耗和透支,经常容易累倒,使得她的关节炎更为严重。

> 身体变差,可能也是上了年纪,当年生老二的时候也坐下了病,体力就弱,那个时候就有关节炎……照顾我婆婆,洗澡、上厕所你得抱着、扶着她,长年累月啊,都是这样,中间累倒过好几次,有一次最严重,就是全身发冷、一直冒汗,又吐,然后心怦怦怦地跳,全身没力气,去医院挂水(打点滴)、拿了药,然后躺在床上好几天动不了。抵抗力也不行了,关节疼就更厉害,变天的时候就会发作,像天气预报。(JLQ01杨阿姨)

由上可知,失能老人家庭照顾者在承担繁重的照顾活动过程中,体力方面长期处于透支状态,体力消耗难以支撑;照顾者感受最为明显的压力还来源于睡眠方面,睡眠时间不足、睡眠质量不佳,照顾者的睡眠障碍较为严重;此外,照顾者自身的病痛也日趋严重,一方面是因沉重的照顾活动而积劳成疾,罹患多种疾病,另一方面则是原有的病症因照顾任务而更为严重。以上这些因素,导致照顾者的身体健康呈现衰退状况。

第二节　失能老年人家庭照顾者心理压力

失能老人的照顾过程,不仅是一个"劳力"的过程,也是一个"劳心"的过程。对于失能老人家庭照顾者而言,因体力消耗与透支导致的身体压力是易于感知的压力,也是比较容易阐述的压力;而照顾活动不仅对照顾者的身体健康构成严重的威胁,对照顾者的心理也形成了巨大的压力。照顾者的心理压力也常借由身体的病痛发出警示,只不过心理压力与负荷是内隐于心的。家庭成员之间一般对于物质方面的支持、生活事务方面的帮助或相关信息的传达较为常见,但在心理层面、情感层面的抒发或宣泄则较难发现,[1]可见我国传统文化的保守和人际关系的含蓄,在家庭成员之间的互动关系上也是如此。这就使得家庭照顾者在心理或情感方面的压力可能长期处于被隐藏、被压抑的状态。从某种程度上来说,心理压力的危害性甚至高于身体层面的。

也有学者将照顾者的心理压力称为精神压力、情感压力、情绪压力等,均是强调照顾者内心感受到的负担与压力。家庭照顾者投入的照顾活动,除了具体的生理照顾、身体照顾之外,还包括对照顾者的情感投入,正如有学者所言,对家中失能老人的照顾是一种"爱的劳务"(a labor of love)[2],包含了心理层面的爱与情感的表达以及实际的劳力行动两大部分。霍赫希尔德(Arlie Hochschild)曾经在其《情感劳动》一书中指出:"情感劳动是要求一个人为了维持其脸上的笑容而必须引出或压抑他的情绪,只为了制造给别人一种被关怀角色且身处一个欢乐安全的地方的心情。"[3]虽然霍赫希尔德所说的情感劳

---

① 参见林如萍:《农家代间情感之研究:老年父母与其最亲密的成年子女》,《中华家政学刊》1998 年第 27 期。

② Cf.Finch, J. & Groves, D (eds). *A Labour of Love: Women, Work and Caring*. London: Routledge and Kegan Paul.1983:13—30.

③ Hochschild, A.*The Managed Heart:Commercialization of Human Feeling*.Berkeley:University of California Press,2003.

动主要指公共空间中的情感劳动,但是在最私人的情感联结中,情感的劳动可以说也是最强烈的。家庭通常被视为私领域情感最初级的地方,当照顾者无声无息地担负起照顾任务时,情感劳动就发生于家庭中、发生于照顾活动的每个细节中。如霍赫希尔德所言,照顾者在情感劳动中也常常会有压抑自身情感的行为,容易给其带来心理层面的困扰与负荷。研究表明,与非照料者相比,照料者通常承受着更大的心理压力,更有可能出现抑郁、焦虑等不良情绪反应,①照顾者常常会陷入心理沮丧以及情绪上的崩溃。② 也有研究分析了照顾者心理压力的性别差异,家庭老年人照料对女性照料者心理健康影响大于男性照料者,③女性照顾者的心理抑郁程度高于男性照顾者。④

从本研究的结果来看,部分地证明了已有研究的成果和发现。但是,本研究还发现,如果说,照顾者身体压力的形成主要是源于老人失能程度以及照料活动强度等客观因素,那么,照顾者心理压力的表现形式与形成过程则更具有复杂性和多元性,照顾对象所患疾病的种类、照顾关系的特点以及照顾者的性别等,都会对照顾者心理压力的症状与形成产生重要影响。

家庭照顾者与被照顾的失能老人间存在着血缘或姻缘关系,彼此联结很深,也正因如此,照顾者除了要付出体力方面的照顾劳动之外,还要投入大量的情感照顾劳动,而且,彼此联结愈深,情感劳动愈重,而照顾者自身往往亦愈不自觉。对照顾者而言,对被照顾者的情感投入、与被照顾者情感互动的过程中,虽然也会经历到一些积极的体验,⑤但是更多情况下,其承受的心理压力

① Cf. Conway-Giustra F, Crowley A, Gorin S H. "Crisis in Caregiving: a Call to Action." *Health & Social Work*, 27.4(2002):307-311.

② Cf. Weber, N. D., Schneider, P. "Respite Care for the Visually Impaired and Their Families." In Tepper, L. M. and Toner, J. A. (eds.). *Respite Care: Programs, Problems and Solution.* Philadelphia, PA: The Charles Press. 1993:62-77.

③ 参见袁笛、陈滔:《老年照料对子女心理健康的影响——基于时间、收入的中介效应分析》,《南方人口》2019 年第 6 期。

④ 参见唐咏:《高龄失能老人照顾者精神健康状况研究:基于性别分析视角》,《南方人口》2013 年第 4 期。

⑤ 参见袁小波:《成年子女照料老年父母的积极体验研究》,《人口与发展》2009 年第 4 期。

和负荷是其照顾体验中更主要的内容。

照顾者的心理压力主要包括以下几种状况:其一,照顾者在照顾过程中累积了较多的负面心理情绪;其二,照顾者的负面心理情绪长期被压抑,得不到有效缓解和释放;其三,照顾者的情绪失控。

一、负面情绪累积

从情感社会学的视角来看,人类的情感划分为积极情感与消极情感。①消极情感意味着人们的心理处于负面的情绪之中,处于低端的情感状态。照顾者在提供照顾活动,特别是提供情感照顾活动的过程中,生活空间的狭隘、每天面对同样的场景人物、重复性以及高强度的照顾劳动、不良的照顾关系、缺失支持的照顾过程等,都会使其负面/消极的心理情绪常年累积。从照顾者叙述中呈现出来的负面的心理情绪主要包括担忧、恐惧、内疚、自责、委屈、伤心、生气、无奈、焦虑等。

(一)担忧与恐惧

家中老人因老化或疾病或其他意外出现失能状况,对于每一个家庭成员而言都是一个危机事件。家庭照顾者照顾的老人不是一般生病的老人,照顾者与被照顾的老人具有血缘或者姻缘关系,与老人有着极为密切的联系,因此他们的情绪也极易受到老人身体状况的影响。此外,对失能老人的照顾,与对幼儿或孩童的照顾又有显著不同,一方面,这个照顾过程很难判断期限,照顾者并不知晓何时能够结束;另一方面,这个照顾过程往往不是一个可以看到明确希望的过程,而是一个伴随着老人的日益老化、日益衰弱甚至走向死亡的过程。这对于与失能老人具有血缘或姻缘关系的照顾者而言,意味着从承担照顾责任的那一刻起,就需要面对关系密切之人身体日渐退化的过程、承受亲人

---

① 参见[美]乔纳森·特纳、简·斯戴兹著,孙俊才、文军译:《情感社会学》,上海人民出版社2007年版,第9页。

带给他们的困扰,以及面对可能随后而来的亲人死亡的情况,照顾者的心理压力及负荷十分沉重。他们会对老人的病况、身体充满担忧,对不可知的未来充满恐惧。

样本 JLQ02(林阿姨)的丈夫先是得了股骨头坏死,前几年又得了脑出血,当时大夫的诊断无法给出一个康复的时间,让林阿姨感到担忧;而后几年的照顾过程中,林阿姨逐渐意识到丈夫已无法完全康复,而且又极为担忧其病情是否会进一步加剧。

> 自从他得了这个病(脑出血),大夫说也不知什么时候能好。我就担心紧张个不停。唉,我跟你讲,我这个牙齿动不动就疼,牙龈整个都肿起来。对,就是上火,怎么能不上火,他这个样子……然后,唉,这么多年,也就知道了,回到以前是不可能了,哪怕那个时候、股骨头坏死的时候都还能拄拐嘛不是,现在你想都别想了,现在就是担心千万不要再犯病了、不要严重了。(样本 JLQ02 林阿姨)

当被照顾老人身体健康状况出现恶化,或被确定为不可逆的病症时,照顾者会经历由担忧到心生恐惧的心理压力历程。特别是当照顾者与被照顾者此前如果具有良好的感情基础,照顾者面对亲密家人失能愈来愈严重、愈来愈不可控的状况,害怕失去亲人的心理恐惧就成为照顾者的梦魇。

样本 JSW01(何阿姨)和丈夫一起照顾失能的父母,父亲因患脑萎缩失智近 10 年;母亲患肺气肿,家中也常备着氧气瓶。父母的病情都处于不可逆的状况,何阿姨几乎每日都做好了可能要失去亲人的准备,这个心理准备是充满了纠结痛苦的过程,一方面,何阿姨觉得对父母及她本人来讲都是一种解脱;另一方面,何阿姨又对失去至亲的可能充满恐惧。

> 我跟你讲心里话啊,我这心里头木乱木乱(慌乱)的。街坊们都说我这已经是伺候得不孬了,可我这心里头一天天的不是个滋味……我父亲这几年是越来越糟糕了,刚不是说了疑心病可重,白天夜里地关着他(注:其父亲有跑丢的状况),他真是痴呆得越来越厉

害,一天天的眼瞅着不行……我母亲这个病,唉,大夫也说了,这个也
没啥灵丹妙药了,家里放着个氧气瓶,天天得吸氧,她这个病那不能
感染了,不能着凉了,不能感冒了,你看这大夏天的,你再热得慌,家
里不能有空调电扇啥的,不敢吹风……你说咱济南这空气也不行,冬
天就更受罪,雾霾啊不是,吸氧就时间长,那不行的话喘气儿就上不
来……我这心里头也是苦。有时候想着,他们这不也是受罪,早点儿
结束不也是解脱。回头再这么一想,又觉着发慌,一寻思老人要是
真的走了,怎么办,真要这么想就又瘆得慌(害怕)。(样本 JSW01
何阿姨)

样本 JSW04(高女士)和母亲感情亲密,为了照顾母亲不惜暂停了自己的
事业。她最恐惧的就是母亲的失智症会越来越严重,有一天会彻底不记得
她了。

> 我咨询过好多专家,也查过好多这方面的资料,我知道失智症是
> 渐进性认知功能退化,你明白吧,"渐进性",就是一点点地会越来越
> 退化,没有办法。真的,别的我都不怕,我最怕的就是我妈有一天她
> 可能连我也不认识了。我真的害怕。(样本 JSW04 高女士)

(二)内疚与自责

如果说照顾者的"担忧与恐惧"主要是针对失能老人的身体健康状况而
产生的心理压力,那么对于失能老人身体照顾的效果或程度而言,如果照顾效
果或照顾程度没有达到预期的目的,照顾者则会感受到内疚与自责的心理压
力。有研究表明,对于照顾者来说,照顾年迈老人最糟糕的问题不是每天的工
作,而是他们自己的一种内疚和矛盾,他们总觉得自己缺乏一种全心全意照顾
父母的愿望。[1] 这种"内疚"或"自责"的负面情绪可能更深地隐藏在照顾者

---

① 参见[美]弗兰欣·摩斯科维茨、罗伯特·摩斯科维茨著,杨立民译:《如何照顾年迈的
父母》,台湾业强出版社 1993 年版,第 32 页。

的内心深处,或者是用不同的词汇来加以表达,正如有些学者的研究所发现的那样:不同民族的照顾者由于受各自民族文化的影响,往往会用不同的方式或词汇来表达他们的照顾感受。①

整理本研究中 20 位照顾者的访谈资料可发现,"后悔""惭愧""不安""亏欠""对不住""不好受""不应该"等这样的描述,都折射出照顾者内心的自责和内疚。这种自责或内疚,有的是有感于此前对被照顾老人身体健康的疏忽,有的是自认为对失能老人的照顾难以尽心,有的是对自己在照顾过程中情绪或行动的消极感到不安。

样本 LPL04(于奶奶)的老伴因为早期患白内障耽误了治疗,导致右眼失明、左眼弱视,于奶奶每次提及此事虽然无奈,但也非常懊悔。样本 JSW04(高女士)自认为此前忙于工作疏忽了对母亲的关心和照顾,所以母亲的身体才会出现状况,她之所以下定决心中止事业照顾母亲,也是因为觉得自责和愧疚,想要弥补对母亲的亏欠。

> 都是给耽误了……那个时候也没办法,咱们也不懂,没文化,也没钱,也没个明白人商量,就给耽误了……唉,老头子本来身体都好好的。这会儿子就啥也瞅不着了,心里头可都明白啊……(样本 LPL04 于奶奶)

> 前些年我忙着自己开店赚钱,顾不上我妈,我就觉着是不是我把我妈给耽误了……每次看到我妈这个样子,我就觉着后悔,我都没来得及好好孝敬我妈呢,就觉着还早着呢、还早着呢。(样本 JSW04 高女士)

样本 JLY02(孙女士)、JSE02(邢先生)、JSW03(徐大爷)、LYZ02(吴先生)等照顾者,在照顾失能父母的同时,还在从事工作或兼职工作,在肩负着双重责任的过程中,对父母的照顾无法做到 24 小时全天候的无缝照料,他们对于

---

① Cf.Harris,P.B.,& Long,S.O. "Husbands and Sons in the United States and Japan:Cultural Expectations and Caregiving Experiences." *Journal of Aging Studies* 13.3(1999):241-267.

照顾过程中的疏忽与遗憾会产生内疚、亏欠的情绪。但是，也应该注意到，在这个层面上的内疚与亏欠等消极情感，主要是子女照顾者对老年父母的心理情感，而其他照顾者（如儿媳、女婿等）则比较少阐述这方面的心理压力，说明与失能父母具有血缘关系的子女照顾者受到"孝道"责任观的影响，内心深处将照顾父母视为自己应该遵循的道德规范，当自己的行为达不到称职或完美时，其自我评价可能会是消极的，进而产生内疚、自责等消极心理。

> 也需要去公司，特别是到了月底，还是需要去公司对对账、出报表、报税啊。这个时间就说不准，我一般就早晨把午饭也做出来，然后放在电饭锅里保温，让我妈中午可以直接吃。但是你准备得再充分也还是没办法，总是有顾不上的时候……有一次我下午回来，然后就看见我妈倒在厨房里，电饭锅也倒在地上，饭啊菜啊撒了一地……我妈她不是推着凳子活动吗，可能是没立住就倒了。然后也不知道倒了多长时间了，我回家一看，我心里就难过极了，我就一边扶起我妈一边收拾一边偷偷掉眼泪，心里特别内疚，其实我是一直都想着两头儿兼顾着，可是，唉，没照顾好……（样本 JLY02 孙女士）

> 晚上弄夜市，你看也就夏天这俩月生意能好点儿。那你顾得了生意，就顾不上老太太了，有时候撤了摊子都得后半夜了吧。忙起来那我老伴也得过来一起。这俩月就没办法（照顾好），晚上让我儿子帮着看着点，唉，也不成，这年轻人你指着他，你指不上啊……天热起来，该给她翻身也顾不上，她就受罪。唉，怪愧得慌。（样本 JSW03 徐大爷）

照顾者在照顾过程中难免也会出现情绪不佳，或者对失能老人有过怨怼的情绪，但是这种消极情绪过去之后，照顾者又会对当时的那些消极情绪感到"愧疚"，照顾者会反思其不良或恶劣的态度，认为这是"不应该"呈现的态度，从而又陷入自责、内疚以及对自我否定的消极情绪中。

> 心里头也不是滋味，跟他吼完了，然后我看着他巴巴的等着我、

看着我的样子，就知道他是因为依赖我，唉，心里头就堵得慌，毕竟是自己老爸，到底还是我没做好。（样本 JSE02 邢先生）

她得病前不这样，可通情达理。得了病，这性子也变了，可不好伺候，还得哄着她。一不高兴就急眼，我也着急，就跟她吵吵，就不想理她。唉，也不应该，她是病人嘛，她心里头不舒坦，我再这么着，是不是不应该？……有时候看着她这么样，想想以前，唉，心里头难受。（样本 LPL03 马大爷）

苏珊·肖特（Susan Shott）认为，在人类情感体系中，自责、内疚（以及羞愧）等情感虽然属于消极情感，但是这类消极情感是社会控制的有力机制，因为自责、内疚可以推动人们从事能够生成团结的活动。[①] 按照苏珊的理论，在照顾场域中，照顾者的自责、内疚等负面情绪可以转化为推动照顾者反思自己行为，进而改善照顾关系的作用。但是，不能否认的是，实际上身处于这些负面情绪之中的照顾者，他们所承受的心理压力是非常大的。

（三）委屈与伤心

在照顾过程中，照顾者常常经历的心理压力还包括"委屈"与"伤心"。如果说"担忧与恐惧"是照顾者对失能老人身体状况及照顾时间的不可预期或消极预期的一种反应，"内疚与自责"是照顾者对照顾效果及照顾过程未达到文化规范或自己内心设定目标的一种反应，这些压力从某种程度上说是源于照顾者因为对失能老人的情感联结"主动"去构建起来的压力；那么，这里提到的"委屈与伤心"以及接下来要阐述的"生气与无奈"这两种心理压力，则主要是源于照顾者在照顾关系中与失能老人或其他家人的消极互动而"被动"承受的压力。

如前所述，失能老人的照顾工作是一项极其复杂的照顾过程，也是一项无

---

① 参见［美］乔纳森·特纳、简·斯戴兹著，孙俊才、文军译：《情感社会学》，上海人民出版社 2007 年版，第 89 页。

法预期何时能休止的照顾工作。照顾者在照顾失能老人的过程中劳心劳力，付出大量的时间、精力、体力以及情感。对于照顾者而言，这种付出主要基于与被照顾老人之间的血缘或姻缘关系，并不期盼或计量能有多少回报。虽然不求回报，但是如果在这个过程中，照顾者得不到被照顾老人的理解，或者得不到其他家人的理解，照顾者仍然会产生委屈、伤心、难过等负面心理，久而久之亦会形成沉重的心理压力。

首先，这种委屈、伤心等负面心理来自被照顾老人的态度。失能老人由于身患重病、或长期处于慢性疾病的困扰下，脾气秉性可能会发生变化，特别是失智老人，因其认知障碍和精神问题，导致其日常生活行为也会出现各种问题。在这种情形下，失能老人与照顾者之间的互动中会出现不和谐的环节，双方的做法和态度往往相去甚远、互不理解，这使得自认为尽心尽力承担照顾责任的照顾者感觉到情感上受到伤害、感到委屈。

样本 JSW01（何阿姨）照顾失智的父亲，父亲的很多做法和态度常让她觉得"寒心"，她表示虽然也安慰自己，父亲是因为"老年痴呆了糊涂了"，但是心里还是过不去那个坎儿，经常被父亲的"无理取闹"打击得遍体鳞伤，倍感委屈难过。

> 你说他糊涂吧，凶起人、冤枉起人来他可来劲了。就说吃东西吧，你知道吧，他很多东西是不能吃的，像肥肉啊、（动物）内脏啊，这些是不能拿给他吃的，可是他老是嚷嚷着就要吃这些，你跟他说这些不健康，他根本不听，就跟你发火。然后就跟我大姐她们说，我净把好吃的偷偷地拿给老方（何阿姨的丈夫）吃，不给他吃，你说我冤不冤……疑心病可重，整天怀疑这怀疑那的，还怀疑我和老方克扣他的退休金，说要把钱自己把着，不能让我们经手，你说说他这个样子，你能让他拿钱吗？看不住这还往外跑呢。我就说把退休金都让我母亲拿着还不成吗？那他又说，这个也不成，说我们和我母亲一起糊弄他的养老钱……一发起疯来就把我们全骂个遍，得着机会就和我姐姐、

哥嫂们败坏我,就这么无理取闹的……你说这知道的是明白他痴呆了糊涂了,那要是不知道的还不得疑心是我私下里克扣老人?亏得还有我母亲在这儿,我母亲就劝我,让我别跟他一样的,但是你禁不住他一回回这样下来,也把我折腾够了,就是觉着寒心,你说你能不寒心?(样本 JSW01 何阿姨)

还有的照顾者认为"照顾得越多越被嫌弃",照顾者常常要说服自己不要计较那么多,但是最让照顾者感叹的还是老人感受不到自己的辛苦付出。如,样本 JLQ03(姚女士)辞去工作照顾偏瘫的婆婆,其实内心还是很在意老人的肯定,当婆婆忽视她的牺牲和付出,反而把偶尔来探望的二儿子儿媳当成比她还亲的人,她心理上难免会觉得委屈、产生不平衡。

像我小叔子两口子要是说哪天来济南看她一下,她就提前好几天催着我说快看看冰箱里是不是没什么菜了,赶紧去买去买……来了以后,又惦记着家里有什么好东西给他们捎上。等他们走了,就会在我面前絮絮叨叨,说他们多孝顺,又拿了啥啥啥给她,二儿媳妇又买啥补品给她……你说我听了心里啥滋味,咱先不说他们拿过来的东西还不如拿走的东西多,就说我平常对她的照顾有多辛苦,我连工作都辞了照顾她,她都觉得理所应当,也没听她跟谁说过我的好。那要是偶尔过来看看、送点东西就算孝顺,那谁不会做啊,那你说像我这样的是不是傻?(样本 JLQ03 姚女士)

其次,除了对失能老人不友好的态度和行为感到委屈难过,来自其他家庭成员的忽视或不理解,也会令照顾者心生不满或者充满挫折感。针对失能老人的照顾是一个漫长的艰辛过程,从家庭层面上来说,也应该是一个所有家庭成员共同参与的系统工程,照顾者需要家庭成员的支持来持续对失能老人的照顾。对于失能老人态度和行为方面的偏差,照顾者还能以"老人身处病症"来安慰自己;但是其他家人的漠视或不理解对于照顾者而言则很难接受。如果家庭成员不能给予情感以及行动上的支持和回应,只是依赖于照顾者一己之力的付出,那么对于照顾者来说,这个照顾过程就更加艰辛和难以支撑。

样本JLQ03(姚女士)觉得婆婆对她的照顾照料总是漠视,对此感到不平衡和委屈。但是她自己也认为对于婆婆"也没想着要怎么样",而且认为自己是替老公在尽孝,以此来缓解对婆婆这种态度的委屈感;但是丈夫对她的照顾工作的漠视和忽略,尽管她自己试图以"老公太忙"来进行自我安慰,但终归还是觉得很伤心。

> 如果总得有一个人放弃工作的话,那就得是我呗……就我老公那个性格,就非得这样,那就得我替他尽孝吧……唉,我倒也没想着要我婆婆能怎么着……我老公就是特别忙,家里的事情他一点儿也顾不上,回来后恨不能倒在床上就睡。你跟他说个什么,他就哼啊哈的,其实也听不进去。你说我这一天天的其实不也是紧忙乎,他就觉着我天天在家就伺候个人,没啥了不起。想从他那里得到啥安慰,那是白搭。唉,有时候想想也挺灰心的,就觉着我这是图的啥呢?(样本JLQ03姚女士)

样本LPL01(赵阿姨)的兄弟姐妹关系比较紧张,为了照顾失能母亲的事情,兄弟姐妹间闹得不是很愉快。赵阿姨因为狠不下心看着老人没人管,就承担了照顾母亲的责任,当时约定的是其他兄弟姐妹每家给老人出一些赡养费,相当于是"出钱不出力",赵阿姨则是"出力不出钱"。但是在实际执行过程中,只有大哥每月出800元钱,大姐每年出2000元,其他两个哥哥不但不出钱,还总是对赵阿姨冷嘲热讽,觉着她是靠老人赚了多少钱。这让赵阿姨感到非常委屈。

> 我也不是为了那几个钱……要是再那么闹下去,老人就没人管了。说实话,我就狠不下那个心来……到最后,也没按之前说的。我大哥每个月给的800块钱,基本上也就是够我娘买药的钱,我大姐倒是一年拿2000块钱。我二哥活着的时候就不管(注:二哥已经去世),好像就给了一次钱,后来就和我三哥合起伙来就不给了,说是

我们两口子本来就有退休金,咋还好意思靠老人挣钱?你说说,这说的是人话吗?这娘就不是他俩的娘?我们有退休金就活该我们把老人全包了?(样本 LPL01 赵阿姨)

(四)生气与无奈

"生气""无奈"等这样的消极情绪也是照顾者强烈的心理压力体验之一,同样是源于照顾者在照顾关系中与失能老人或其他家人的消极互动而"被动"承受的心理压力。失能老人言语及行动上的"固执""刁难""挑剔"及"异常行为",常常令照顾者陷入生气而又无奈的负面情绪中;而其他家人(包括照顾者的配偶、子女以及照顾者的兄弟姐妹等)对照顾者的态度、对照顾责任的认定等,也有可能加剧照顾者的生气、无奈等心理负担。

样本 LPL02(贾奶奶)照顾失智的母亲,由于患病导致心智呈现障碍,母亲并不体量,也不理解贾奶奶的辛苦,不论何时也不论贾奶奶状况如何,总是习惯于以自我为中心来提出各种要求,即便贾奶奶也明白母亲是因为患病导致行为异常,但每当面临此种情境时,仍然会忍不住生气发脾气。

她有这个毛病,她就不太会体谅你了。有时候遇到啊,就比方说今天上午吧,这手头的事儿啊真的很多,忙得啊,就真的累得慌,俺想着要歇歇,想要躺一下这样的。她就不让俺睡啊,她就一直在旁边叫啊,一直叫着要出去,让俺带她出去。俺可知道,带她出去用不了一会会,她得又吵着要回来。俺就不想搭理她,想要歇歇,她就是要闹你,你跟她说,也说不通。唉,也是忍不住就跟她发脾气啊,就算你知道她是脑子糊涂了,可这么闹腾,不管你累不累,唉,真的会气到吐血啊。(样本 LPL02 贾奶奶)

样本 LPL03(马大爷)照顾因突发脑溢血导致半身不遂的老伴,说到老伴种种"无理取闹"的行为,马大爷表示也经常会被气到,但是也拿老伴没办法,只能无可奈何地迁就她。

她不为人(不考虑别人),电视啊收音机啥的,电视给关了,不叫开,就说人家是来敛钱的,机顶盒啊交费那是来敛钱的,我说白搭了,不交了,行了吧。她不看那个(电视),她也不让别人看,谁开电视她就骂谁,唉,烦,心烦。那天电庆嫂(附近的邻居)那里发丧呵,听那个喇叭,她听了就急得她嘚嘚哩(方言),就在家里骂人,我就赶紧地推着她上那边公路上看光景去了,你不能让人家听见不是。唉,这电视白放两年了这不是,白搭了,瞎了这(坏了),不让看……能不生气啊,你生气那也白搭啊,她就是这样想起一出是一出的,你拿她也没办法啊。(样本 LPL03 马大爷)

照顾者与被照顾者如果此前没有良好的感情基础,而又不得不负担照顾工作时,有可能会加深他们彼此之间紧张的照顾关系,长年累月的嫌隙与不满常使照顾者内心充满了气恼的负面情绪。如,样本 LYZ01(周奶奶)照顾不能自理的婆婆,其与婆婆关系此前就比较紧张,在周奶奶看来,婆婆不但不体谅她的照顾任务繁重,对周奶奶的照顾工作还总是百般挑剔和刁难,这自然会引起周奶奶的不满和怨怼。

俺这老婆婆啊,人不好……你就是费心尽力地照顾她也落不着好。你就说有一次,俺做好饭然后端给她吃,那次做的是手擀的面条,俺还打了卤,结果她吃了一口就吐出来了,还把碗给摔了,嫌俺擀得不好吃,非要喝粥,还一边骂俺,说俺没好心眼,就是不想她活着,说俺这不好,那不好,俺当时心里都气死了,然后俺忍着也没冲她发脾气,收拾了碗就出来了,让她儿子喂她去吧,又不是俺亲妈,年轻时对俺那么差,俺干嘛上赶着照顾她,反正俺是气死了……哎呀,像这样的(事情)都多少回了,她就是看俺不顺眼,就是想着法儿的刁难俺。(LYZ01 周奶奶)

照顾不仅仅关乎照顾者和被照顾者两个人,同时也牵涉到照顾者的核心家庭成员及被照顾老人的家庭成员。这些家人的态度以及对于照顾责任的看法,也影响着照顾者的情绪。如前所述,引起照顾者的"伤心""委屈"等消极情绪的主体就包括其他家庭成员,同样,在与其他家庭成员互动的过程中,家人不恰当的态度与行为也可能会进一步引起照顾者的生气、无奈等心理情绪。

如前面分析过样本 LPL01（赵阿姨）与兄弟姐妹间的紧张关系和消极互动,两个哥哥的态度和做法不仅让赵阿姨感到委屈,同时也令她觉得非常气愤。"这娘就不是他俩的娘？我们有退休金就活该我们把老人全包了？"从这样的表述中也可看出赵阿姨愤懑的心情。但是,与此同时,她又不能真的弃老人于不顾,不论是她个人性格中的"心眼儿好、脾气好",还是她对于"不孝顺"的唾弃,都促使她承担起了照顾母亲的责任,对于两个哥哥嫂嫂的不履行承诺,她除了气愤,也无计可施,只能无奈接受。

> 找他们说有啥用？他们就死赖着就是不管啊,他们不管什么儿子不儿子的。反正你得管、反正你有钱——就这样的心理。你怎么办？你还真的去告他们？我可丢不起那人。（LPL01 赵阿姨）

类似赵阿姨家庭这样的情况在本研究中并不是孤例,如样本 JSW03（徐大爷）照顾失能的母亲,他还有一个姐姐,但是姐姐与母亲关系紧张,也从来不关心,更不要提共同分担照顾母亲的责任。

> 有时候我也劝我那老姐姐,父母再怎么着,也是一把屎一把尿地把咱们给拉扯大的,没有功劳也有苦劳吧？再怎么说,咱们也不能净找父母的不是吧？你该尽孝还是得尽孝吧？……这么多年了,（姐姐）也从来不上门。有时候就赶着（趁着）我们出摊的时候,顺道过来。你跟她说老太太的事儿,不听,说急了,就呛呛起来……唉,你说也都这么大岁数的人了,一想起来我也气得慌。（样本 JSW03 徐大爷）

由上所述可知,在漫长艰辛的照顾过程中,失能老人的病情病况、对失能老人照顾责任的认同与照顾效果的预期、照顾情境中与失能老人及其他家庭成员的互动,以及照顾者自身的性格特点等,都会影响和左右照顾者的心理状态,虽然在照顾过程中也会有积极情感的经历,但是照顾者所陈述的更多内容还是感受到的消极负面的情绪,包括对失能老人身体情况及未来状况的担忧和恐惧、对未能很好履行照顾责任的内疚与自责、对不能获得失能老人及其他家人理解支持的委屈与伤心以及生气与无奈等。

如果仔细分析梳理照顾者所经历的这些负面情绪,可以看出,这些负面情绪具有多重性、复杂性等特点。一方面,这些负面情绪既包含照顾者主动建构的,也包含照顾者被动承受的;另一方面,这些负面情绪既相互叠加,又相互矛盾,呈现出相互交织、错综复杂的情绪图谱。

这些负面情绪充斥着日常照料的每个细节,不经细细挖掘甚至可能都捕捉不到,但这些负面情绪又切切实实地存在,经过日积月累形成了照顾者沉重的心理压力。从某种程度上说,这些心理层面的负荷与压力对照顾者形成的伤害,甚至超出了照顾者所承受的身体层面的压力。

二、负面情绪受压抑

上述这些负面情绪,需要进行及时且科学的引导和纾解,才能避免对照顾者形成更深程度的伤害。然而,一方面,这些隐藏于心底的负面情绪,照顾者往往不会轻易表达和呈现出来,不若身体层面的压力那样外显;另一方面,照顾者对这些负面情绪采取的措施又以自我压抑为主。也就是说,照顾者在照顾过程中所经历的这些负面情绪,他们并没有将其通过合适的方式或途径释放出去,而是大多采取忍耐的方式,将其压抑在心底。压抑情绪可能暂时能减轻照顾者的心理压力,但并不会让心理压力完全消失,日积月累的负面情绪又日积月累地压抑在心底,其结果必然会造成照顾者的心理压力更趋严重,使人的心态和行为变得更为消极,甚至会产生病态的社会心理。

(一)压抑情绪的表现

照顾者对负面情绪的压抑,主要表现为回避、忍耐、伪装;而长期的情绪压抑,可能使照顾者长期处于闷闷不乐的情绪中,引发情绪低落、抑郁、厌倦以及社交障碍等病症,对照顾者的身心均会产生破坏性影响,同时也严重影响照顾者的照顾意愿以及照顾关系的品质。

1. 回避负面情绪

照顾者对于经历到的这些负面情绪,特别是来自被照顾的失能老人以及其他家人方面的负面情绪,为了减少其内心的压力,有时候会采取回避或逃避的方式,将负面情绪埋在心底,不去碰触、不去面对,以减缓其带给自身的心理冲击。

在本研究中,有些照顾者在与笔者的沟通交流中谈到了对负面情绪的感受,有的谈得详细、有的谈得简略;但也有些照顾者对于这个问题明显有回避的心理,不愿多谈,甚至直接拒绝。

如样本 JLY01(王大爷)照顾半身不遂的母亲 8 年,在问及照顾过程中的负面或消极情绪时,王大爷有所迟疑,但最终还是回避了这个问题,只是轻描淡写地说"这个没啥好说的",但在整理王大爷的访谈记录时,发现其实在谈及其与弟弟对于照顾母亲的问题时,王大爷对于弟弟的做法(不管母亲)流露出不满的情绪("按说兄弟两个也该是轮换着吧(照顾父母),我们邻居一家就是这么着的,一家仨月,轮着来。我们这儿不成,老二(弟弟)那边就没怎么管过。你怎么跟他生气啊?你不能天天跟他打架吧?不管就不管吧……"),但是王大爷将这份不满或生气的情绪隐藏起来,选择避而不谈。

> 嗯,你说不高兴啊、生气啊,这些个啊……嗯,这些个那还不是谁都有,你说是不,不照顾老的你不也有这个那个的让你不高兴啊、生气啊,你说是不。这个没啥好说的,都一样。(样本 JLY01 王大爷)

再如,样本 JSE01(齐女士)照顾患尿毒症的婆婆,在述及身体层面的压力和负荷时,齐女士比较详细地描述了照顾过程中"体力透支"的状况,但是,在关于"心理压力"的陈述方面,齐女士则显得比较谨慎,也有避而不谈的倾向。当然,在爬梳齐女士的访谈资料时,也会发现齐女士在独自照顾婆婆期间,对于缺席的丈夫其实是有不满情绪的（"有时候我也受不了，就跟我老公说，这到底是你妈还是我妈啊……"），但是，这种无意间流露出的不满情绪，在回答"负面情绪"的时候，则被齐女士很理性地回避了。

> 情绪方面其实倒没有什么。也许是因为身体太过劳累了，是不是就顾不上想东想西了呀？呵呵，我这个人呢有个好处，就是心大，一般没什么问题，心理压力没什么。（样本 JSE01 齐女士）

另外，也有照顾者表示，他们对于感受到的诸如伤心、委屈、不满、生气等负面情绪，会采取回避的方式将其压抑在心里，不去思考寻找什么纾解的方式，在他们看来，回避或逃避就是缓解心理压力的途径，他们并不会去考虑这种缓解是暂时性的还是永久性的。对他们而言，能暂时缓解就已经是一种解脱，但事实上这种暂时的解脱并不能真正解决问题，短暂地压抑住负面情绪，只是让这些负面情绪继续累积，最终形成更为沉重的心理压力。这就陷入了一个矛盾的恶性循环：负面情绪产生压力——回避压力以求暂时解脱——压抑情绪积聚成更大的压力。

> 那这些生气的事儿啊，你就不能去想它。对，生气的事儿你就别去管它。就说我吧，我这跟老太太或是跟我姐姐掰扯（争论）完，生一肚子气，那怎么办，你不能老想着啊，那不得怄坏了（气坏了），你就得两眼一闭，赶紧的别去寻思了，过去了拉倒。（样本 JSW03 徐大爷）

> 就压着吧，不能去想，想起来心口都疼，真的，我跟你这儿说起来的时候，我心口都疼……我都没跟我老公说过，好多事儿想了想觉得还是算了。一个是他忙，也听不进去；再一个，还不得觉着是我嚼舌根？唉，就自己压着，假装自己忘了，不想就不难受了。（样本 JLQ03 姚女士）

2.忍耐负面情绪

"忍耐"是照顾者压抑负面情绪的最主要方式，也是照顾者在谈到负面情绪的同时,最常提及的一个词语。说明照顾者主要是通过忍耐来压抑其内心的负面情绪、通过忍耐来自我消化这些负面情绪。对许多照顾者而言,"忍一时"是非常重要的,是其自我劝慰的重要方式;至于"忍一时"之后,如何正视自己经验到的负面情绪,那是可以无限期延后的。压抑情绪的外在表现形式是忍耐,但是从另一方面来说,一个人的忍耐力终归是有限的,通过强行的忍耐压抑情绪,也是一个痛苦的过程,因为忍耐是压抑人的真实想法、压抑人的真实态度。这个策略可以偶尔采用,来化解照顾者一时的情绪困扰,但不能长期运用。强行要求自己一味忍耐,是一种很大的精神负担,只强调忍耐也只能让自己心理上更加压抑。

从本研究中被访者的陈述中可以得知,被访者会基于各种考虑而选择忍耐心中的消极情绪:因为被照顾者是自己的至亲,应该忍耐;因为被照顾者是病人,只能忍耐;因为照顾者没有其他选择,如,照顾责任不可移交、与其他家人的矛盾无法理清等,不得不忍耐。

> 再怎么说吧,也还是自己亲爹亲妈,这不是外人啊,换成别人,谁能受得了啊,你说是这个理儿吧? 那你自己亲爹亲妈的,你还能说啥,你有啥委屈你还忍不了的。(样本 LYZ02 吴先生)

> 他要是不生病,他也不至于脾气这个样儿。这些年生病啊、看病啊,唉,折腾来折腾去也遭了不少罪啊,要不他也不是这个脾气。那他发脾气啥的,咱就别硬碰硬了呗,你说是忍气吞声也行,说啥也行,反正就是让着他点儿,咱得让着病人不是? (样本 JLQ04 李大爷)

> 就是忍耐啊,要不然怎么办呢? 逃也逃不掉,只能忍耐啊。越来越严重的时候,就想想她对我们的好,就把她(母亲)当成生病的小孩子吧,就忍着不去和她闹。(样本 LPL01 赵阿姨)

> 咋不生气? 那是他亲弟弟,我老伴儿就说他也没办法,每回都忍了、不吭声;我一生气吧,老伴儿就劝我说算了算了,都是一家人算不得那么清楚。唉,就这个样子,生气也是生个闷气,想和他(指小叔

子)争竞争竞(方言:讲道理),老伴儿就在后头拉着不让你去,再一个其实(我)也知道,能争竞个啥道道出来啊?唉,吃亏就吃亏吧,生气就生气吧,就想着忍一忍也就过去了。(样本JLQ01 杨阿姨)①

3.伪装积极情绪

照顾者除了通过回避和忍耐消极情绪来压抑心理压力之外,还会通过伪装积极情绪,或者伪装"合适"的情绪来消解消极情绪、压抑心理负担。

虽然照顾者在照顾过程中或多或少地都会感受到心理的压力,但他们大多还是会在老人面前或家人面前表现得像个称职的照顾者,以及努力克服自己内心深处的负面情绪,并且伪装出积极的情绪,去说服自己继续承担照顾的责任。即使面对被照顾的失能老人脾气暴躁、不可理喻以及家庭成员之间关系的不和谐等,照顾者也会对失能老人或家人伪装出积极的情绪,以掩盖/压抑内心的反感、平息内心的矛盾。

如,样本JLQ02(林阿姨)照顾失能的丈夫长达9年时间,在她看来,照顾过程中所感受到的"不高兴的事"都在心里闷着,同时还要伪装出积极情绪——"心在哭了面带笑"。

> 不高兴啊,哎哟,要是有不高兴的事还不就在心里闷着,你给谁说这个事,谁替咱担当这个责任,谁替咱担当啊,个人心里头的事儿啊个人知道,个人还不得是"心在哭了面带笑"。(样本JLQ02 林阿姨)

样本LYZ01(周奶奶)与婆婆关系此前一直不是很好,在照顾婆婆过程

---

① 样本JLQ01(杨阿姨)照顾公公婆婆,公公婆婆除杨阿姨丈夫之外还有1个儿子,起初,两个儿子在赡养老人问题上有分工:因为杨阿姨丈夫是长子,公公婆婆一直都与杨阿姨夫妇共同生活。在婆婆患尿毒症之后,杨阿姨一直照顾失能的婆婆;公公5年前出现轻度失智症状之后,因照顾任务加剧,经过两家人商量,公公由小儿子(杨阿姨的小叔子)照顾,以减轻杨阿姨的照顾压力。后来公公与小儿媳因故起冲突,公公又被赶回杨阿姨家中。后经协商,公公婆婆都由杨阿姨一家来照顾,与杨阿姨夫妇共同居住,小儿子每月支付赡养费800元。对此,杨阿姨很不满意。认为,其一,对她来说,同时照顾失能的公公婆婆两个人,照顾负担太重;其二,小叔子每月支付800元钱赡养费,与照顾失能的公公婆婆的工作强度相比较而言,实在是微不足道。

中,也经常处于需要克制压抑自己情绪的状态,特别是考虑到婆婆有可能会出现一些异常情绪,周奶奶就通过去想高兴的事情,"假装自己很高兴",对婆婆的话"装听不见",以此来应对婆婆带给她的负面感受。

> 总得要跟她(指婆婆)打交道吧,还得贴身照顾,心里头要是不舒坦,俺就自己先顺口气儿(指先定定心),也盼着她别乱发脾气、乱说话。要是真遇上她发脾气、乱叫乱骂,那也犯不着和她对着干。俺就想一些高兴的事儿,假装自己很高兴,你不能让她看出来你生气,你越生气她越来劲儿,把她的话左耳朵进去右耳朵出来,也就散伙了,装听不见了。(样本 LYZ01 周奶奶)

由上述可知,失能老人家庭照顾者主要通过回避、忍耐消极情绪以及伪装积极情绪等方式,来压抑照顾过程中感受到的消极或负面情绪,以求暂时消解其心理层面的压力。但是,只有照顾者妥善处理这些负面情绪,才能有更大的能量继续走下去。而长期压抑情绪,会给照顾者带来更为严重的心理问题。

(二)压抑情绪的后果

面对来自各方面的心理压力,承受着多重负面情绪的侵扰,失能老人家庭照顾者通过压抑情绪来缓解或消解其内心的矛盾挣扎;但是,如果照顾者长期压抑情绪,不能及时对负面情绪进行疏导,这种情况会产生无形的代价,往往牺牲了自己的身心健康,其结果是导致照顾者的心理压力日积月累之下更趋严重。

总体而言,长期压抑情绪,负面情绪无法释放出去,会使人的心态和行为变得消极、被动,更为严重者,甚至会形成病态的社会心理。根据本研究中 20 位照顾者的访谈,可以总结出照顾者压抑情绪所造成的后果表现为以下几方面:饮食紊乱;厌倦,对人对事失去兴趣;社交障碍,不愿与人打交道;抑郁。

1. 饮食紊乱

虽然照顾者在照顾过程中也会出现饮食不规律的状况,那大多是因为照顾活动的影响顾不上吃饭,或者因为过度劳累而不愿进食。但是,这里所说的"饮食紊乱"则主要是指受到心情压抑的影响,导致饮食方面出现的短期或长期的问题,如暴饮暴食或厌食等。饮食紊乱又会进一步导致情绪紊乱,从而形成恶性循环,负面情绪不但无法得到彻底消除,反而会更为严重。

样本JLY02(孙女士)经历了离婚、照顾失能母亲、面临青春期的女儿等生活的重压,在谈到压抑"坏心情"时,伴随而来的行为就有暴饮暴食,其后又对这种行为深感后悔,觉得是不良的情绪导致了不良的行为,但时常又控制不住自己,反反复复,情绪更为糟糕。

> 心情不好,也没办法发泄,能跟谁发泄呢……有时候就靠吃东西来压制,狠狠地吃一顿,坏心情就好一点。吃完了又后悔,这样当然不好了,是不是?所以又后悔,身体不是也糟糕了?……下一次又忍不住,又这样,然后也不敢让女儿知道,(这是)不好的示范。就是很混乱、很糟糕。(样本JLY02 孙女士)

与孙女士的暴饮暴食不同,样本JLQ03(姚女士)则呈现出"厌食"的症状。姚女士在照顾失能的婆婆过程中,因为得不到来自丈夫等亲人的情感支持("就自己压着,假装自己忘了,不想就不难受了"),情绪一直受压抑,导致其厌食的状况比较严重。

> 以前那都是有意识地控制饮食,那时候还经常去健身,我在银座办的健身卡都还没用完,现在哪里还有时间去健身。现在真不是控制饮食,就是不想吃东西,有时候明明也是饿了,就是吃不下,吃饭都是逼着自己吃一点,要是生气了就一点儿都不想吃。不知道的还以为我是减肥,确实是比以前瘦了好多,其实……上次去检查,医生说我有低血糖,不知道是不是因为厌食。(样本JLQ03 姚女士)

2. 厌倦

照顾者的负面情绪如果得不到及时疏导,特别是长时间地压抑自己,压抑郁结,会导致自身很疲惫,同时这种疲惫会发展为厌倦心理,造成其对人对事都失去兴趣,对未来没有信心,也无心规划,意志消沉,做任何事情也打不起精神来。

样本LPL01(赵阿姨)与丈夫两地,赵阿姨在临清照顾失能的母亲,丈夫在聊城帮着儿子儿媳照顾小孙子,两个人不在一起,赵阿姨在情绪低落的时候也难以得到丈夫及儿子的支持,兄弟姐妹间关系不睦,没有人能够接替照顾,母亲的身体时好时差……这些状况相互叠加,使得赵阿姨每每想起来都觉得"看不到头",情绪上的压抑使得她做什么事情都觉得"没劲儿"。

> 就盼着说什么时候是个头啊？头几年里还觉着有盼头,现在越来越觉着不知道什么时候是个头。我们几个可能都熬不过老太太,这么说觉着好像不孝顺吧,唉,你看,这真是……就看不到头儿,也甭想着找替手……真是,这么熬着也不知道啥时候是个头儿,干啥都觉着没劲儿啊。(样本LPL01 赵阿姨)

样本LYZ01(周奶奶)因为与婆婆关系相处不佳,心情郁结,又无法脱离照顾环境,导致身心俱疲,情绪低迷,做什么都没有心情。

> (婆婆)不配合,还净跟你这儿惹乎(招惹)你,生不完的气……唉,时间长了也不寻思了,就这么着、这么熬着吧,就困在家里头了,也没心思去干什么别的事儿,出门儿都懒得出。(样本LYZ01 周奶奶)

3. 社交障碍

社交障碍也是照顾者压抑情绪的一个副作用,由于长期压抑自己,难以走出负面情绪,情绪方面的持续低落,使得照顾者更加封闭自己,不愿跟人交流、交往,不愿与人打交道。

如前述样本LYZ01(周奶奶)所说"出门都懒得出",表达出其不愿与人交往的状态;样本LPL04(于奶奶)也表达出其社交方面的问题:越是熟悉的人越不愿意和其沟通交往,导致这种情况的原因,一方面是于奶奶照顾压力大使其没有心情社交,另一方面是于奶奶内心深处对其所处的照顾环境有所芥蒂(尤其是儿子的状况——老婆跑了,自己又醉酒摔断了腿)。

> 唉,能不出门就不出门,俺也没空闲,也没啥心情,你看家里这个样子就够俺糟心的了……俺知道,村里头好些个人都在背后讲究(议论)俺们,俺也不想听那些个,眼不见心不烦,俺就不去搭理那个,懒得和那些个人说话。(样本 LPL04 于奶奶)

4. 抑郁

也有照顾者自己觉得心理压力的程度比较严重,负面情绪无法释放,长期压抑在心头,导致自己精神抑郁,甚至有照顾者觉得已经得了“抑郁症”。

样本 JLQ03(姚女士)怀疑自己已经得了抑郁症,连丈夫都觉得她有时候“呆呆傻傻”的,这让她更加郁闷不已。

> 你说我辞了工作,对吧,现在就整天憋在家里头,整天就我和婆婆两个人,连个说话的人都没有……婆婆有时候还净说些不咸不淡的话,(我)整个人都变得傻了,我老公有一次就说我怎么越来越呆呆傻傻的,当时我就不乐意了,我说我变傻了还不是因为你们家?……唉,有时候我想事情会恍惚,我觉得我是得了抑郁症了。(样本 JLQ03 姚女士)

(三)压抑情绪的原因

情感/情绪可以透露出很多关键信息,消极/负面情绪同样可以透露出很多重要信息。照顾者在谈及其照顾过程中的情绪时,自主或不自主地反映了许多照顾环境、照顾关系等方面的内容。但是也可以看出,照顾者宁肯自己内心承受焦灼痛苦纠结,仍然在大多时候选择对负面情绪进行压抑,究其原因,有以下几个方面。

1. 文化规范的约束

社会成员的各种行为深受传统文化规范所制约,并内化为社会成员生活习惯的一部分。无论是传统的孝道文化对子代养育老年父母的规范化要求，还是儒家文化中对家庭养老的责任认定，都使得人们特别是子代将赡养老年父母内化为其对自身的要求。在履行这个责任的过程中，却滋生出诸多负面的情感，甚至诸多负面情感来自且指向父母，这个过程对照顾者而言，是一个充满了情感纠结的过程。霍赫希尔德认为，人们必须在一定程度上压制他们"真实的情感"，以文化脚本要求的方式表达自己。① 照顾者心中多重的以及多面向的负面情感是"真实的情感"，但是他们心中也深知社会文化规范对他们承担养老责任的要求。根据霍赫希尔德提出的情感策略可知，人们在面对某种情感时，要么压制某种情感，要么采用行动去改变他们的感受。② 事实上，照顾者很难抛开文化规范的约束，对很多照顾者而言，选择"照顾"或"不照顾"都是困难的，照顾者在文化规范与负面情感之间被不断地撕扯。为了能够符合社会文化规范的期待，他们无法脱离照顾责任；同样也是为了维护其在社会中符合规范的形象，他们只能选择压抑负面情绪，以文化规范约定的方式来表达自己。

如样本 JSE01（齐女士）身兼多重角色：中学教师、2 个孩子的母亲、妻子、儿媳；这些角色相叠加，原本就已经形成了很重的压力，而"失能老人照顾者"这个角色，则令齐女士感受到更多的负担，特别是其丈夫此前长期驻外在部队工作，更多的任务都落在了齐女士身上。有研究指出，在多重角色处境中，个体具有多重角色身份，这将导致冲突的情感。③ 但是，齐女士对于负面情绪的处理则选择回避和压抑，而在后面的访谈中，则可以看出齐女士在文化规范的约束下所受到的影响。

---

① 参见［美］乔纳森·特纳、简·斯戴兹著，孙俊才、文军译：《情感社会学》，上海人民出版社 2007 年版，第 33 页。
② 参见［美］乔纳森·特纳、简·斯戴兹著，孙俊才、文军译：《情感社会学》，上海人民出版社 2007 年版，第 35 页。
③ 参见［美］乔纳森·特纳、简·斯戴兹著，孙俊才、文军译：《情感社会学》，上海人民出版社 2007 年版，第 42 页。

情绪方面其实倒没有什么。也许是因为身体太过劳累了,是不
是就顾不上想东想西了呀?呵呵,我这个人呢有个好处,就是心大,
一般没什么问题,心理压力没什么。

……他(指其丈夫)回不来,那也没办法。其实我这个人还是挺
传统的,为人妻、为人媳,这些也都是不得不承担的吧,要不然,你说
我还怎么教育孩子、教育学生呢?(样本 JSE01 齐女士)

2. 客观条件的限制

如果说在文化规范的约束下,照顾者选择压抑负面情感,这是一种主观选
择的话;那么,照顾者选择压抑情感的另一个原因则是受到客观条件的限制,
即当照顾者心中产生负面情绪,试图要与他人交流沟通的时候,受家庭环境、
照顾环境的影响,却找不到合适的人来进行沟通,而只能选择自己压抑情感进
行自我消解。

如样本 JSW04(高女士)暂停经营的美容院专职照顾失能母亲,在提到与
人交流缓解心理压力的时候,她表示很难找到真正能理解她的人沟通,很多事
情也只能自己压在心里。

没什么人可以说的。我一个人自己承担就好了……和我大哥大
嫂也没啥话说,你说什么他们也不一定能明白,就觉得我有钱啥都能
解决;和外人说这些,那又有什么意义?其实很多人不能理解我的做
法,觉得我太傻了,干嘛作出这么大的牺牲,又不是非我不可?你看,
你怎么去交流?(样本 JSW04 高女士)

样本 LPL04(于奶奶)照顾失能的老伴和儿子,她认为她的家庭已经成为
村里人的笑柄,①所以干脆封闭自己,所有的负面情绪、消极情绪都压抑在心
头不去向外人诉说。

---

① 样本 LPL04(于奶奶)老伴儿失能,儿子因酒后骑摩托车摔断了腿,现在于奶奶照顾老伴
儿和儿子。于奶奶有 1 个儿子 2 个女儿,儿子一直没有孩子,儿媳十多年前离家出走。于奶奶自
己觉得家里已经"绝后"了,儿子儿媳的婚姻又如此状况,成为村里人茶余饭后的"笑柄"。

……俺知道,村里头好些个人都在背后讲究(议论)俺们,俺也不想听那些个,眼不见心不烦,俺就不去搭理那个,懒得和那些个人说话。(样本 LPL04 于奶奶)

三、负面情绪失控

失能老人家庭照顾者长期压抑负面情绪的另一个后果,就是导致负面情绪的失控。负面情绪长期郁结、不能进行适当的纾解和释放,终会有一天因为某一个事件,甚至可能是非常细微的一件事情,就如同压倒骆驼的最后一根稻草,导致照顾者情绪失控。根据笔者访谈的 20 位失能老人家庭照顾者的情况,访谈资料显示,照顾者负面情绪的失控表现主要分为以下几类:烦躁、愤怒、脾气变差等。

(一)烦躁

"烦躁"是照顾者在陈述负面情绪失控时出现比较多的词汇,当照顾者难以平衡或消解内心的负面情绪时,就会产生烦躁、焦虑等状况。

样本 LPL03(马大爷)照顾突发脑溢血的老伴,因为他完全没有准备好承担"照顾者"这一角色,一直以为应该是他先倒下、老伴照顾他才是,所以情绪方面始终有压力,当心理压力承载过大、难以平衡时,烦躁焦躁也成为马大爷的心理反应。

那你说总有憋不住的时候吧。唉,能忍下来的就都忍了。我这个人其实脾气本来不好,照顾你大娘我就得忍着。心里头很烦躁又不能对她生气,还得顺她的意,自己都快憋死了。实在忍不了怎么办? 我气急了,我怎么办? 我自己就呼(扇巴掌)我自己,这就是我跟你说,这就是我最着急的,我自己呼我自己,没人我就呼我自己,你怎么办啊。(样本 LPL03 马大爷)

样本 JSW02(曲阿姨)在访谈过程中,很少谈到她对照顾婆婆有什么不满,这一方面说明可能曲阿姨是真的在照顾过程中没有什么负面情绪,另一方面也可能说明曲阿姨能够将产生的负面情绪平衡和控制好。在对曲阿姨的访谈过程中,唯有一次说到婆婆闹情绪不配合照顾时,曲阿姨也提到了自己当时的"生气"和"烦躁"。

> 有一次她拉肚子,弄到整个衣服、裤子、床单都是,好不容易弄好了,她又拉,一天就反复好几次。然后她那个时候就闹情绪,给她穿纸尿裤就死活都不穿,垫尿垫就给扔出来,哎呀,然后就弄得满屋子都是那股子味道……当时也很生气烦躁,觉得她怎么这么不配合,怎么好像是故意在给我找麻烦……自己也不喜欢臭臭的味道……(样本 JSW02 曲阿姨)

(二)愤怒

"愤怒"是气恼、烦躁的升级,照顾者在照顾过程中,如果觉得受到了不公正的对待,或者是其负面情绪无法得到有效控制,照顾者的情绪就会感觉到失控,产生愤怒的心理。这种愤怒,有可能针对失能老人,有可能针对其身边的家人,也有可能针对照顾者对自身的恼怒不满。

样本 LYZ01(周奶奶)与婆婆关系一直紧张,婆婆很强势,按照周奶奶的说法,她此前一直"受婆婆的气",现在婆婆需要她来照顾了,但是婆婆的很多习惯性的做法还是和以前一样,当婆婆仍然习惯性地对周奶奶恶语相加,周奶奶实在忍受不住的时候,就会觉得很愤怒。

> 俺一般不和她一样的……想着那么多年俺都这么受着了,俺也不容易,你说说吧,俺照顾她也都十多年了,没有功劳也有苦劳吧。她不寻思这个,她还老是动不动跟以前那个样子,跟她顶几句,她就开始翻旧账,把十年二十年的事儿都拿出来跟你翻翻,就很会翻旧账。哎呀,俺有时候俺真是受不住,气得俺心里头的火噌噌的往上冒,俺是上辈子欠了他们家了还是怎么着?(样本 LYZ01 周奶奶)

样本 LPL01（赵阿姨）的愤怒则来自其几个哥哥的态度，几个哥哥将失能的母亲扔给赵阿姨照顾，之前口头协议好的支付赡养费用也不兑付；自己的丈夫与她分开两地独自照顾小孙子，也常常向赵阿姨抱怨。赵阿姨常常觉得有苦说不出，长期压抑负面情绪，"也不知道啥时候是个头儿，干啥都觉着没劲儿"，但是这种压抑总要找个出口，当赵阿姨承受不住的时候，也会发一通火，按照她自己的话说，那个时候就啥也顾不上了。

> 都跟我叨叨，好像就我没事儿，就我好欺负。把我惹急眼了，我也顾不上那么多，我也跟他们吵吵，上次就和我三哥三嫂大闹了一场。（样本 LPL01 赵阿姨）

样本 JLQ03（姚女士）则是对自己很恼怒，她在照顾过程中不但体力上有负担，情绪上也有很多压力，在想到这些时，姚女士会觉得当时她听从丈夫的安排辞掉工作专职照顾婆婆，实在是不明智，就会非常生自己的气。

> 我不气别人，我就气我自己，怎么就那么蠢？我当时要是坚持一下，就没有后面这些事儿了不是？有时候我就自己骂自己：你这辈子就这么完了，你自己给玩完了！（样本 JLQ03 姚女士）

（三）脾气变差

照顾者情绪失控的另一个表现是脾气变差，情绪不稳定，很难控制自己的情绪，脾气变得暴躁易怒，动辄发火，一点儿小事，就可能导致自己情绪失控，不但自己的心情受到影响，人际关系也会变得更加紧张。

样本 JSW01（何阿姨）承担着照顾失能的父亲和母亲的任务，无论身体压力、心理压力都很沉重，特别是父亲因为失智导致行为心理都失调，给何阿姨带来的精神压力也格外严重。何阿姨认为在照顾父亲十几年的时间里，自己的好脾气都被磨没了，与之前相比，脾气变得很差。

> 每天守着老人，精神上总是很紧张，（好脾气）都磨没了，我孩子都说我，怎么跟个火药桶似的，一点就着。我也不想这样，可有时

候就是控制不住自己,特别是碰上他实在闹得厉害的时候。现在有时候就是一睁开眼睛就有气,就调整不过来,然后就容易发火……以前可不是这样,以前那都好好的。(样本JSW01何阿姨)

样本JLY02(孙女士)本身是单亲母亲,女儿正处在叛逆的青春期,又要照顾失能母亲,有一个弟弟远在西安打工也靠不上,孙女士的情绪经常处于崩溃的边缘,虽然尽力压抑自己,但是脾气还是越来越不好。

我自己也知道自己的脾气是越来越糟糕了,经常就是忍着忍着,忍上一段时间,然后就爆发了,也不知道什么时候就爆发了,也不见得是因为什么大事,可能就是一件小事就爆发了……你就说前天,就跟我姑娘因为她穿一件什么衣服就发火了,自己都不知道是咋回事。(样本JLY02孙女士)

由上述分析可知,失能老人家庭照顾者的心理压力表现为三个方面:其一,负面情绪长期累积,担忧、恐惧、内疚、自责、委屈、伤心、生气、无奈等负面情绪经过日积月累形成了照顾者沉重的心理压力;其二,负面情绪受压抑,照顾者主要通过回避、忍耐消极情绪以及伪装积极情绪等方式,来压抑照顾过程中感受到的消极或负面情绪,以求暂时消解其心理层面的压力。长期压抑情绪,会给照顾者带来更为严重的心理问题;其三,负面情绪失控,照顾者长期压抑的负面情绪会遭遇失控,从而使得照顾者难以平衡和控制自己的情绪,变得容易烦躁、愤怒、脾气变差等。照顾者不只是在身体上照顾失能老人,更是在情绪上、心理上以被照顾者为生活的重心,从而使得照顾者的自我往往在长期照顾过程中,"形成一种无自我的认同危机","被照顾者的角色所销蚀"①。这是对于照顾者心理压力尤为透彻的阐述。

---

① 王增勇:《家庭照顾者作为一种改革长期照顾的社会运动》,《台湾社会研究》2011年第85期。

第三节　失能老年人家庭照顾者经济方面压力

　　家庭成员特别是成年子女对失能老人提供经济支持,是其为老年人提供照料内容的一个重要方面。有学者指出,这种经济支持不仅是成年子女对双亲生病和年老失能时的照顾,也是回报老年人对家庭的诸多奉献,这时常是在世代中经济互赖的一种延伸。① 但是另一方面,失能老人的身体状况往往是不可逆的,呈现出每况愈下的状态,这不仅意味着照顾者的照顾活动以及情绪压力日益加重,也意味着照顾者的经济压力亦会愈加沉重。

　　根据本研究访谈的 20 位失能老人家庭照顾者的情况可知,在经济压力方面,照顾者的感受不尽相同。失能老人的经济状况(是否有退休金等)、失能老人的患病情况、照顾者家庭成员支持状况(是否有家庭成员分担经济压力)以及照顾者自身的经济状况,这些因素都会影响到照顾者经济方面的压力感受。本节将从两方面来分析照顾者的经济压力感受:首先,分析照顾者没有经济压力的状况与原因;其次,分析照顾者感受到的经济压力类型与特征。

一、照顾者无经济压力状况分析

　　与前文中分析的身体压力以及心理压力不同,在照顾过程中,照顾者基本上都会感受到身体压力与心理压力,尽管在程度和范围上可能有所差异;但是对于经济层面的压力,照顾者则出现了较为明显的分化,一部分照顾者在经济方面没有感受到明显的压力,当然,这部分照顾者比较少;另外一部分照顾者则自述能感受到较为明显的经济压力。对这两种类型的照顾者分别进行分析,可以帮助我们思考到底有哪些因素对照顾者的经济方面形成压力。

　　在本研究中的 20 位失能老人家庭照顾者中,自述没有经济层面压力的样

---

　　① 参见[美]哈尔·肯迪格等著,张月霞译:《老年人的家庭支持》,台湾五南图书出版公司1997 年版,第 111 页。

本有以下几个:样本JLQ03(姚女士)、样本JLQ04(李大爷)、样本JSW04(高女士)、样本LPL02(贾奶奶)、样本LYZ04(丁阿姨)。笔者分析了这5个样本的情况,可归为四类:其一,照顾者自身经济状况良好;其二,照顾者家庭总体经济状况良好;其三,失能老人经济状况良好;其四,失能老人自身所需费用较低。

(一)照顾者自身经济状况良好

经济状况决定了现实的生活压力程度。失能老人家庭照顾者的经济状况如何,对于其承担照顾责任过程中的经济压力具有重要影响。如果照顾者的经济条件很好,不但其感受不到经济负担,而且照顾者的照顾意愿、照顾能力、照顾效果都会有所保障。

样本JSW04(高女士)就属于自身经济状况良好的情况。高女士此前经营着一家美容院,经济效益很好,而且高女士因为忙于事业一直未婚,也没有自己家庭的负担。因此,对高女士而言,照顾失能的母亲,在经济方面构不成什么压力,她一个人也能够承受,并不在乎另外两个哥哥是否提供经济支持。

> 我有这个能力,我也不在乎我两个哥哥出不出钱什么的……反正我是一个人,没什么拖累,这个是真的,我自己就是这么觉着的……我想带妈妈去哪里都OK啊,我真的是没有什么牵绊的。(样本JSW04高女士)

(二)照顾者家庭经济状况良好

有些照顾者虽然自身经济条件不是有多优越,但是其家庭的总体经济状况良好,有家庭的整体经济作为支撑,也不会令照顾者有经济压力之虞。

样本JLQ03(姚女士)和样本LYZ04(丁阿姨)没有感受到经济方面的压力,就是因为其家庭经济条件较好,因此她们在经济方面也没有太大的压力。姚女士的丈夫经营瓷砖生意,经济条件很好,据姚女士说家里有三套房,有1

个儿子在上大学,再没有其他经济压力;丁阿姨家里有果园,经济效益也不错,收成好时年收入能有三四万元,丈夫还做着小生意,有 1 个儿子在与别人合办一个加工厂,还有 1 个女儿正上大学,家庭负担也不重。

> ……家里的收入还是得靠我老公……我老公的瓷砖店在北园那边,前段时间又开了一家分店……经济方面吧倒是没什么问题,我老公赚钱的本事还是有的,我们买房也早,现在都有三套房了……家里别的倒是没什么负担,儿子在杭州上大学,也花不了多少钱。(样本 JLQ03 姚女士)

> 家里有个果园,赶上收成好的时候,一年辛苦下大力,弄下来能有个三万四万的,弄不好就也没钱。俺对象(指丈夫)吧做个小生意,在村里其实也算不上啥,俺们自个儿觉着还行……儿子也不用俺们操心,自己和别人开了个加工厂……那你说的那个(经济压力),俺倒是没觉着有啥,还行吧,没啥太大困难。(样本 LYZ04 丁阿姨)

(三)失能老人经济状况良好

照顾者没有经济方面的压力,其原因除了其自身或家庭总体经济状况良好之外,失能老人的经济状况也是重要影响因素。有些失能老人自身有退休金,甚至有较高的退休金,且能够享受医药费报销,失能老人自己的经济收入即可以承担其身体患病所需,无须照顾者再有财务方面的花费,因而也没有经济负担。

样本 JLQ04(李大爷)照顾失能的岳父,虽然照顾岳父过程中有身体负担,岳父脾气不好也让李大爷有心理压力,但是在经济方面,李大爷坦言没有什么压力和负担,因为其岳父是退休老干部,每月退休金就有 1 万多元,而且医药费也能报销,因此,照顾岳父不需要他们有经济方面的支出。

> 我老丈人他是干部退休,经济条件好,他自己一个月的退休金就有 1 万多,医药费基本上也能报销。(样本 JLQ04 李大爷)

（四）失能老人所需费用较低

失能老人如果所患疾病较为严重，或者所患慢性病种类较多，为维持其身体机能，所需花费的治疗费用、日常药品费用等比较多，意味着需要的经济支出比较大，有可能会加重照顾者的经济负担。但也有些失能老人是因为身体老化而导致身体功能出现障碍，并非罹患了某种严重的疾病，因此，其所需花费的治疗或药物的费用比较低，照顾者在这个方面不需要额外的经济支出。

如样本 LPL02（贾奶奶）照顾失能的母亲，母亲已经 98 岁高龄，因老化而患有高血压等慢性病，但是并不严重，主要是近几年患有轻度失智，导致认知及行为等方面出现障碍，需要人陪在身边照顾。对于失能母亲的失智病症，贾奶奶并没有带其去检查，也没有长期配备什么药品，因为认为失智症就是"老年痴呆"，而这种病是"治不好的"，所以就不需要再费神费力费钱地去治疗，只是强调照顾好母亲的起居饮食就可以了。

> 俺娘这是老年痴呆，他们都说这是越老越厉害，也么法治……你说的那个什么药①，俺也没听说过。这个治不好，人老了就是这个样儿吧，有的痴呆，有的不痴呆，痴呆了就治不好。唉，俺就想着能把俺娘吃喝拉撒照顾好，就行了。（样本 LPL02 贾奶奶）

二、照顾者承担经济压力状况分析

以上从照顾者和失能老人两个角度分析了在哪些情况下照顾者不会有经济方面的压力；从另一面也恰恰说明了在相反的情况下，照顾者会感受到较大的经济压力。根据另外 15 位失能老人家庭照顾者的访谈资料分析，可以看出，照顾者在照顾过程中，如果遭遇到以下的情形，其面临的经济压力会比较

---

① 笔者询问贾奶奶是否为失智的母亲备有治疗的常用药，比如"爱忆欣"等，贾奶奶表示未曾听说过类似的药物。

大:其一,失能老人身患重病或患有长期慢性疾病,需要的治疗费用或后续治疗药物费用比较高;其二,失能老人没有经济来源或仅有少量的养老金,完全依赖照顾者或照顾者家庭的经济支持;其三,照顾者或照顾者家庭经济状况较差;其四,照顾者或照顾者家庭还兼有其他经济负担。

(一)失能老人病情所需费用高

失能老人的身体状况较差,其失能的原因,除了因为老化导致身体功能衰退之外,要么是因为罹患重大疾病,要么是因为患有多种慢性疾病,导致其身体机能出现各种障碍。而患病所需的治疗费用往往比较高昂,加之后期的维护性药品、营养品,以及需要长期备有的家用医疗器械、尿片、看护垫等,其需要支出的花费也相当可观。如果照顾者一个人忙不过来又请了护工或钟点工,人工费用也是一笔较大的支出。

样本 LYZ03(冯奶奶)回忆老伴当年患股骨头坏死时因为没有钱而耽误了医治,进而也导致了老伴后来得了脑血栓,在医院治疗花费了好几万元,这对他们的家庭而言已经是"巨款",为此还欠了外债。

> 他这个股骨头坏死已经接近得二十来年了,在咱临清医院里,主任都给说,你换不起,那时候万元户都没有,他说你把你三个儿子的宅子扒净,也不够换股骨头哩,他说你等着医疗保险呵。医疗保险这行了,股骨头这也不能换了,霉烂了,白搭了,你就是新的都挂不上,就像木头样下面沤了……他这个股骨头坏死给耽误了,后来才得的这个脑血栓。光在医院里一年就是三回,一回就得万数块钱……
> (样本 LYZ03 冯奶奶)

样本 JSW03(徐大爷)的母亲患有小脑萎缩,常年卧床不能自理。徐大爷表示,在母亲患病后,一个月杂七杂八要花不少钱。

> 光是气垫床就买了好几个,就是为了防褥疮,一开始也搞不太明白,买的便宜的,几百块钱的,不行,后来就买了个 1000 多的……还

有买的那个尿不湿,一天得 3 个,一天得换 3 个尿不湿,一个尿不湿
得将近三四块钱,这还不敢买那太贵的⋯⋯还有那常年得备着的药
啊,那个吃的、喝的⋯⋯一个月要花多少钱,我从来都不敢算。(样
本 JSW03 徐大爷)

样本 JSE01(齐女士)的婆婆患有尿毒症,最严重的时候,一周要去医院透
析 3 次,每次透析的花费都要 400 多元左右,一周下来就得 1000 多元钱,一个
月得 4000 多。此外,还需要常备多种治疗药物,其中,一些药品的价格比较昂
贵,长期累积下来,也是很大的开支。齐女士是中学教师,每个月收入 5000 多
元,丈夫在部队工作,每个月收入也有四五千元,如果没有失能老人需要照顾,
看似家庭收入还是可以,但是一旦有失能老人需要照顾,不菲的治疗费用对于
齐女士的家庭而言,仍然形成了比较大的经济压力。

我婆婆最严重的时候,一个礼拜就得去透析 3 次,每次费用得
400 多,一周下来 1000 多;还要定期服用多种药物,我都拿本子得记
着,有好几种药的价格都是挺贵的。你比如说这个"立普妥",我婆
婆她血脂也高,得定期吃这个,一盒才 7 片,就得 50 多(元),这个少
不了⋯⋯这么算下来其实压力还是蛮大的。(样本 JSE01 齐女士)

样本 JSE02(邢先生)白天需要工作,家中无人能接手照顾行动不便的父
亲,对于独自照顾失能父亲的邢先生来说,为了能维持老人在家照顾,不得不
雇用钟点工,负责给父亲做午饭,并简单收拾家务。钟点工的人工费也比较
高,每小时 30 元钱,每天 2 个小时,每周做 5 天。

钟点工都换了好几拨,人家本来也不愿照顾不能动的老人,就只
能提高点儿价格,30 块钱一小时,在这边那就是比较贵的了,一般的
好像也就是 20 多块钱,唉,现在人工费都贵。(样本 JSE02 邢先生)

(二)失能老人经济收入微薄

失能老人的经济状况具有较大的差异性。一方面,中国沿袭多年的城乡

二元体制对城乡老年人的生活经历造成了很大的影响,①城乡老年人的经济收入具有很大差异性,城市老年人因为有退休金可以为其老年生活提供经济保障,而农村老年人则仅靠积蓄或微薄的养老金作为经济来源;另一方面,现行经济社会政策的发展不平衡也导致城乡老年人收入水平及养老保障水平存在差异,如社会保险制度在完善程度和待遇水平方面的差异导致城乡老年人在养老保障能力和医疗保障水平等方面也存在较大差异。②

样本 LPL04(于奶奶)照顾失能的丈夫和儿子,无论是丈夫还是儿子,经济收入方面都存在很大问题。丈夫失能前是农民,"二亩来地也就是 3000 多块钱,棒子(玉米)你可知道,又不值钱,两季也就是 3000 来块钱,4000 多都弄不了,俺这里净沙土地"。于奶奶的儿子也没有稳定的经济收入,此前在城里打工,还能有些收入,但是自从儿媳十几年前离家出走之后,儿子就"没个定性,也别指望着他往家里拿什么钱了"。

> 俺爹娘没啥钱,他俩能有啥钱,以前就种地就是糊弄个吃饱。也没赶上那个养老钱(养老金),一个月还能有个百十块钱的。(样本 LYZ02 吴先生)

> 俺公公有那个养老钱(养老金),一个月能领 100 来块钱,那个钱真是稀松(太少),他光吃药就得五六百块,"脑心通"一月是 5 盒吧,不带吃别的药,光"脑心通"一个月就 100 多。靠俺公公的养老钱,那哪有谱儿?(样本 LYZ04 丁阿姨)

(三)照顾者家庭经济条件差

国内外许多研究均指出,多数家庭照顾者都会面临经济上的压力,尤其是

---

① 参见张文娟、竞纪尧:《经济状况对中国城乡老年人生活满意度影响的纵向研究》,《人口与发展》2018 年第 5 期。
② 参见刘昌平、汪连杰:《社会经济地位对老年人健康状况的影响研究》,《中国人口科学》2017 年第 5 期。

收入不高的家庭,其经济负担更高。① 照顾者家庭一方面因为照顾失能老人要额外支出治疗及照护费用,另一方面则因为经济收入的收紧不得不省吃俭用,影响了生活质量。

样本 LPL03(马大爷)的妻子突发脑溢血,后期住了好几次医院,马大爷夫妇的积蓄已经花得差不多了,妻子此前务农,没有其他收入来源,马大爷虽然此前做过轴承生意,但是赚来的钱都用于盖房子了,真正到了需要用钱的时候,发现已经捉襟见肘。

> 以前攒了一点钱,都盖房子了;后面剩了点钱,结果又都看了病了。存了三四万,我也跟孩子们说了,我这就这些钱,不够了就得儿子出了,想得再远点儿,以后的后事也得孩子们分担着来。(样本 LPL03 马大爷)

样本 JSW01(何阿姨)和丈夫都是下岗职工,丈夫从机床厂下岗后,也没有退休金,曾经跟着老乡做过装修,结果有一次从架子上摔下来,腿部受伤落下残疾,也不能再外出打工了;何阿姨从制鞋厂下岗后,同样没有退休金。夫妇俩生活很窘迫,社区为了解决他们的困难,3 年前安排何阿姨在社区做保洁,每个月能有 1900 元左右的收入。虽然父亲每月有 2000 元左右的退休金,但是每月用于照顾失能的父母的钱就在 2000 元左右,平日里还要负责父母所有的其他开销,他们的家庭感觉到经济方面非常拮据。

> 我父亲每个月那 2000 元钱,其实给他和我母亲两个人每个月的药钱就得八九百,他俩用的东西还得是好的,给他们买的牛奶都得是好的,每天都喝,吃得也讲究,要这个不要那个的,你得顺着他们。现在什么都贵,一个月 2000 块,看不见就没了。平日里头给他们买个衣服买个嘛的,我们还得往里贴钱,我们日子过得得多紧。(样本

---

① Cf.Chou Kuei-Ru."Caregiver Burden：Structural Equation Modeling." *Nursing Research* 6.5 (1998)：358-370.

JSW01 何阿姨）

样本 LPL01（赵阿姨）在谈到经济压力时，坦言照顾母亲这些年，她自己的家庭经济状况受到很大影响，原本收入就不高，还要为母亲支付药费及日常的生活费用，与此同时，赵阿姨还惦记着自己的儿子和孙子，要给他们也省下一些自己的退休金，最终导致其自己只能是"能省就省"，尽可能地节俭度日。

> 我们两口子办的退休，一个月加起来统共也就 4000 多，我娘一个月的药钱也得八九百，上半年还住了两次院，都以为回不来了……我自己这里就是能省就省啊，你看我这有老的，还有小的，还想着给小的能省多少算多少，那你说逢年过节的你不得给小的钱？现在就是吃的上面每个月一二百就够了，咱农村里头别的花不了多少钱，你看吃的菜我都自己种，我们也不太吃肉，能不买的就不买，别的就都不花钱。（样本 LPL01 赵阿姨）

以往有研究表明，照顾者角色性别的不同，对于其面临的经济压力影响也有差异。其中，"贫穷女性化"是"照顾者角色女性化"的一大隐忧，意味着照顾者大多为女性，而社会大众不仅漠视了繁重的照顾工作带给女性照顾者的体力负担与精神压力，也忽略了照顾工作对女性照顾者经济弱势地位的影响，并进一步隐藏了照顾工作与老年女性贫穷的关联。[1] 本研究中也有类似的发现，照顾者提供老人照顾工作的时间通常达数年之久，因为提供照顾而产生经济生活困窘是相当普遍的情形，特别是当照顾者为女性时（除少数精英女性之外），这种困窘就更为普遍和显著。正如格雷厄姆（Graham）所言，对于女性照顾者而言，常常因为承担照顾而成为经济上的依赖者，"贫穷与照顾就像硬币的一体两面"[2]。

---

[1] 参见吕宝静、陈景宁：《女性家属照顾者的处境与福利建构》，载刘毓秀主编：《女性·国家·照顾工作》，台湾女书文化 1997 年版，第 57—92 页。

[2] Cf. Graham, Hilary. "Caring: A Labour of Love." in *A Labour of Love: Women, Work, and Caring.* London: Routledge and Kegan Paul. 1983: 13-30.

（四）照顾者家庭面临多重经济负担

失能老人往往患有一种或多种慢性疾病,因此对于失能老人的照顾过程,家庭的支出比较高。而假使照顾者除需照顾的失能老人外,同时还有小孩需要加以抚养,或面临其他的经济负担时,将会有双重或多重的经济压力产生。经济财务因素对家庭的生活福祉冲击之大,也是不可忽视的。

如,样本JLQ01(杨阿姨)、JSW01(何阿姨)、LPL04(于奶奶)、LYZ02(吴先生),这4个样本中的照顾者都各自需要照顾两个失能老人,这就意味着他们的经济支出也需要投入更多,从而造成家庭的经济负担,其对未来也充满了担忧挂虑。

> 原本只照顾我婆婆一个人,那个时候其实压力就不小,(尿毒症)现在每个礼拜透析一次,每个月都2000(元)左右,现在公公也得让我们照顾,小叔子那边一个月给800(元),你说说看,那点儿钱能顶多少用处?我们小儿子还没结婚,还想着给小儿子买房子,哪里来的钱?哎呀,这想起来都脑仁疼。(样本JLQ01 杨阿姨)

样本JLY02(孙女士)除了要照顾失能的母亲之外,作为单亲母亲还要抚养上中学的女儿,两方面的经济负担相叠加,对于经济上本就不宽裕的孙女士来说无异于雪上加霜。

> 我妈2003年从皮鞋厂下岗,就一次性给补了几万块,就没有退休金了,她那几万块钱我也不动它,让她先留着,她自己保底儿……她现在是脑梗,还有高血压,这都是慢性病,也都是治不好了,就是得一直离不了药了,疏通血管的、降血压的,好几种药,得一直吃。光她自己正常情况下不去医院看病的话,就平时吃药,再加上买营养品,就得2000多……我女儿现在上初三,成绩也一般,还给她报了2个辅导班,辅导班的费用每个月也得1000多。唉,真的是说起来头都大,真的是压力山大。(样本JLY02 孙女士)

由上述分析可知,与身体压力和心理压力有所不同,在经济压力方面,失能老人家庭照顾者的感受并不具有同质性。照顾者出现了较为明显的分化,部分照顾者在经济方面没有感受到明显的压力,另外更多的照顾者则自述感受到较为明显的经济压力。分析这两部分照顾者,可以发现,影响照顾者照顾过程中经济压力的因素,分为失能者和照顾者两个层面:失能者层面,失能老人的患病所需费用情况,以及失能老人自身的经济状况,对照顾者是否有经济压力以及压力的程度有重要影响;照顾者层面,照顾者及其家庭的经济状况,以及照顾者家庭面临的其他经济压力状况,也直接或间接影响着照顾者的经济压力。

鉴于此,一方面,失能老人尤其是农村失能老人羸弱的经济资源,使得他们处于晚年经济不安全的困顿与危机,亟待社会政策的充分保障;另一方面,大多数的失能老人照顾者及其家庭在照顾过程中消耗了大量的财务及经济支出,社会政策也应对其有所支持与保障,才能维持失能老人在家庭中接受照顾与养老。

同时,我们也需要注意,照顾者群体中女性照顾者以及老年照顾者群体,更容易陷入经济不安全的境地。女性照顾者因承担照顾角色而容易成为家庭的"依赖者",从而成为经济方面的弱者;年老的照顾者则由于年事已高,如果没有良好的经济基础为后盾,只能困坐愁城,而且对未来的日子充满担忧。因此,我们在探讨如何缓解照顾者的经济压力时,也要对照顾者群体进行具体的分析。

第四节　失能老年人家庭照顾者家庭关系压力

"照顾"并不只是涉及单纯的照顾任务本身,照顾涉及了照顾者与家人、与环境间建构起来的复杂关系。如果将家庭看作一个系统,原本家庭是一个动态平衡的系统,但是假使系统内有一个危机事件产生,将会破坏家庭系统的平衡,形成一种不平衡的紧张关系,影响家庭成员之间的关系。家中老人因老化或疾病或其他意外出现失能状况,无法继续执行其原有的角色功能,同时需要其他家人长期提供照顾,这对于家庭系统而言无疑就是一个重大的危机事件,会影响整个家庭系统的运作。

照顾者在照顾失能老人的过程中,会受到上述家庭系统失衡或家人关系改变所带来的影响。在这个过程中如果能够达成某种程度的妥协或调整,如家庭角色重新分工、沟通模式更新、决策方式重新调整、生活方式重新适应等,则有可能帮助家庭系统结构恢复平衡,家庭成员间的关系重新达到和谐状态;反之,则可能会使家庭成员间的关系面临复杂甚至解组的命运,特别是对照顾者而言,不仅不能从家庭系统中获得所需的支持,反而可能造成他们极大的压力和负担,造成他们与家人关系间的调适困难。

根据本研究中 20 位失能老人家庭照顾者的访谈资料分析,照顾者在照顾老人过程中,家庭关系受到的影响可以从以下三个方面进行分析:其一,分析照顾者与被照顾者之间的关系;其二,分析照顾者与兄弟姐妹等家庭成员之间的关系;其三,分析照顾者与自己核心家庭成员之间的关系。

应该指出的是,国内外相关研究表明,照顾者在照顾过程中,与被照顾者或家人之间的关系也有积极的一面,[1]照顾家中老人也可能成为一个给人以极大满足感的过程。[2] 本研究中也发现确实如此,如照顾者与被照顾者之间关系的缓和[3]、照顾者与其他家人之间的合作导致的密切联系[4]等。但是,从

---

① 参见袁小波:《成年子女照料老年父母的积极体验研究》,《人口与发展》2009 年第 4 期;苏薇、郑刚:《家庭照料对照料者心理健康的影响》,《心理科学进展》2007 年第 6 期;Kramer, B.J. "Gain in the Caregiving Experience: Where Are We? What Next?" *The Gerontologist* 37.2 (1997): 218-232.

② 参见[美]弗兰欣·摩斯科维茨、罗伯特·摩斯科维茨著,杨立民译:《如何照顾年迈的父母》,台湾业强出版社 1993 年版,第 6 页。

③ 如,样本 LYZ01(周奶奶)与其婆婆关系一直紧张,但是周奶奶作为长媳,仍然尽到了照顾的责任和义务,后期,其与婆婆的关系有所缓和,周奶奶提到的一个代表性事件是,婆婆偷偷给了她一枚银戒指,并悄悄告诉她不让她与其他妯娌说。周奶奶认为这是婆婆对她的一个认可。

④ 如,样本 LPL02(贾奶奶)在照顾失能母亲的过程中,从一开始到具体的照顾过程,都得到了女儿的全力支持,从而也进一步加深了贾奶奶与女儿之间的关系。

访谈资料来看,尽管有这些积极的一面,但总体上仍呈现出失能老人这一危机事件带给照顾者及其他家人的冲击,以及照顾者在重新调整和处理家庭关系过程中的压力与困境。奥·布瑞恩(O'Brien)在研究中即指出,照顾者压力的增加,很大一部分因素在于缺少家人的支持与协助。① 因此,本书主要从"压力"视角出发分析照顾者的家庭关系。

一、照顾者与被照顾者之间的关系

照顾者与被照顾者之间的关系质量是影响照顾者体验的一个重要因素。照顾者与被照顾者之间情感关系的好坏,会影响到照顾者对老人照顾的看法及感受到的照顾压力的程度。② 有学者指出,良好的关系质量或许是促使人们在高代价情况下仍继续提供照料的一个重要因素。③ 但在实际照顾过程中,照顾者与被照顾者之间因为长期进行身体以及情感层面的密切接触与互动,这个过程往往也更容易产生矛盾与冲突。

沃克(Walker)与普拉特(Pratt)等考察了家庭成员居住状况对家庭关系产生作用的因素,认为当照顾者与被照顾者共同居住时,更容易引发家庭关系冲突,而高冲突的家庭环境会使照料者产生更多的消极体验。④ 失能老人由于其生活自理能力出现障碍,需要照顾者密切关注并给予较为密集性地贴身照顾,因此,照顾者与被照顾的失能老人一般都是共同居住,这也为双方之间的冲突奠定了一个空间基础。

另一方面,照顾者与被照顾者之间,也是背衬于原有的关系脉络维持着照

① Cf.O'Brien,M.T."Multiple Sclerosis:Stressors and Coping Strategies in Spousal Caregivers." *Journal of Community Health Nursing* 10.3(1993):123-135.

② Cf.Cicirelli,V.G."Adult Children's Attachment and Helping Behavior to Elderly Parents:A Path Model."*Journal of Marriage and the Family* 45.4(1983):815-825.

③ 参见苏薇、郑刚:《家庭照料对照料者心理健康的影响》,《心理科学进展》2007 年第6 期。

④ Cf.Walker, A. J., Pratt, C. C., Oppy, N. C. "Perceived Reciprocity in Family Caregiving." *Family Relations* 41.1(1992):82-85.

顾关系。在分析照顾者与被照顾者之间的关系时,不能脱离开其既有的关系而单独分析照顾关系。照顾者与被照顾者之间根据代际主要分为两种类型的关系:配偶之间的横向照顾关系,以及子辈与父辈之间的纵向照顾关系。

（一）配偶照顾者与配偶失能者之间的关系——性别差异化的影响

婚姻关系是照顾关系的重要基础,加入"失能"或"老化"的因素后,老年配偶变成照顾者。如前所述,与其他照顾者相比,配偶照顾者往往会体验到较高层次的负担和个人自由的限制。[①] 在这个过程中,此前婚姻中长期形成的夫妻关系结构特点,以及过往的婚姻经验会影响配偶照顾者对照顾的认知,但是与此同时,夫妻之间也可能面临着很大的冲击和调整,照顾者与被照顾者之间需要重新调整夫妻间的关系和位置。对于不同性别的老年配偶照顾者来说,看待其与被照顾失能配偶之间关系的角度和感受有所差异,其面临的挑战和压力也有所不同。

1.男性配偶照顾者面临的挑战

对男性配偶照顾者而言,一方面,可能没有完全做好承担照顾者角色的准备,此前婚姻关系中根据传统的夫妻角色分工,丈夫是被照顾者,日常生活中各个方面都习惯了接受妻子的照顾;但是在妻子失能后,突然由"被照顾者"转变为"照顾者",身心的准备以及实际工作的准备可能都面临着困难和压力,需要进行一段时间甚至很长一段时间的适应与调整。

如,样本LPL03(马大爷)对于老伴的突发脑溢血以及随后的偏瘫失能,可以说完全没有做好准备,在他的意识中,应该是他先倒下不能活动了,然后继续由老伴来照顾他的,却不料老伴竟然比他先失能,而且还需要他来亲自照顾,这个变故对马大爷来说非常意外和仓促。

[①]　Cf.Horowitz, A. " Family Caregiving to the Frail Elderly." in M. P. Lawton & G. L. Maddox (eds.) *Annual Review of Gerontology and Geriatrics* 5.1(1985):194–246.

> 没想着是她先倒下的……（照顾她）不行也得行了，没法啊。对啊，没想到啊，还想着哪天我不行了得是她照顾我的……我这一天天的都走不了，离不了人，这算是被拴住了……（样本LPL03 马大爷）

在之前的夫妻互动模式中，马大爷和老伴是典型的"男主外女主内"，马大爷从事着翻新轴承的小买卖，老伴儿就是负责一日三餐、洗洗涮涮地照顾家里人。但是自从老伴儿偏瘫之后，马大爷的买卖也做不成了，"被拴住了"；而且，还要重新去学习他此前并不擅长的"伺候人"的活儿，这对马大爷来说是一件"非常上火"的事儿。

> 那个，你就说做饭吧，我是不会做啊，就会下个面条。好在现在和儿子儿媳妇一块儿吃，也不用我做饭。那要是儿子媳妇不在家，那几天我就会下面条，别的不成。吃不成就到集上买着吃……黑家半夜得给她揉腿，她难受，不揉腿她睡不着，等她睡着了，我才能歇下……哎呀，这伺候人的活儿咱也不擅长啊，这个真上火。（样本LPL03 马大爷）

在照顾过程中，马大爷曾提出过让儿媳专门照顾老伴儿，自己想继续做轴承的买卖，但是这个提议遭到了老伴儿的反对，马大爷没有办法，只能继续承担照顾者角色。

> 后来商量着要不就让儿媳妇伺候，我还想着把生意再捡起来。她那会儿说话还不利索，一说让儿媳妇伺候，就"啊啊啊"的，不乐意，再多说几句，她就掉泪。后来就说我来伺候，她才不抹泪了。你说你有啥法。（样本LPL03 马大爷）

由此可见，对于男性配偶照顾者来说，"照顾者角色"不仅仅是一个身份的转变，还意味着他与失能配偶之间此前的关系位置都发生了转变。他需要根据现有的角色要求，去重新调整他与配偶之间的关系。

2. 女性配偶照顾者面临的挑战

女性配偶照顾者需要面对和调整的家庭关系，与男性配偶照顾者相比，既有不同之处,又有相同之处。

首先,先看不同之处。

一方面,男性配偶照顾者需要适应"照顾者"的角色,由此前的"被照顾者"到"照顾者"的转变;而女性配偶照顾者在这个方面则不会有太多的困扰和压力,因为女性配偶在老伴失能之前,往往也是长期担任"照顾者"的角色,只不过照顾活动的内容和强度会有所区别,但照顾者的身份没有本质性的变化,因此,女性配偶照顾者不会对此有太多压力。

另一方面,男性失能配偶由此前的"养家者""掌家者""被依赖者"变成了"被照顾者""依赖者",这对于有些男性失能老人来说也是一个心理上很难接受的转变,特别是失能程度比较严重的男性配偶,他们对女性老伴的依赖越强,心理上的压力可能也越大,从而可能引发情绪上的转变、脾气性格方面的转变等,给女性配偶照顾者带来很大的照顾压力。

第三,与老年男性配偶照顾者相比,老年女性配偶照顾者更容易成为唯一的照顾者,整个社会都视老年女性照顾者照顾失能配偶是一件理所当然的事情,因此,老年妻子反而很难从家庭的支持体系中获得家人与亲友的协助和支持,或是进入正式的服务体系中获取所希望的协助。[1] 也正因为社会规范期待的光环,使得老年妻子照顾者不善于也不敢对子女或外界提出自己的要求。

如,样本 LPL04(于奶奶)的老伴儿早期患白内障延误了治疗,导致右眼失明、左眼弱视,后又因摔伤了腿导致卧床,10 年间的照顾过程中,于奶奶虽然长期承担着身体、心理、经济等方面的压力和负担,但是她自己觉得这都是"命中注定"的,她自己认同这是她应该承受的,本着"能凑合一天就是一天"的想法,和老伴儿相依为命,她并不觉得该向谁去"争取"什么支持。

都习惯了……前头里不也是这么照顾着嘛。你要说是受罪嘛,那就是自己命不好呗,许是(可能是)上辈子做了啥坏事,这辈子

---

[1]　Cf.Stone,R.L.,Cafferata,L.& Sangl,J."Caregivers of the Frail Elderly:A National Profile." *The Gerontologist* 27.5(1987):616-626.

得受这个罪……就自己受着呗，也没啥好去说的。（样本 LPL04 于奶奶）

其次，再看相同之处。

老年女性配偶照顾者也需要重新调整婚姻的关系与角色，过去的婚姻关系与角色受到丈夫失能事件的影响已经发生了改变。尤其是失能的这个男性原本是在家中扮演着举足轻重的角色时，带给女性老年配偶冲击的层面与程度更加广而深。该如何面对身心可能都发生重大转变的失能的丈夫，以及该如何依靠自己来维系接下来的夫妻关系，对老年女性配偶照顾者形成了严重的挑战。老年女性配偶照顾者此前在家庭关系、夫妻关系中处于"主内"的位置，虽然从事着"照顾者"（照顾家事方面）的角色和活动，但是，"主外"的活动以及家庭内的所谓"大事"都是由其男性配偶来操办的，或者是可以与男性配偶共同商议着来办理。但是，当男性配偶处于失能状态，老年女性配偶在原有的"照顾者"角色上，可能又要叠加"主外者""掌家者"的角色，这对于老年女性配偶来说，同样是面临着角色调整的挑战与压力。

如，样本 JLQ02（林阿姨）照顾患有股骨头坏死、脑出血的丈夫 9 年，按照她的话说，就是经历了"天翻地覆"的变化，家里头大大小小的事情都需要林阿姨来打算和操心，而以往这些事情都是由林阿姨的丈夫来办理的，因为丈夫的失能，使得林阿姨的家庭角色和夫妻关系都面临着重大的挑战。

唉，这些年那可是天翻地覆的变化了。你像这些年那经历了多少事儿啊，换房子、儿子结婚，这些个事儿以前哪用我这么操心啊，以前外头的、家里的大事儿那都是孩子他爸操心，现在就不行了啊，大事儿小事儿，我不操心那谁操心啊，你都指不上了啊！（样本 JLQ02 林阿姨）

样本 LYZ03（冯奶奶）则经历了失能老伴儿的脾气转变过程，老伴儿失能后脾气变大，对她会有不耐烦等情绪，这个时候，冯奶奶就需要进行自我调节，来缓解失能老伴儿带给她的情绪方面的压力。

……他自个儿也气得慌,脾气也大,气儿大了也好吡打(不耐
烦)我……老头子也不容易,唉,他也是气自个儿。老话儿说了,知
冷知热是夫妻,两口子不就是这么着嘛,再者说了,我这么些年伺候
他,哪儿哪儿都习惯了。(样本LYZ03冯奶奶)

(二)子代照顾者与失能父母之间的关系——年龄差异化的影响

对于大多数子代照顾者(包括儿媳、女婿等子代照顾者)来说,在儒家传
统孝道观念的约束下,照顾失能的父母是其有预期的一个事件,但是照顾者长
期照顾失能老人,其与失能老人间的关系会因照顾工作而改变。此外,子代照
顾者在什么时间节点进行照顾,或者说,子代照顾者的年龄,对子代照顾者与
失能父母之间形成何种样态的关系具有重要影响。

1.老年子女照顾者与失能父母之间

对于同样处于老年阶段的子女或接近于老年阶段的子女而言,即对老年
子女照顾高龄失能父母而言,虽然受年龄所限,老年子女照顾者会面临更为严
重的身体方面的压力和负荷,但是老年子女照顾者与高龄失能父母双方之间
的关系总体相对来讲会比较平和,也就是说,老年子女照顾者更能够平心静气
地接受"照顾者"这一角色以及从事该角色所承担的照顾活动。

究其原因,老年子女照顾者在两个层面上能够平衡其心理:一则,同样身
处老年阶段,老年子女照顾者更能够体会到失能父母的需求;二则,老年子女
照顾者没有了其他的社会角色以及家庭角色的负累,无论是工作角色、养家角
色还是照顾角色,都已经完成或接近完成,其更能安心完成照顾高龄父母的
角色。

如样本JSW02(曲阿姨)年近60岁(57岁),她照顾卧床的婆婆过程中,就
能够从一个老年人的视角去解读与婆婆之间的关系,能够比较好地理解婆婆
的生理及心理需求,从而也能更好地平衡自己在照顾过程中的一些压力。

我这不也是老年人了,就更能明白上岁数人的想法。我婆婆有

这样那样的要求的,在别人看来可能觉着不能接受,在我这儿就能理解。(样本 JSW02 曲阿姨)

如样本 LPL02(贾奶奶)自己已经是 74 岁了,却在坚持照顾 98 岁的高龄失能母亲,照顾时间长达 7 年,这是一个典型的"老老照顾"的案例。对贾奶奶而言,其照顾失能的老母亲,既是情感所致,也是因其"没有别的牵挂",虽然和老母亲也有磕磕绊绊,但是能和老母亲每天待在一起,仍然觉得照顾老母亲也是一个和老母亲一起做伴儿的过程。

> 俺娘不认人了,俺妹妹说她成天(每天)就叨叨着俺的名字,俺一听就流泪了,再怎么着,俺也得把俺娘接过来,在俺身边,俺心里也踏实……老伴儿也走了,儿女们也都成家立业了,俺也没啥牵挂了,就这么个老娘,俺们俩凑付着做个伴儿,挺好。(样本 LPL02 贾奶奶)

2. 中年子女照顾者与失能父母之间

对处于中年阶段的子代照顾者而言,与老年子女照顾者不同,他们与失能父母之间的关系则可能会面临较多的障碍和挑战,需要进行较大程度的调整。究其原因,有以下几个方面:其一,在他们这个年龄阶段,他们同时还兼负着多重的社会角色与家庭角色——既要肩负着工作角色,同时还有照顾幼小的父亲/母亲角色,"老人照顾者角色"对他们来说是一个很大的负担和挑战,所以他们也被称为上有老下有小的"三明治式"的一代人;其二,在当前中国家庭结构变迁、生育政策调整以及育儿成本提高的背景下,老年人被期待着能够帮助成年子女组成的核心家庭照顾孩子,①即老年人隔代照料孙子女的现象比较普遍,这是大多数成年子女所期待的"家有一老,如有一宝"的正解,而失能老年父母不但无法完成隔代照料的任务,还需要成年子女的照顾,这也造成中年子女照顾者心理层面的障碍;其三,中年子女照顾者与失能老年父母之间在

---

① 参见马春华等:《中国城市家庭变迁的趋势和最新发现》,《社会学研究》2011 年第 2 期。

生活习惯、观念理念等方面都存在着较大的差异,此外,失能老人因身心障碍也可能在性情脾气等方面都发生改变,这些因素加之因照顾而长期共同居住在一起,都有可能引发子代照顾者与失能老人之间较多的矛盾与冲突。

样本JLY02(孙女士)照顾失能的母亲,因为她身兼工作者、单亲母亲等角色,因此在承担了照顾者角色之后,多重角色的叠加,给她带来了很大的压力,是处于"上有老、下有小"的"三明治一代",其与母亲间的关系也因此有很大的张力。特别是回忆之前母亲还能帮助她带孩子,在很大程度上是其重要的扶持力量;而在母亲失能之后,不但失去了重要的扶持力量,反而却只能什么都依靠她。孙女士需要重新调整与母亲之间的依赖关系。

> 我姑娘小的时候还是我妈跟着带的,那时候我就忙着上班,我妈帮我带孩子,真是让我省了不少心,我都觉得我妈就是我的主心骨。现在就不行了,其实你说我妈年纪吧也不大,谁也没承想怎么就得了脑梗了,我那时候觉着天都要塌了。唉,现在就靠不上我妈了,我姑娘、我妈,就全都靠我了。(样本JLY02孙女士)

样本JSW04(高女士)主动中断事业照顾失能的母亲,尽管此前高女士与母亲的关系一直比较密切,具有良好的情感基础,但是在生活习惯等方面,高女士也表示面对较大的挑战,还需要和母亲进行调整,而且高女士表示,基于母亲的失能状况,主要是高女士需要尽可能地适应母亲的习惯。

> 毕竟我和我妈不是一代人啊,再说我常年在外,很多生活习惯(彼此)都不能适应。你说要是相互适应,那怎么相互适应,我妈现在这个样子(失智),你不能要求她适应我,那主要还是需要我去慢慢适应她的。(样本JSW04高女士)

与上述样本JLY02(孙女士)和样本JSW04(高女士)身为女儿照顾者不同,作为儿媳照顾者,与公公婆婆并没有直接的血缘关系,而是由于间接的姻缘关系而形成的照顾关系。我们可以将照顾者与被照顾者之间的关系分为"预设性维度"与"交往性维度",子女与父母的关系或婆媳关系(翁婿关系)

属于由血缘或姻亲关系定义的预设性维度,属于"应有之情";然而,决定彼此关系品质的,却往往与交往性维度的"真有之情"更相关。① 因此,中年儿媳照顾者在照顾公公或婆婆的过程中,姻亲关系形成的"应有之情"只是尽义务,"真有之情"才形成相互之间的理解体谅信任等情感,从这个层面来说,儿媳与公公婆婆间的关系可能会更为复杂。

如,样本JLQ03(姚女士)在照顾失能婆婆过程中,同样面对着生活习惯方面的冲突。姚女士所阐述的包括饮食习惯、作息习惯等方面的冲突,主要来自彼此习惯的不同或生活条件的不同,即使婆婆没有失能、姚女士没有承担照顾者角色,只要共同居住就有可能发生类似的冲突,但是,因为加上了失能与照顾者的因素,再加上婆媳关系这一因素,这些冲突在姚女士看来显然是更为突出和难以调和的。

> 关键是很多习惯都受不了啊。你就说剩饭剩菜吧,那谁能保证每顿饭都做得正正好好是不是?那剩下点儿饭菜不也正常?那你说那剩饭剩菜还怎么吃?我就倒掉啊,我一直都是这么做的啊。我婆婆就说我,"哎呀你怎么那么糟蹋粮食啊,你们日子好过了你也不能这么糟蹋东西,你这个不能扔,你给我留着,你不吃我吃。"我就偷偷倒掉,她要是看见了,就又絮絮叨叨地得说半天,然后还和我老公叨叨……还有那个你就说夏天开空调吧,她自己不能吹空调,那她的房间里就不开啊,那客厅里总不能不开空调吧,这么热的天。那她也是每次都说,这个太费电了,非得让给关掉……哎呀,这些真是没法,我都不知道怎么过来的。(样本JLQ03姚女士)

相比较而言,作为男性的儿子照顾者(如样本JSE02邢先生、JSW03徐大爷、LYZ02吴先生),则比较少阐述与失能父母之间的关系冲突。这也正印证

---

① "应有之情"并不意味着保障"真有之情",因此在照顾者与被照顾者相处过程中,彼此若缺乏"真有之情",可能会形成较多的负面情绪,缺乏相互性积极情感,此时照顾责任较多成分便只能来自彼此的预设性维度关系中,成为社会对照顾者的义务性要求,照顾者只是在尽义务。

了沃克(Walker)等人的研究,研究指出,在照顾过程中,相较男性照顾者而言,女性照顾者感受到的冲突更为频繁。①

二、照顾者与兄弟姐妹之间的关系

家庭中出现一位失能老年人,将会使原本家庭成员的关系发生改变,有时会因此而产生家庭冲突。如家人们对于老人病情的认知有所差异、主要照顾者觉得其他家庭成员也应有所付出、对于照顾方式或照顾活动的意见不一等,皆可能成为家庭内部产生重大冲突的原因之一。② 有学者指出,在照顾者的负担方面,家庭冲突常常扮演重要的角色。得不到家人的支持以及与家人产生的冲突,会对照顾者产生负面影响。③ 在这个过程中,女性照顾者由于其多重角色的关系,因此更易于感受到家庭关系的紧张,且因其他家人对于女性照顾者本身更可能提供较少的支持,因而女性照顾者更易与其他家人产生冲突。④

此前有学者在研究中提到,生活中"互惠性人情伦理的背反"往往是个体感受苦闷的主要轴向。⑤ 在本研究中,很多照顾者也提到他们的不满或愤怒,其实就来自这种"互惠性伦理的不平衡",例如:我对你好,你却没有感激;或者涉及三方以上的"不公平"——我用心照顾你,但你却对没有照顾你的人更好;或者觉得其他也应分担照顾责任的兄弟姐妹不闻不问,甚至做些让人心寒

---

① Cf.Walker, A. J., Pratt, C. C., Oppy, N. C. " Perceived Reciprocity in Family Caregiving." *Family Relations* 41.1(1992) :82–85.

② Cf.Aneshensel,C.S."Profiles in Caregiving:The Unexpected Career." *Social Justice Research* 7.4(1994) :373–390.

③ Cf.Neufeld, A., Harrison, M.J. "Unfulfilled Expectations and Negative Interactions:Nonsupport in the Relationships of Women Caregivers." *Journal of Advanced Nursing* 41.4(2003) :323–331.

④ Cf.Almberg, Britt, et al. "Differences Between and Within Genders in Caregiving Strain:A Comparison Between Caregivers of Demented and Non-caregivers of Non-demented Elderly People." *Journal of Advanced Nursing* 28.4(2010) :849–858.

⑤ 参见余德慧等:《伦理疗愈作为建构临床心理学本土化的起点》,《本土心理学研究》2004 年第 22 期。

的事情等。这种"伦理的不及处"在照顾过程中的种种表现,就导致了照顾者与兄弟姐妹间关系的紧张或不和谐。

综合本研究的访谈资料分析,照顾者与其他家庭成员的照顾关系,最常见的是与同属于子女辈的兄弟姐妹(含男方与女方)之间的关系。因为照顾责任的分配"不公平"、老年父母对子女照顾者与非照顾者子女的差别对待,以及非照顾者子女对照顾活动或照顾内容的干涉等因素,都会导致照顾者与兄弟姐妹之间形成紧张的关系。

(一)照顾责任的分配不公

照顾者与兄弟姐妹之间如果能就失能父母的照顾责任达成相互认可的一致性的意见,那么兄弟姐妹间的关系会比较融洽和谐,也能够为照顾者带来更多的实质性或情感性的支持。但是,如果照顾者认为,在照顾责任的分配上存在不公平现象,或兄弟姐妹之间对于照顾责任的认定存在异议,就会导致照顾者与兄弟姐妹之间产生嫌隙。

如,样本 JLQ01(杨阿姨)对照顾失能公公婆婆的责任认定就存在异议,虽然最终杨阿姨还是接下了照顾责任,但是她始终认为其小叔子一家在"甩包袱",每个月只支付 800 元的赡养费,与其繁重的照顾责任根本无法匹配。

> 现在公公也得让我们照顾,小叔子那边一个月给 800(元),那点儿钱能顶多少用处?⋯⋯这就明摆着是"甩包袱"呢不是?(样本 JLQ01 杨阿姨)

样本 LPL01(赵阿姨)也因为照顾失能母亲,与几个哥哥之间的关系处于紧张状态。赵阿姨共有 3 个哥哥,1 个姐姐,在母亲因患有多种慢性病、身体老化需要照顾的时候,最初是由大姐照顾,后因大姐年纪也大了,兄弟姐妹间就商议由谁来继续照顾母亲。几个哥哥都因各种原因不愿意照顾母亲,百般推诿中,赵阿姨看不下去,接过照顾母亲的责任,当时商量好三个哥哥每家每个月支付赡养费 800 元,大姐每年支付赡养费 2000 元。但是在其后的过程中,只有大姐和大哥每年兑现了赡养费,二哥、三哥都拒不兑现,这让赵阿姨觉得非常气愤,并因此和哥哥嫂嫂经常起争执。

> 说是我们两口子本来就有退休金,咋还好意思靠老人挣钱? 你说说,这说的是人话吗? 这老娘就不是他俩的老娘? ……把我惹急眼了,我也顾不上那么多,我也跟他们吵吵,上次就和我三哥三嫂大闹了一场。(样本 LPL01 赵阿姨)

(二)老年父母的差别对待

照顾者在照顾失能父母的过程中,投入大量的时间、精力、体力及情感,承担着来自身体、心理及经济等方面的压力,自然是非常渴望也能得到被照顾的失能父母的认可与肯定。但是,如果老年父母对同为子代的照顾者与非照顾者有差别对待,而且是给予非照顾者子女更好的对待,那么就会造成照顾者心理上的不平衡,会令照顾者觉得,做得最多的人,反而会成为被嫌弃最多的人。在这种情况下,照顾者可能对照顾的老年父母和没有分担照顾责任的兄弟姐妹同时产生猜忌、隔阂与矛盾。

样本 JLQ03(姚女士)就因为婆婆对小叔子夫妇更热情而感到生气,同时也猜疑小叔子夫妇动机不纯,"在背后有小动作"。

> 那要是偶尔过来看看、送点东西就算孝顺,那谁不会做啊,那你说像我这样的是不是傻? ……后来一想,我婆婆她有时候也是一阵阵地犯糊涂,保不住也是他俩(指小叔子夫妇)在背后搞什么小动作呢,这些年我就觉着他们没怎么消停,每次来都得弄出点儿事情来。
> (样本 JLQ03 姚女士)

(三)非照顾者对照顾活动的干涉

如果照顾者的兄弟姐妹对于照顾者的照顾活动、照顾方式等方面,予以不恰当的指责或干涉,也会让照顾者产生怨恨的情绪,认为对方不承担照顾责任,却在一边指手画脚、横加干涉。正如有学者指出,照顾者需要家人表达感谢与鼓励以减轻其负担,如果没有提供足够的帮助,甚至经常对照顾者表达不认同,就容易产生冲突,加大照顾者的负担。①

样本JLQ04(李大爷)照顾失能的岳父,岳父岳母对他非常信任,且对他的照顾也非常满意。但是,岳父的大儿子和二儿子虽然不在济南,却每每干涉和质疑李大爷对岳父的照顾活动,这让李大爷感觉到心里很不满意。

> 大哥二哥他们之间吧,可能就觉着我这边是不是照顾不好,每次打电话都像发布命令似的让我们这样那样,二哥有时候还要视频看看给老爷子准备的什么菜什么饭。这要是开玩笑也就罢了。那要是真不放心,就把老爷子接回去不就行了。也犯不着这么费劲吧,有时候吧就感觉被监视一样,这让人心里咋能舒服呢。(样本JLQ04 李大爷)

样本JSW01(何阿姨)对大姐也颇有怨言,认为她不仅不帮忙照顾,不能体谅她的辛苦,还经常对她的照顾方式多加要求与责难。

> 来了就跟我母亲在那儿说,打听我们照顾得好不好什么的,你说你听到了不会生气? 要不就说:哎呀,怎么老是让老的(老人)喝稀饭啊,早晨得喝牛奶啊、老人得补钙啊、得补营养啊……她还能比我知道父母喜欢吃什么吗?(样本JSW01 何阿姨)

三、照顾者与核心家庭成员之间的关系

对照顾者而言,照顾失能老人,除却与被照顾老人、与家庭其他成员间的关系会发生变化,照顾活动也会对其自身所处的核心家庭造成影响,照顾者与核心家庭成员之间的关系也会因之而发生改变,包括导致家人间关系疏离、家人间关系紧张,甚至爆发家庭冲突等。

---

① Cf.Li,Y.,Sprague,D."Study on Home Caregiving for Elder with Alzheimer's and Memory Impairment." *Illness*, *Crisis*, & *Loss* 10.4(2002):318—333.

（一）照顾者与家人关系疏离

繁重的照顾工作压缩了家庭主要照顾者的生活,相对地减少了与其他家人沟通的机会和对家人的关注;特别是照顾者在照顾失能程度比较严重的老人的过程中,往往无法兼顾其他家庭成员的需要,照顾者与配偶、孩子之间的互动减少,从而影响了家人之间的密切关系与家庭气氛,导致照顾者与家人间的关系疏离。

样本 LPL01(赵阿姨)因为要照顾失能的高龄母亲,与丈夫长期分居两地,因为丈夫要去儿子儿媳一家的居住地(聊城)帮助儿子儿媳带孙子。在赵阿姨看来,如果不是她承担着照顾者角色,那么她本应该是和丈夫一起,在儿子身边照看小孙子,正可以含饴弄孙怡然自得。但是,因为要照顾失能母亲,而且母亲年纪大了,也不方便搬到聊城儿子那里,所以,就只能和丈夫、儿子儿媳以及小孙子分开两地。虽然分隔并不是太远,但是仍然让赵阿姨感觉到一家人不能聚在一起的疏离感。

> 顾得了老的,就顾不了小的。我这也真是没办法⋯⋯我们俩这个岁数了,这都好几年了,也是两边儿各顾各的⋯⋯我也不放心,可是不放心也没办法⋯⋯和你叔就是通通电话,听听小孙子的声音,见不着人啊,得赶上我儿子指不定什么时候有时间才能带回来看看,唉。(样本 LPL01 赵阿姨)

（二）照顾者与家人关系紧张

照顾者不但因为照顾失能老人而减少了与家人间的良性互动,而且也可能因为对照顾责任或照顾活动的认识存在差异,或者因为照顾者负面情绪的转嫁,导致照顾者与家人之间的互动关系呈现紧张状态。

样本 JLY02(孙女士)一方面要照顾失能的母亲,另一方面因为已离婚要独自抚养读初中的女儿。孙女士与女儿住在母亲两居室的房子里,只有两个房间,母亲睡一间,女儿睡一间,孙女士睡在客厅。逼仄的空间、失能后行动不便的母亲、不完整的家庭,再加上正处于青春期的女儿,种种因素相叠加,她和女儿都面临着空间和作息时间的改变和调整,导致女儿对家庭状况非常不满意,也不能理解孙女士的种种辛苦与难处。孙女士在照顾过程中承受着很大的压力,有些负面的情绪得不到及时处理,就会转嫁到女儿身上,结果导致孙女士与女儿的关系一直比较紧张。

> ……她不能理解,嫌这嫌那,嫌房间小,嫌她姥姥晚上起夜勤,嫌早上起来卫生间不够用,嫌我不送她去参加学校的游学,唉,就是不懂事,就知道跟我顶着……你就说前天,就跟我姑娘因为她穿一件什么衣服就发火了,自己都不知道是咋回事……(样本 JLY02 孙女士)

(三)照顾者与家人冲突加剧

如果照顾者与家人围绕着照顾老人的问题引发的矛盾增多,且长期得不到很好的解决,矛盾就会形成冲突;冲突加剧,则有可能导致照顾者与家庭成员之间产生裂痕甚至解组。

对于照顾者来说,家庭生活以及夫妻关系的经营也是生活中很重要的部分,但是,照顾者往往因为受到照顾活动的限制,无法兼顾或者忽略了配偶或孩子的需求,家庭矛盾增多,甚至导致照顾者婚姻的解体。

样本 JSE02(邢先生)与妻子婚姻的解体,很大一部分原因是由于受到照顾关系的影响。照料失能父亲这件事,影响到了邢先生与前妻的感情生活和家庭生活,妻子无法与邢先生达成共识和一致性的意见,当邢先生有所意识的时候为时已晚,婚姻也无法挽救了。

> 她(指前妻)就说我没有照顾到我们的小家,当初我把我爸接到济南一起住的时候,她就不太乐意。然后就因为一些老人照顾的事情吧,其实也没大事儿,就是有些小矛盾,她就说我不考虑她,这样的生活影响了她的生活质量,就说都是我的错……唉,我可能也是想得

有点儿简单了。等到我意识到的时候,就已经没办法了,两个人已经没办法沟通,(婚姻)也没办法再维持了。(样本 JSE02 邢先生)

由以上分析可知,失能老人家庭照顾者在照顾过程中,也会和家庭成员之间产生矛盾和纠葛。照顾关系是一个复杂多变且动态发展的关系,与此同时,照顾关系也是镶嵌在照顾者与身边重要他人之间,在照顾责任发生之前就存在的关系里,无法独立于原本的关系脉络而存在。也就是说,家庭中的照顾关系并非开始于照顾这一本身的事件,而是早已存在且持续延展于整个照顾的过程。另外,照顾关系不仅仅包括照顾者与失能老人之间的"照顾—被照顾"的关系,同时还包括照顾者与其兄弟姐妹间、照顾者与其核心家庭成员之间的关系。在面对家中老人失能这一重大事件时,如何对待失能老人、如何分配照顾工作、如何协调家人间的关系,都会影响到照顾者与其家人间的关系。如果在这个过程中,照顾者与家人的关系不能进行很好的协调与良性运行,对于照顾者而言将产生极大的负面影响,对于照顾质量也会产生不利的影响。

第五节　失能老年人家庭照顾者社会参与压力

"照顾"本身是一个长期的连续体和动态过程,也是一个不能被随意切割的过程。[①] 针对失能老人群体的照顾工作,具有琐碎、繁重、耗时、枯燥、技术性低的特点,以及高度的密集性和不确定性,它把照顾者的时间分割得支离破碎、非常片段,使其无法专心或全职从事其他活动和工作,照顾者的个人时间方面受到了很大限制。有学者的研究显示,失能老人照顾者的闲暇活动与社会性活动受到照顾活动的限制和制约。[②] 也就是说,照顾失能老人给照顾者

---

① Cf.Jack, Raymond. "Institutions in Community Care." In R.Jack(ed.), *Residential versus Community Care:The Role Institutions in Welfare Provision* 1998:10-40.London:Macmillan.

② Cf.Dellmann-Jenkins M., Blankemeyer, M., Pinkard, O. "Young Adult Children and Grandchildren in Primary Caregiver Roles to Older Relatives and Their Service Needs." *Family Relations* 49.2 (2000):177-186.

的社会参与带来相当大的冲击与改变,这些冲击和改变对照顾者来说,主要可以分为两大部分——其一,社交参与压力;其二,工作参与压力。

一、社交参与压力

在失能老年人家庭照顾者的社会参与压力中,社交参与困扰与压力比较严重。对于失能老人家庭照顾者来说,照顾不仅是一项劳心劳力的工作,更是一份几乎 24 小时都无法停歇的重任。受到忙碌的照顾工作的牵绊,照顾者大多无力、无心、也没时间参加社交活动,导致照顾者自己的时间,以及与他人的日常交往、休闲活动都受到阻碍,与他人互动率低,"缺乏社交"导致照顾者的社会生活圈变小、人际关系疏离、个性特征转向封闭内向。

(一)没有自己的时间

老人照顾工作的密集性、例行性、即时性、随时性等特点,使得照顾者没有办法规划自己的时间,照顾者的时间都围绕着被照顾者的需求而设定,无法为自己设计出可以归自己来支配和使用的时间,照顾者会感觉到自己被紧紧地拴在被照顾的老人身边。

样本 JSW01(何阿姨)照顾脑萎缩、失智的父亲,因为父亲曾经在她不注意的时候自己跑出去过,虽然后来被找回,但那次之后,何阿姨再不敢大意,几乎是全天候地守在家里不敢出门,根本没有条件来谈如何规划自己的时间。

现在哪还离得了人,一天恨不得 24 小时都得在身边,没有放松的时候,一走开就叫呢,现在虽然有时候脑子糊涂,但我不能走开,一走他(指其父亲)就不乐意。(样本 JSW01 何阿姨)

特别是照顾失智的老年人,照顾者往往比照顾因其他病症而失能的老年人更为耗时耗心,因担忧失能老人随时可能出现的突发状况,照顾者不能抱有侥幸心理,他们甚至觉得生活中没有哪个时间段可以留给自己,因而照顾者几乎没有自己的生活和时间。

一天从早到黑,一会儿工夫都闲不着,俺娘糊涂了吧,谁也不认,就只认俺,俺上个茅子(茅房)都得赶紧的,就怕她见不着俺又慌慌着。(样本LPL02 贾奶奶)

(二)放弃休闲活动

照顾者没有自己的时间,也意味着其原有的休闲娱乐活动都被迫压缩或者被迫放弃。为了应付失能老人的照顾需求,照顾者的时间方面受到限制、空间方面也受到限制。一方面,时间上没有办法满足自身的休闲娱乐需求;另一方面,空间上也被限制在家中,没有办法外出与他人进行休闲娱乐活动。

样本LPL03(马大爷)此前有钓鱼的爱好,但是自从5年前开始照顾偏瘫的老伴儿,这项持续多年的娱乐休闲活动就被彻底放弃了。马大爷表示,原本还想着能在家里看个电视解闷儿,结果也因为老伴儿执意不让看电视,所以就连最基本的休闲也都没有了。

没办法上哪玩儿去,哪有时间去玩儿去,原来我最好钓鱼的,就是出去钓鱼,现在哪有时间出去钓鱼啊?这5年了,都5个年头了,一次都没出去过……她不看那个(电视),她也不让别人看,谁开电视她就骂谁,唉,烦,心烦。(样本LPL03 马大爷)

样本LPL01(赵阿姨)也表示自己的娱乐活动都没有了,即便是出去了,也是心不在焉,还是惦记和担心母亲在家里的情况。

这哪离得了人,也就家里来人了能唠唠嗑,平时出不去。那不上次我儿子说来拉我去城里看看灯,过年呢也是,只能把她(指失能的母亲)搁家里头。唉,走到一半,就担心她一个人在家怕出事,就赶紧折回来了,灯也没看成。(样本LPL01 赵阿姨)

(三)与他人交往减少

因为顾虑着家里的失能老人,照顾者没有自己的时间,也放弃了很多自己的休闲活动,同时也减少了与他人交往的时间与机会。

样本JLY01(王大爷)表示因照顾失能母亲而疏远了与以前老朋友的联系,导致现在心里头"憋得慌",其实是内心对失去朋友的纠结。

> 就是憋得慌,因为么呢,像我这个情况,原先我在厂子里跑外联,外头朋友不少,这不照顾老太太之后就没出去过,和老朋友们也都没啥联系了,也是憋得慌。(样本JLY01 王大爷)

样本JLQ03(姚女士)在照顾婆婆之前,会定期去健身俱乐部,一方面为了健身,一方面也结识了一些好友,能够定期小聚。但是自从照顾婆婆开始,因为没有时间可以自由支配,她就中断了健身的活动,最初偶尔去和朋友们聚一下,也是因为时间受限,自己也觉得玩得不尽兴,久了朋友们也不来往了。

> 我在银座办的健身卡都还没用完,现在哪里还有时间去健身……以前都有很多的朋友,开始的时候人家还来约一下,但是我总是要看时间,要是晚上玩得太晚了或者还要去吃夜宵啊或去干嘛啊,那我就不能去。时间久了,人家就不太来找我了。(样本JLQ03 姚女士)

二、工作参与压力

照顾者受照顾活动的影响,不仅社交活动的参与受限,照顾者的工作及劳动参与也受到限制,对个人、家庭和经济发展都造成了重要影响,这也是一个比较普遍的现象。[1] 一方面,繁重的照顾活动会影响到照顾者正常的工作机会;[2]

---

① Cf.Nomaguchi, K.M. "Change in Work Family Conflict among Employed Parents between 1977 and 1997." *Journal of Marriage and Family* 71.1(2009):15-32.

② Cf.Ory, M. G., Hoffman, R. R., Yee, J. L., et al. "Prevalence and Impact of Caregiving: A Detailed Comparison Between Dementia and No Dementia Caregivers." *The Gerontologist* 39.2(1999): 177-186.

另一方面,上班族也会因照顾工作而导致职业上的负荷,①即便是有工作的照顾者,也有半数人必须调整、改变工作时间,以便能够承担照顾的重任。② 有学者特别针对女性照顾者的照料活动对其劳动参与状况的影响进行了研究。相当一部分学者指出,女性的劳作模式从过去单一的"家庭劳动"转变为"家庭劳动"和"社会劳动"都需兼顾的模式;③与此同时,家庭照料负担日益沉重,导致女性在家庭照料和劳动参与方面的矛盾凸显;④高强度照料会使女性难以兼顾照料和工作,产生"门槛效应",劳动参与率呈显著下降。⑤

　　本研究发现,20 位失能老人家庭照顾者中,有 5 位处于退休状态,全职照顾失能老人;有 4 位是家庭主妇,一直未参与正式的有酬工作;其余 11 位家庭照顾者都曾经或正在兼顾着照顾者角色与工作者角色,面临着家庭领域内照顾角色与公共领域内工作角色相叠加的挑战。通过访谈资料可获知,这些兼顾照顾者与工作者的照顾者,比较深刻地感受到工作参与的压力,主要体现在以下四个方面:其一,退出或暂离工作岗位;其二,被迫调整工作岗位或形态;其三,被迫放弃工作晋升机会;其四,重新投入劳动力市场难度增加。

(一)退出或暂离工作岗位

　　如果失能老人的失能程度比较严重,需要提供的照顾工作具有长期性、密集性、即时性与不确定性等特点,照顾者将难以同时兼顾照顾责任与有酬工

---

① Cf.Krach,B.P.,& Brooks,J,A. "Identifying the Responsibilities & Needs of Working Adults Who are Primary Caregivers." *Journal of Gerontological Nuring* 21.10(1995):41-50.

② Cf.Hooyman,N.R. and Kiyak, H,A. *Social Gerontology:A Multidisciplinary Perspective*(6th ed.).US:Allyn and Bacon.2002.

③ Cf.Fahlén,S. "Equality at Home-A Question of Career? Housework,Norms,and Policies in a European Comparative Perspective." *Demographic Research* 35(2016):1411-1439.

④ 参见吕利丹:《新世纪以来家庭照料对女性劳动参与影响的研究综述》,《妇女研究论丛》2016 年第 6 期。

⑤ 参见陈璐、范红丽:《家庭老年照料对女性照料者健康的影响研究》,《人口学刊》2016 年第 4 期。

作。在这种情况下,照顾者将不得不在"照顾"与"工作"之间作出抉择,一些照顾者会选择退出或暂离工作岗位,以应对失能老人的照顾需求。基于不同的家庭背景和照顾关系,这种"退出或暂离"有可能是出于照顾者的主动选择,也有可能是出于照顾者的被动选择。

样本 JSW04(高女士)在母亲失能,特别是出现失智状况之后,主动暂停了其经营的美容院,专职照顾失能母亲。高女士与母亲关系非常亲密,一直觉得做子女的应该回报母亲早年的付出。她对母亲的这种情感,也是促使她能下定决心暂停事业、专心照顾母亲的重要原因。虽然高女士是主动选择暂停事业照顾母亲的,但这并不意味着她没有感受到冲击和压力。一方面,在她选择暂停事业时,正是她事业发展的上升期,她因此承受了较大的经济损失;另一方面,她并不确定什么时候能够重新开始经营,这种不确定性对她未来事业的发展也是不利的;第三,她的选择并不为大多数人所理解,内心是孤独、孤立的。

> 我那个时候正在筹备开第二个店,店址都选好了,在和谐(广场)那边,位置选了很长时间,是一个黄金地段。后来没办法,就转给别人了……这个真是不知道(指恢复事业),因为不确定我妈的情况会怎样,当然也是有点担心的,但是现在这种情况,还是先顾着我妈吧……其实很多人不能理解我的做法,觉得我太傻了,干嘛作出这么大的牺牲,又不是非我不可?你看,你怎么去交流?(样本 JSW04 高女士)

与高女士暂停事业照顾失能母亲有所不同,样本 JLQ03(姚女士)是离开工作岗位照顾失能的婆婆。如果说高女士因其是未婚状态,其作出的决策较少受到来自家庭成员的影响;那么姚女士的抉择则更多是经过了与其丈夫的分工讨论。正如有学者所言,夫妻双方在"提供照料服务"和"提供家庭收入"方面往往会采取分工策略,夫妻双方的劳动供给会因老年照料而呈现出不同方向的变化,具体是丈夫还是妻子增加(减少)劳动供给是不确定的,要视其具体分工而定。① 姚女士从原来工作的保险公司辞职,专职照顾失能的婆婆,但是姚女士的辞职,并非完全出于自愿,更多是在丈夫的要求下进行的一种被迫性的选择。这种选择对于姚女士来说,后续的很多负面感受和压力凸显。一方面,成为专职照顾者使她觉得自己的人生没有了意义,每日重复性的照顾活动带给她生命的茫然、停顿与失望;另一方面,照顾过程中承受的压力和得不到及时的支持,也让她对当初的决定感到后悔。

> 我老公也说让我别出去干了。说我挣的那点钱也不是多了不起……我觉着也对,如果总得有一个人放弃工作的话,那就得是我呗……就我老公那个性格,就非得这样,那就得我替他尽孝吧……你说我辞了工作,对吧,现在就整天憋在家里头,整天就我和婆婆两个人,连个说话的人都没有……我当时要是坚持一下,就没有后面这些事儿了不是? 有时候我就自己骂自己:你这辈子就这么完了,你自己给玩完了!(样本 JLQ03 姚女士)

还有一些照顾者因为要照顾家中失能老人,无法继续在工作岗位坚守,不得不选择办理提前退休或内退,提前退出劳动力市场。如样本 JLY01(王大爷)、JLQ02(林阿姨)等。

(二)被迫调整工作岗位或形态

很多照顾者因为生活所需,不得不继续参加有酬工作获得经济收入,为了兼顾照顾责任与经济需要,照顾者也可能被迫调整工作岗位或工作形态。工作既不能放弃,照顾责任又无法推脱,在这种情况下,照顾者可能会采取更换工作、调整工作岗位以及变换工作形态等方式,力争以更灵活便利的方式兼顾工作与照顾责任。

样本 JLY02(孙女士)因为照顾行动不便的母亲,最初把在超市做会计的

---

① 参见熊江尧、张安全、杨继瑞:《老年照料对已婚子女劳动供给的影响:基于 CFPS 的经验证据》,《财经科学》2020 年第 4 期。

工作辞了,因为超市的工作强度比较大,而且时间卡得太紧,曾经因为经常请假而被领导批评,感觉到无法兼顾母亲;但是因为离异,孙女士还需要抚养女儿,受生活压力所迫,她还是不得不又继续找了一个时间相对灵活的工作。

> 总是请假,领导后来就有意见,开会的时候也说、私下里也说……必须得工作啊。把原来的那个辞了,然后又托朋友找了一个,在朋友的小公司,对,还是做会计,时间没那么死……你说要是不工作哪里来的钱啊,总不能一家老小喝西北风啊。(样本 JLY02 孙女士)

样本 JSE02(邢先生)在医药公司上班,原本是做医药代理,经济获益颇丰,但是这个岗位需要经常出差,这种情况下就无法兼顾照顾失能的父亲。衡量再三,邢先生向公司提交申请,更换了公司的内勤岗,不用经常出差,但是收入也减少了很多。

> 比之前那是比不了了,光是出差补助这一块,就差好多。这个也没办法,不这样那我根本就顾不上我爸。(样本 JSE02 邢先生)

(三)被迫放弃工作晋升机会

有的照顾者原本在工作中有很突出的表现,可以有机会得到职位上的晋升或升迁,但是因为考虑到照顾老人的时间精力的投入,照顾者不得不放弃这些机会。

样本 JSE01(齐女士)在一所重点中学任教,业务能力和工作能力非常突出,原本担任教研室的副主任,深受师生、领导信任和赏识,学校领导有意培养其接替教研室主任工作。但是齐女士考虑到照顾婆婆的压力,时间精力等方面都没办法满足教研室主任的岗位,为了不影响学校的工作安排,齐女士索性也直接辞掉了教研室副主任的职务,这也意味着齐女士直接放弃了接下来获得更高工作职位的可能性。

> ……(学校的工作)熬夜做,头发掉得厉害,一抓一大把……实

在是没办法兼顾这么多,这样的话,也不要影响学校的工作,所以干脆就把副主任也辞掉吧……领导是找我做了工作的,愿意给我保留职位,说是等我忙过这段时间继续再承担教研室的工作……其实我也很感激(领导)给我的肯定,但是一个人的精力总归是有限的,也不好意思这样拖着,而且很有可能两边儿都顾不上,反而更糟糕,也只能放弃。(样本 JSE01 齐女士)

(四)重新投入劳动力市场难度增加

照顾者因照顾失能老人中止或暂时退出参与劳动力市场,当其照顾任务没有那么繁重,或者是客观条件许可,照顾者试图重新返回劳动力市场或工作岗位时,却受到多种因素的掣肘。要么是家庭照顾关系的牵绊,要么是因为离开职场太久,要么是因为年龄太大等,使得照顾者重新投入劳动力市场的难度加大。

样本 LPL03(马大爷)在老伴儿失能前,在村里做着翻新轴承的小生意,因为老伴突发脑溢血,马大爷中止了生意开始照顾老伴儿。在照顾过程中,马大爷曾经试图通过更换照顾者——由儿媳代为照顾,他想要重新恢复翻新轴承的生意,但是遭到了老伴儿的反对,而不能如愿。

> 后来商量着要不就让儿媳妇伺候,我还想着把生意再捡起来……她那会儿说话还不利索,一说让儿媳妇伺候,就"啊啊啊"的,不乐意,再多说几句,她就掉泪。后来就说我来伺候,她才不抹泪了。你说你有啥法。(样本 LPL03 马大爷)

样本 JLQ02(林阿姨)照顾失能的老伴长达 9 年的时间,她原本是食品厂的质检员,当年也是因为老伴儿身体不好,办理了内退。因为她的业务能力强,中间曾有一段时间企业有意想把她返聘回去,林阿姨虽然动了心思,但考虑再三,觉得年龄大了,没办法再重返企业了。

> 那个时候也有点儿动心,也想回去试试,再说人家找到咱,也是

人家看得起咱。唉,后来还是没去,就是觉着年龄大了,那时候身体也开始不太行了。(样本 JLQ02 林阿姨)

由以上分析可以看出,失能老人的照顾工作,给照顾者的社会参与带来相当大的冲击与改变,总体表现为社交参与和工作参与两个方面。在社交参与方面,照顾者必须调整或牺牲自己的社交生活安排来应对失能老人的依赖和需求,这就使得照顾者面临着无法自由支配自己的时间、放弃休闲娱乐活动、与他人的社会交往减少等压力;在工作参与方面,面对照顾与工作的双重压力,照顾者往往需要在两者中作出选择,或必须以工作的调整和妥协来满足照顾的需求,照顾者会面临着退出/暂停工作岗位、被迫调整工作岗位或形态、被迫放弃工作晋升机会、重返劳动力市场难度加大等压力。

本章通过对失能老人家庭照顾者的访谈资料进行梳理和分析,重点探讨失能老人家庭照顾者在照顾过程中的压力和负担,主要从 5 个方面详细分析了失能老人照顾者的压力——身体层面、心理层面、经济层面、家庭关系层面、社会参与层面。其中,身体层面的压力表现为体力难以支撑、睡眠难以保证、自身病痛加重;心理层面的压力表现为负面情绪累积、负面情绪受压抑以及负面情绪失控;经济层面的压力表现为失能老人照护所需费用高、失能老人经济收入低、照顾者家庭经济条件差、照顾者家庭经济负担重;家庭关系层面的压力表现为与被照顾者的关系、与兄弟姐妹间的关系、与核心家庭成员间关系遇到挑战与压力;社会参与层面的压力表现为社会交往压力与工作参与压力两方面。

失能老人家庭照顾者群体被称为"无声的照顾者""隐藏的照顾者",因为照顾者长期承担超负荷的压力,身心俱疲却不受关注,他们成为社会中的"隐藏性病人"(hidden patient)。[1] 也有学者认为,家庭照顾者照顾失能老人的过

---

① Cf. Medalie, J. H. " The Caregiver as the Hidden Patient." *Family Caregiving Across the Lifespan.* Eds Eva Kahana, David E. Biegel and May L. Wykle, . CA: Sage. 1994.

程,是一个"自我被角色吃掉"的过程。① 如何理解这种隐藏性、潜藏性? 如何将覆盖于照顾者群体的隐藏性、潜藏性剥离开,如何使这个承担着重要照顾任务、为家庭、社会以及国家作出重要贡献的照顾者群体为民众、社会、国家所了解和重视? ——了解他们的照顾过程、倾听他们的照顾经验、分析他们的照顾困境,这是剥离其"隐藏性""潜藏性"的关键环节。

在我们倾听照顾者的经验以及分析照顾者压力的过程中,我们看到的不只是照顾的活动、照顾的内容,更多的是为了了解照顾者在照顾过程中如何与他人互动、如何与自己相处,了解到照顾者在各自照顾处境中的细节与脉络。在这个过程中,照顾者作为人的主体性经验被揭示出来,通过不断的对话与挖掘,照顾者的样貌更为清晰,照顾者每天所真实面对的生活经验(lived experience)被呈现出来。照顾者所述说的那些日常琐事,显示出生活中照顾者与自己、与他人、与环境进行的细碎的互动,这些互动不仅是琐碎的,而且往往被认为是微不足道的,被隐匿在日常生活的光影中不为人所见、不为人所知。

在访谈过程中,有些照顾者一开始并不愿意述及日常生活中的这些细碎的互动,他们比较谨慎地处理"家庭照顾"这一场域中的疏离、不满与冲突。诉说往往是需要情境的,情绪的触动可能就在于某个瞬间提到了某个节点——时间的,人物的或者事件的,深刻的体验才会被宣泄出来。笔者在访谈过程中,以及在梳理资料过程中,总觉得对于照顾者的经验与情绪很难通过几个层面或者某个框架进行完整的总结与归纳,尚有许多照顾者细微的情感和体验,在本章的内容体系中无法完整地体现。但是,为了将照顾者的压力与负荷更直观地加以呈现,在此还是需要进行一个体系化的架构,通过图6-1,我们可以从整体上来了解照顾者在照顾过程中的压力,也可以大体勾勒出隐匿在每日细碎光景中的照顾者的照顾脉络。

---

① 参见王增勇:《家庭照顾者作为一种改革长期照顾的社会运动》,《台湾社会研究》2011年第85期。

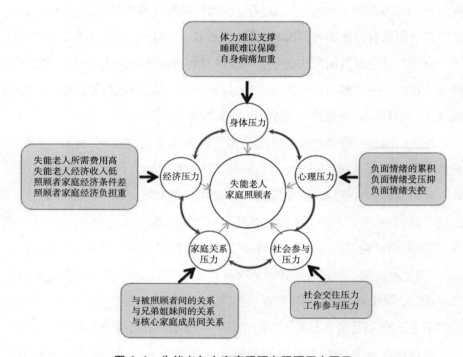

图 6-1　失能老年人家庭照顾者照顾压力图示

第七章 失能老年人家庭照顾者
需求—满足现状

上一章笔者重点揭示和分析了失能老人家庭照顾者在照顾过程中承担的压力和负担现状,"一人失能,全家失衡",照顾者面临着来自身体、心理、经济、家庭关系以及社会参与等方面的多重压力,"有说不尽的苦"①。有学者的研究也指出,在失能老人所患各种慢性疾病的过程中,家庭照顾者会比失能老人遭遇到更多的困难。②

事实上,在对照顾者的压力现状进行分析和呈现的过程,也是在对照顾者的需求进行呈现的过程。照顾者在哪些层面感受到压力和负担,照顾者也就在哪些层面产生有需求,并盼望这些需求能够得到满足。以往,我们往往仅仅关注或者更为关注"被照顾者"的需求,对于隐藏在"被照顾者"身后的"照顾者群体"的需求,无论是家庭、社会抑或是国家都没有给予应有的重视。那么,失能老人家庭照顾者的需求具有哪些特点? 这些需求分为哪些类别和内容? 这些需求是否得到了满足以及满足的状况如何? 这些需求又是通过哪些

---

① 党俊武:《长期照护服务体系是应对未来失能老年人危机的根本出路》,《人口与发展》2009 年第 4 期。

② Cf.Benner,P.,Wrubel,J.*The Primacy of Caring:Stress and Coping in Health and Illness.*Menlo Park:Addision-Wesley.1989.

方式或途径得到满足？以上这些问题即是本章所要着力探讨和分析的主要内容。

第一节　失能老年人家庭照顾者
需求特点分析

"需求"的产生基于个体在生理、心理或是环境适应方面产生了问题或困扰,为回应这些问题/困扰所引发的一种状态,这种状态往往充斥着紧张、不足与匮乏。对于失能老人家庭照顾者而言,其在照顾过程中产生的需求与其感受到的压力密切相连,如前章所述,照顾者因照顾活动会经历身体、心理、经济、家庭关系以及社会参与等多层面的困扰与压力,从而使其产生了解决这些困扰与压力的需求。对照顾者的"需求"不可忽视,只有当照顾者能够获得相关资源和支持,使得其需求能够得到一定程度的满足时,才能使照顾者有更多的能量与空间去继续承担沉重的照顾工作。[1] 否则,一方面,可能会导致照顾者不堪沉重压力而身体健康持续恶化;另一方面,可能还会引发照顾者的家庭危机,降低照顾品质;第三,可能会中止照顾活动,使得失能老人无法继续得到家庭的照顾。

但是,失能老人家庭照顾者的需求并非是同质性的、千篇一律的,往往因为照顾背景的差异、照顾关系的差异、照顾时段的差异、照顾强度的差异以及照顾者个体的差异而呈现出千差万别的样态,亦凸显出照顾者需求的复杂性。根据本研究中 20 位失能老人家庭照顾者的照顾经验,笔者认为,照顾者的需求除了具有一般性需求的特点之外,还具有如下特点:照顾者需求的多样性,照顾者需求的层次性,照顾者需求的个别性,照顾者需求的动态性,照顾者需求的隐蔽性,以及照顾者需求满足间的互促性。

---

① 　参见杨嘉玲、孙慧玲:《"照顾者负荷"概念分析》,《马偕学报》2003 年第 3 期。

一、照顾者需求的多样性

对于失能老人家庭照顾者来说,其需求并不是单一性的,而是具有多样性的特点。照顾者在照顾过程中经验到的照顾压力与负荷有多少,相应的其产生的需求就会有多少。

从前一章中分析的结果来看,照顾者在照顾家中失能老人的过程中,经历到的照顾压力包括身体压力、心理压力、经济压力、家庭关系压力以及社会参与压力,这些压力和负担来源多样,既有来自照顾者个体身心层面的感受,也有来自照顾者与家人互动过程中的困扰,还有来自照顾者与环境互动过程中受到的阻滞。每一类型的压力都对应着照顾者相应的需求,压力的多样性,意味着照顾者需求的多样性。

具体分析照顾者多样性的需求,从满足照顾者缓解上述压力的需求内容来看,照顾者只有在获得了外界丰富资源与支持的条件下,才有可能满足上述需求,缓解照顾过程中来自各个层面的压力。而这些外界的资源与支持包括人力、物力、财力、情感、时间、信息、机会等,这些也正是照顾者需求多样性的体现(如图7-1所示)。

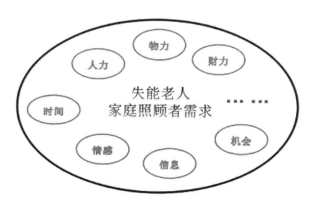

图7-1　失能老年人家庭照顾者需求的多样性图示

二、照顾者需求的层次性

失能老人家庭照顾者的需求具有多样性,但是这些多样性的需求并不是在一个平面上的,也就是说,照顾者的需求是具有层次性的。

根据马斯洛需求层次理论,我们知道,马斯洛将人的需求分为生理需求、安全需求、爱和归属感、尊重、自我实现的需求共五类,这些需求是有层次的,依次由较低层次到较高层次排列。照顾者的需求也是分层次的。其一,最初层次的需求包括缓解身体压力,希望能够得到足够的休息、睡眠以及自身病痛的减轻,以保持身体层面的需求,这也可以视其为最基础的"生理需求"。其二,照顾者的经济压力是照顾者直接感受到的客观压力,对应着照顾者的"安全需求",经济方面的保障能够为照顾者及其家庭提供安全感。其三,照顾者所经历的心理压力以及家庭关系压力,对应着照顾者渴望能够缓解其负面情绪,希望其照顾角色及照顾活动能够得到被照顾者及家人的认可、理解和支持,这是照顾者的"爱和归属感"及"尊重"层面的需求。其四,照顾者社会参与方面的压力,包括社交活动与工作参与方面的压力,体现了照顾者希望能够继续实践社会角色的要求,这是照顾者"自我实现"的需求,也是最高层次的需求。

由以上分析可知,照顾者的需求具有层次性,由低到高的需求,分别也对应着照顾者的压力/负荷内容,如图7-2所示。

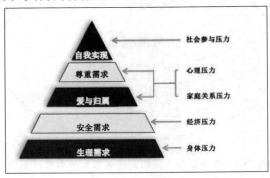

图7-2　失能老年人家庭照顾者需求的层次性图示

三、照顾者需求的个别性

失能老人家庭照顾者的需求具有个别性特征,也就是说,照顾者所处的照顾环境的差别、照顾内容的差别、照顾强度的差别以及照顾者个体之间的差别,导致不同的照顾者其所产生的需求是有差异性的。

照顾者需求的个别性特点表现为,不同照顾者所面临需求的种类、数量、程度、层次等都因人而异、因时而异、因环境而异。同样是照顾失能老人,由于照顾者家庭经济条件不同,照顾者对于经济方面的需求就可能大为不同。如同前文中所述,对于经济方面的压力,有些照顾者及其家庭感受到有很大压力,而有些照顾者则没有感觉到有什么压力(如样本 JLQ04 李大爷、样本 JLQ03 姚女士、样本 JSW04 高女士等)。再如,对于心理层面的压力也是如此,虽然大部分照顾者在照顾过程中都会觉得有各种负面情绪的压力,但是由于照顾者与失能老人情感基础的影响,不同照顾者体验到心理压力的程度也是不同的(如样本 JSW04 高女士在述及心理压力时,因其与母亲间深厚情感的影响,以及对照顾角色照顾过程的高度认同,高女士明显没有过多的负面情绪压力)。

因此,我们在分析照顾者的需求时,既要看到照顾者普遍性、一般性的需求,同时也要了解照顾者个别性的需求。在为照顾者提供相应的支持时,既要提供普遍性、一般性的支持,同时也要注意提供个别化的支持,这样才会实现真正有针对性的支持,同时也可以避免资源的重复与浪费。

四、照顾者需求的动态性

失能老人家庭照顾者需求的动态性特点,是指在照顾过程的不同阶段,或者在照顾过程的不同节点上,照顾者的需求并不是常居不变的。照顾的过程是一个动态的过程,在这个动态的过程中,照顾者的有些需求可能是持续性的,贯穿整个照顾过程的始终;而有些需求则是动态性调整的。如果将照顾过程分为不同的阶段,那么,在不同的照顾时期或照顾阶段,照顾者需求的内容和程度是有差别的。这一方面固然是因人而异,同时也是因为失能老人在不同的阶段其病情身体的状态有所不同,照顾者在不同阶段面对的压力也有所不同。

我们可以将照顾失能老人的过程分为初期阶段、中期阶段、末期阶段。[①]在不同的阶段中,照顾者所遭遇到的问题及感受到的压力会有不同,也意味着照顾者在不同照顾阶段,其需求的内容、程度、类型等方面都会发生动态变化。

在失能老人照顾的初期阶段,照顾者面临的照顾环境是陌生的,对于时间与空间的束缚还不能适应,面对的照顾对象既熟悉又陌生,面对复杂的照顾任务也会有一筹莫展之感,等等,这些境况也意味着照顾者在这个阶段压力最大、需求最多且最为迫切,正如帕特森(Patterson)的研究表明,在照料状态的转换过程中,照顾者这一新角色可能会造成其自身健康的亏损[②];在失能老人照顾的中期阶段,各项照顾工作逐渐步入正轨,照顾者逐渐适应了照顾环境,与失能老人及其他家人也形成了较为固定的互动模式,已习惯于目前稳定的照顾模式与角色定位等,这个阶段相对来讲是较为平稳的过程,照顾者会逐渐适应照顾工作所带来的负面影响,其照顾压力可能会有所缓解,其需求也会进行调整;在照顾过程的末期或后期阶段,照顾环境又会发生变化,照顾对象、照顾任务也可能发生新的变化,照顾者会产生新的压力和负荷。而且,随着照顾时间的不断推移,长时间单方面且无微不至的关怀照护对照顾者来说又会加

---

① 也有学者将照顾过程分为四个阶段:第一阶段,照顾者对照顾情境的界定阶段;第二阶段,照顾的认知过程;第三阶段,照顾表达的过程;第四阶段,照顾的评价阶段。参见王丽雪等:《照顾者社会支持、照顾评价和失能老人家庭照顾者品质的相关性探讨》,《实证护理》2007 年第 3 期。

② Cf.Patterson J. M. "Families Experiencing Stress:Ⅰ.The Family Adjustment and Adaptation Response Model,Ⅱ.Applying the FAAR Model to Health-related Issues for Intervention and Research." *Family Systems Medicine* 6(1988):202-237.

重负担,①相应的照顾者的需求也会随之再次进行调整(如图7-3所示)。

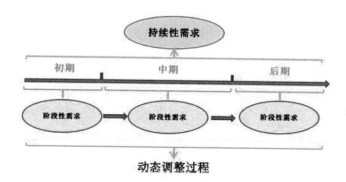

图7-3 失能老年人家庭照顾者需求的动态性图示

如样本JSW03(徐大爷)曾述及其在照顾初期阶段的和现阶段(中期阶段)的不同压力感受及需求,由最初的"手忙脚乱""人仰马翻"到现如今的"按部就班",反映了不同阶段中徐大爷作为照顾者的压力和需求的差异性。

> 都没想到我父亲走得那么突然……父亲去世之后,老太太的身体更差了,(照顾母亲)那就得落到咱们身上了……开始那会儿,那真是手忙脚乱,医院、家里紧忙乎,搞得也是人仰马翻的,那会儿啥都不知道啊,还紧张,就怕弄错了,买个药都得专门拿本子记着……现在就好多了,老太太的病咱也知道了,照顾起来就没那么乱腾了,就是你知道啥时候该干啥了,心里头不慌了。(样本JSW03 徐大爷)

从徐大爷的叙述中可以获悉,在照顾失能母亲的初期阶段,徐大爷急需的是关于母亲病情的信息以及具体的照顾经验;现阶段随着照顾熟练度的增强,这些信息的需求已经不是最主要的需求,可能转而是其他诸如人力的、情感的需求等。

由此可知,在照顾过程的不同阶段,照顾者的需求会根据阶段性特征进行

---

① 参见熊鹰:《中国居家失能老人的照护需求及其生活满意度——基于2014年CLHLS截面数据》,《湖北经济学院学报》2020年第2期。

相应的动态调整。因此,在为照顾者提供相应的支持时,也要参考照顾者所处的照顾阶段,考虑照顾者在不同阶段的需求特点,针对照顾者的需求提供更为精准的支持。

五、照顾者需求的隐蔽性

根据洪尼格和汉密尔顿对于压力的界定,①我们可以将照顾者的压力分为"主观压力"与"客观压力",主观压力主要指照顾者对于照顾工作的主观情绪反应,客观压力主要指可被局外人观察得到的反应或动作。也就是说,照顾者的压力有的是可见的、有形的,有的是不可见的、无形的。那么,照顾者的需求同样也可分为有形的需求与无形的需求,即"显性需求"与"隐性需求"。有形的需求更容易被呈现、被发现、被满足;而无形的需求却往往隐匿在照顾者的内心深处,不容易被呈现,也不容易获得满足,但无形的需求并不等于不重要或者是照顾者不需要,隐性需求长期不能获得满足,可能对照顾者而言会产生更为严重的负累。

照顾者身体健康层面的需求、经济方面的需求以及社会交往方面的需求,这些需求从某种程度上来说,都是容易被呈现的,通过给予其人力的、物力的、财力的以及时间的、机会的等方面的资源或支持,这些需求也是能够得到满足的;但是,我们还需要关注的是照顾者的隐性需求,关注那些隐藏在照顾者内心深处的需求,如照顾者的情感需求。如前文所述,照顾者心理层面或者说情绪层面的压力,更为隐秘不外显,也不易为他人感知,这些压力具有的隐蔽性也决定了在这方面需求的隐蔽性。

如在前文中,在阐述负面情绪及心理压力过程中,有些照顾者是比较隐晦地表达,而有些照顾者则是在有意地回避这个问题。如,样本 JSE01(齐女士)显得比较谨慎,有避而不谈的倾向:"我呢心大,一般没什么问题,心理压力没

---

① Cf. Hoenig J, Hamilton, MW. "The Schizophrenic Patient in the Community and His Effect on the Household." *International Journal of Social Psychiatry* 12.3(1996):165–176.

什么。"仅仅是在不经意间流露出的不满情绪,在进行回答"负面情绪"的时候,则选择理性地回避。那么,齐女士在这方面的心理需求就也如此这般地被隐藏起来,成为隐蔽性需求。

特别是在家庭照顾这个场域中,涉及照顾者与家人间关系的密切性与复杂性,有些照顾者不太能够坦然正视这个场域中也存在着疏离、不满与冲突,受到传统儒家思想"家文化"与"孝文化"规范的约束,照顾者会掩饰内心的需求。如果我们将照顾者的完整性需求视为一个圆形,那么我们可见的这个圆形往往是有缺失的,可见的那部分是照顾者的显性需求,而残缺的那部分则是照顾者的隐性需求(如图7-4所示)。

鉴于此,我们在设计失能老人家庭照顾者支持体系的过程中,不仅要满足照顾者的显性需求,同时也要考虑到照顾者需求的隐蔽性特点,要兼顾照顾者的隐性需求,只有这样,对照顾者的支持才是一个闭合性、完整性的支持体系。

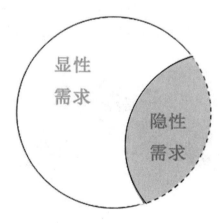

图7-4　失能老年人家庭照顾者需求的隐蔽性图示

六、照顾者需求满足的互促性

如前所述,失能老人家庭照顾者的需求具有多样性特点,这些多样性的需求并不是各自孤立的,而是相互之间具有千丝万缕的联系。与此同时,照顾者的多样性需求要获得满足,需求满足之间也不是互斥性的关系,而是呈现出一种互促性的关系特点。

无论是从照顾者需求的多样性特点出发,还是从照顾者需求的层次性特点出发,抑或从照顾者需求的"显性—隐性"特点出发,都不应将这些需求视为竞争性的需求关系,需求的满足应该是一种相互促进的关系。即某种需求的满足,不应成为另一需求满足的掣肘或阻碍,而应该是能够促进另一种需求的满足。这也是照顾者需求所具有的比较独特的特点,需求满足间的互促性,最终能够支持照顾者实现多样性、多层次以及兼顾"显性—隐性"需求的完整性满足。

如照顾者身体健康层面需求的满足,能够对其心理需求或情感需求的满足有所助益,同时也有可能促进其参与就业的机会与可能性,进而提升其经济需要的满足;而心理性需求的满足,将会促进其与家庭成员间关系和谐的需求,也会帮助其实现社会交往需求的实现。如图 7-5 所示,失能老人家庭照顾者在照顾过程中产生的各项需求满足之间是相互胶着且相互促进的。

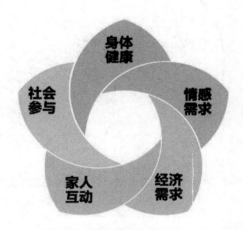

图 7-5 失能老年人家庭照顾者需求满足的互促性图示

由上述分析可知,失能老人家庭照顾者的需求具有多样性、层次性、个体性、动态性、隐蔽性以及需求满足间的互促性等特点。了解失能老人家庭照顾者需求的特点,能够有助于我们构建失能老人家庭照顾者的社会支持体系。

第二节 失能老年人家庭照顾者需求及满足状况

人类的需求是一种价值判断,人们总期待所发生的问题能够得到解决。[①]上一节我们讨论的是有关失能老人家庭照顾者"需求"的特点,这对于我们了解照顾者需求的内涵当然是重要的方面。但是,照顾者的需求满足状况如何?如何满足"需求"?满足"需求"的资源和支持由谁来提供?"家庭—社会—国家"在其中各自承担哪些责任?社会批判理论家南希·弗雷泽(Nancy Fraser)指出,对"需求"的争论,尤其是对健康和社会福利需求的争论,已成为现代国家特别是现代福利国家政治话语中日益重要的一部分。[②]

根据前文所述失能老人家庭照顾者在照顾过程中感受到的照顾压力及负荷,结合家庭照顾者需求的特点,以及需求满足的来源,笔者将失能老人家庭照顾者的需求分为两类,即"私人化需求"与"制度化需求"。"私人化需求"主要指以照顾者自身及其初级关系为主要途径能够满足的需求,包括身体适度休息的需求、健康维护的需求、情感支持的需求、经济支持的需求以及喘息时间的需求等。"制度化需求"主要指照顾者期待以公共部门或正式团体为主要途径来满足的需求,包含国家政策支持的需求、社区居家服务支持的需求、工作单位支持的需求、医护体系支持的需求、社会组织支持的需求。

对于失能老人家庭照顾者来说,在照顾过程中因感受到压力负荷进而产生的需求,照顾者会根据自身及其家庭以及照顾处境的情况,寻求相应的支

---

① Cf.Mckillip,J."Need Analysis:Tools for Human Services and Education."Beverly Hills,Calif:Sage.1987.

② Cf.Fraser,N. *Unruly Practices:Power,Discourse And Gender In Contemporary Social Theory.* Cambridge Polity Press,1989.

持,并发展出自己的应对策略,以减轻照顾压力,满足其主观性或客观性的需求,以支撑照顾过程的持续性。

一、失能老年人家庭照顾者的私人化需求及满足状况

失能老人家庭照顾者的私人化需求可以概括为以下几方面内容:身体方面的休息;健康方面的维护;情感方面的支持;财务方面的支持;家人间的良性互动等。

(一)身体休息的需求

在分析失能老人家庭照顾者压力内容时,首先分析的就是照顾者身体层面的压力,这也是照顾者最先而且最频繁提到的压力和负荷。照顾工作的高强度、高密度以及反复性、重复性,使得照顾者往往是在高负荷地工作,体力方面难以支撑。照顾者的身体需要得到适度的休息,睡眠的时间和质量也需要得到必要的保障,这样才能让照顾过程可持续。

1.满足需要的途径

在这方面,照顾者主要通过以下途径去寻求支持,以实现身体获得休息的需求。

(1)依靠家人分担照顾任务。

照顾者在感觉到体力透支、无法继续支撑照顾工作时,会调整家人的分工,依靠家人一起来协助完成照顾的责任,从而使自己能够留出一些时间进行休息。

基于情感与义务,与自己具有血缘关系及有照顾义务的兄弟姐妹,以及与自己具有姻缘关系的配偶,或者是自己的孩子、孙子女等,都有可能成为照顾者的首要选择。

> 白天我对象能帮我招呼着,有时候就让我补补觉。都神经衰弱
> 了,白天补觉也就赶着空眯一会儿,也是有一点儿声音就醒了。(样

本 JSW01 何阿姨）

这个吧说是我照顾,其实一些细活儿都是我对象在干,她也更方便,你像是给老太太擦汗擦身子什么的,这些她不是更方便吗,我在旁边帮衬着。(样本 JSW03 徐大爷)

有的时候手上就是一点儿劲儿都没有,家里头的洗洗涮涮的就都泡着,唉,我孙女就没几天过来瞅两眼,看见我泡着的,就帮我洗了。(样本 LYZ03 冯奶奶)

(2)聘请钟点工协助完成照顾任务。

有些照顾者因为要同时兼顾工作与照顾,或者因为一个人承担不了繁重的照顾任务但又没有家人予以支持,就会选择聘请钟点工来协助照顾与整理家务,以减轻照顾者的照顾强度。

如样本 JSE02(邢先生)雇用了钟点工,负责为其失能的父亲做午饭,顺便整理房间,每天工作 2 个小时;样本 JLQ03(姚女士)也雇用了钟点工,此前姚女士家里也雇有钟点工,但是在承担了照顾婆婆的任务后,姚女士对钟点工的工作时间和工作内容都进行了相应的调整,以使其能分担其照顾任务。

我不用一直待在家里这么照顾他(指父亲),对,我不是还得工作吗,我也找了一个钟点工,每天中午就过来给他做顿饭,再简单收拾一下……(样本 JSE02 邢先生)

钟点工我们之前换了好几个,有的是我婆婆不乐意,有的是我看不上。这个钟点工是我们用了大约 1 年半了吧,还比较放心的。现在基本上就是让她每天都来,周末也过来(注:此前只是周一到周五来);以前吧来了主要就是搞搞卫生,现在就多加了几个服务的项目,包括给我婆婆洗衣服、推她下楼遛弯儿……(样本 JLQ03 姚女士)

(3)请邻居朋友进行临时性协助照顾。

在无亲人可求助、无钟点工可聘请的条件下,照顾者如遇紧急情况,如果时间较短的话,照顾者也会请邻居或朋友进行临时性协助。

> 要是搬我婆婆出来,我一个人真弄不动,费劲,我就叫旁边的老陈(邻居),要不然也真是怕闪了腰(注:曲阿姨的老伴儿被单位返聘回去,白天不在家)……你像这个天儿好吧,我就找邻居帮我把我婆婆抬到轮椅上,推出来晒晒太阳。(样本JSW02 曲阿姨)

> 有个话不是说那个什么"得道多助,失道寡助"吗,我们家老太太以前啊人缘好,这生病了之后也看出来了,街坊们都乐意帮忙,晚上我和老伴儿出摊,孩子要是也不在家,就和街坊们知会一声,让人家临时照看一下。(样本JSW03 徐大爷)

但是也有受访者表示,现在的社区发生了很大变化,一方面,一些新的社区,居民彼此之间很少交流,相当于是一个陌生人聚居的社区;即便是在一些老旧社区,社区里的流动人口也越来越多,以前的老街坊、老邻居很多都随子女外迁了,很多新入住的人员都不熟悉。在这种情况下,邻里互助就显得相对弱化了。

> 你说邻居啊,城市里的邻居都是陌生人吧,呵呵……我们这个小区算是个新社区吧,我们是11年(2011年)买的房子,到现在都住了五六年了,我们这个楼道里其他两户我现在也都不熟悉,就是平时见面打个招呼,其实都不知道对方姓什么、干什么的。现在城市里差不多都这样吧,特别是这样的商品房,回到家都是门一关,谁也不知道谁。(样本JSE01 齐女士)

> 你看这小区里现在有好些个人,也都不认识了。就说旁边这一户吧,搬过来大半年了,都没打过招呼。以前的老邻居跟着儿子去南方了,房子卖了,就知道是对儿年轻人,打几个照面,都不认识。(样本JLY01 王大爷)

2. 需求满足的状况

失能老人家庭照顾者通过以上几方面的途径,能够部分地减缓身体方面的压力,或者减轻照顾的强度,部分地满足照顾者身体休息的需要。从本研究的结果来看,照顾者这方面需求的满足,主要还是依靠家人和邻里等初级群体的支持。雇用钟点工,或者依托其他正式组织的支持比较少见。家人、邻里或朋友等初级群体提供的非正式支持,具有即时性、便利性、个性化、易操作等优势,对于缓解照顾者身体压力有助益;但与此同时,初级群体提供的这些支持也具有临时性、随机性和不确定性等特点,这些支持是不固定的、不能预期的,在满足照顾者身体需求方面也是有限的。特别是对有些照顾者来说,家里如果没有其他人可依靠,那才真正是"孤家寡人"式的照顾者,其身体层面需求也无从满足。

一些照顾者也提出希望能有"固定的组织"提供定期的服务,或者由政府提供的临时托管或上门服务,认为这样的服务才能真正对照顾者身体获得休息的需求有更大帮助。

　　那还不得是靠自己,主要靠自己。临时性的,你说让谁帮帮,那你不能指着这个……你说的那个志愿者,就是有,那也还是临时的,是吧?除非那有个固定的什么组织,能定期的(提供服务),那说不定还真是有用。(样本JSW03 徐大爷)

　　我听别人说过人家朗山(区)那边好像有什么社区养老服务的,我也是听人家说,好像是有可以临时托管,就跟托儿所一样。要是有这个就好了,再一个就是要是能上门服务就最好了。(样本JSW01 何阿姨)

(二)健康维护的需求

照顾者在尽心尽力照顾老人的过程中,自己的健康问题往往被忽视。一方面是在高强度的照顾活动压力下,自己的身体容易出现问题;另一方面是原本身体的病症被延误忽视。如果一味忽略照顾者的身体健康,其结果往往不但不能继续照顾需要照顾的老人,反而导致照顾者出现一系列身心方面的问题。因此,照顾者不仅仅需要身体层面的休息、喘息,而且还需要健康方面的维护。

1.需求满足的途径

在身体健康维护需求方面,照顾者主要通过三个方式来加以满足:首先,通过自身来进行调整。照顾者常说的一句话是"自己的身体自己知道",在无人可替代的状况下,自己的健康也只能靠自己维护。其次,通过失能老人照顾者的同伴群体相互交流健康知识。最后,通过社区举办和推广的一些义诊等活动来查验自己的身体。

(1)调整照顾认知:为自己解压。

照顾失能老人是一件非常辛苦的事情,但是对照顾者来说,照顾工作却不会因为觉得辛苦而停止,甚至不知道何时能到尽头,在这个过程中,照顾者会逐渐调整对照顾的认知,认同自己的付出,为自己解压,重视自己的身体负荷及身体健康。

> 以前吧总是不放心,总觉得什么都得是自己亲力亲为才行,一个人的精力就是那么多,还是要学会放下一些事,自己真的尽力了就可以了,那要是有些实在承受不来的,那就得放下。照顾老人重要,自己的命也重要啊。(样本 JSE01 齐女士)

> 看到我娘现在这样,就自己也想着还是得自己身体好才行,自己得多注意着点儿,到老了也不给儿女添麻烦……说来说去,孩子多有什么好,我娘倒是孩子多,有啥用? ……说到底还是得自己注意。(样本 LPL01 赵阿姨)

(2)久病也成良医:自我维护、自我诊治。

失能老人大多身患一种或多种疾病,照顾者在照顾老人的过程中,随着对老人病情的熟悉,他们不但知道如何纾缓老人身体的不适,而且因为经常经手各种药品等,俨然也成了半个"家庭医生",对于自身的病痛也知道怎么用最经济的方法来缓和。

家里面备着的药那可多去了,整整两个抽屉,不光是我老伴儿的,还有我的、小孙子的。把它们都分好类,知道哪些药是干么吃的,哪些药有副作用,哪些副作用少……这个重要啊,我自己身体有个啥毛病,我就知道先吃啥药管事儿。(样本 JLQ02 林阿姨)

样本 LYZ04(丁阿姨)为了照顾好公公,还特别让女儿教会她上网,看视频学会了推拿手法,然后让丈夫给公公推拿。学会了推拿的手法之后,她经常也给自己推拿,减轻身上的不适。

俺闺女还教俺怎么拿手机上网查穴位,就给俺对象先按着,看行了,再让俺对象给俺公公按一按……俺自个儿也给自个儿能按按腿啊手腕啊,还挺管事儿的。(样本 LYZ04 丁阿姨)

(3)健康信息大杂烩:同伴群体间的信息沟通。

失能老年人照顾者之间往往也会互通有无,交流彼此的身体状况。对于彼此间身体方面的病痛或预防身体的病痛,照顾者经常交流、互通信息。尽管这些信息的含金量或者说科学性可能要打折扣,但照顾者却认为这是他们同伴群体间维持关系的重要途径。

俺们村里头照顾不能动的老人,也有好几个……老人嘛,情况不一样,俺们有时候凑一起,就说说话。平常里有个啥不舒坦,都能一起出出主意……你像上次,俺这两条腿就肿,(手指)一按还有印子,西头的一个老嫂子就跟俺说让俺得备上速效救心丸,说是可能心脏有毛病……俺闺女让俺别去听他们的,说是听了尽乱琢磨。俺没琢磨啥,可这话说回来,人家说的也不一定不准。(样本 LPL02 贾奶奶)

(4)社区体检义诊:聊胜于无的健康检查。

在某些城市社区,会有一些医院进入社区针对老年人开展体检或义诊。虽然这些体检或义诊大多是基础性的,量量血压、听听心脏,解答一下老年人的问题等,但是对于照顾者中的老年人来说,这样的体检或义诊也是他们了解自己身体状况的一个途径。此外,在有些社区医院,每年还会有一次机会专门免费为社区的老年人进行较为全面的一次体检。但是,这样的信息并不是所有的老年人都能获悉,而且,有些老年照顾者即便是知道了,也因为要照顾失能的老人而无法脱身走得开。

> 刚入夏那会儿,好像是千佛山医院的,有大夫到小区里给义诊来着。还给免费发了一些三伏贴,我去晚了,都没抢上。挺好的,给量血压,还听心脏。(样本 JSW01 何阿姨)

> 去年开始,社区医院还免费给老年人体检。倒是不麻烦,就是先在小区里登个记,后头社区医院就给你打电话告诉你啥时候去。我去年没去,让我老伴儿去了,我这也走不开。(样本 JLY01 王大爷)

2. 需求满足的状况

应该说,在健康维护方面,相对于年轻照顾者而言,老年照顾者对此更为关注和注重,需求也更为迫切,这与他们自身的身体状况相适应。但是,在满足健康维护的需求方面,照顾者主要是通过自己进行自我维护,或同伴群体间的信息交流进行自我维护;社区虽然也有一些健康咨询的服务,但是相对来说,频率低、项目少、范围小、碎片化,而且,这些健康咨询或义诊更多还是在城市社区开展,农村社区的服务严重缺乏。正如也有研究指出,相对于城市老年人家庭照顾者来说,居于农村的老人家庭照顾者健康状况更值得关注,他们得到的支持更少,生活满意度也更低。[①]

总体来讲,照顾者特别是中老年群体的照顾者对于健康维护的需求会日益增加,但是现有的支持体系中,初级群体的支持起到一定作用,但专业化的公共服务支持不足。

(三)情感支持的需求

如上一章所分析,对于照顾者来说,身体层面的压力和负担是比较容易感

---

① Cf.Chen,Lu,H.Fan,and L.Chu."The Hidden Cost of Informal Care:An Empirical Study on Female Caregivers' Subjective Well-being." *Social Science & Medicine* 224(2019):85-93.

受到,相对来说这方面的需求也更为直接和明确,而照顾者在情感(心理)方面的负担,往往具有隐蔽性和复杂性,同时也具有长期性、严重性等特点,如果照顾者在情感方面的压力和负担长期得不到舒缓和解决,对其身心的伤害会日积月累导致严重后果。

由于情感压力的隐蔽性,致使照顾者在情感需求方面也具有隐蔽性,但是,正如前文所分析的那样,这些"隐藏性需求"并不等于不重要。事实上,照顾者对于情感或心理支持方面的需求很迫切,但是受社会规范因素、面子因素等限制,这些需求并没有被及时并如实地表述出来,照顾者大多采取隐忍回避、自我疏导、同伴诉说等非正式方式进行回应。

1. 需求满足的途径

(1)自我劝解疏导型。

照顾者的自我劝解和自我疏导,是回应其内心情感需求的最主要的方式。在很多照顾者看来,照顾过程中产生的情绪上的压力和负担,是在所难免的,也是无须多说的,有了负面的消极情绪,也只能是依靠自己想办法消化和调整。

有的照顾者会将自己的"坏情绪"抽离出来,不开心的话语、不开心的事情就不去想、不去听,或是忽略自己内心的真实感受,回避这些负面情绪。

> 生气的事儿你就别去管它。就说我吧,我这跟老太太或跟我姐姐掰扯(争论)完,生一肚子气,那怎么办,你不能老想着啊,那不得怄坏了(气坏了),你就得两眼一闭,赶紧的别去寻思了,过去了拉倒。(样本 JSW03 徐大爷)

> 俺就想一些高兴的事儿,假装自己很高兴,你不能让她看出来你生气,你越生气她越来劲儿,把她的话左耳朵进去右耳朵出来,也就散伙了,装听不见了。(样本 LYZ01 周奶奶)

有的照顾者会采取转换环境的办法,转换心情,及时对自己的情绪进行调整。利用老人睡觉的空档外出一下,利用别人代替的时间做点自己喜欢的事情，利用手机上网看剧等，照顾者会利用能够利用的缝隙时间适时转换时空，借此来纾解自己的负面情绪。

> 趁着儿媳妇要是哪天不跟着（儿子）出去，能在家替换我半天一天的，我就出去放风一下，找几个老伙计去打打牌、吹吹牛，嘿，那就可恣儿了（舒服）。（样本 LPL03 马大爷）
>
> 我喜欢看韩剧，平时洗洗涮涮照顾完我婆婆吃喝拉撒，我就用手机看剧，现在我正看《我的前半生》，唉，觉着我这前半生也差不多了……这样（看剧）就觉着日子过得也快，一上午一会儿就过去了，不高兴的事儿也就忘得也快。（样本 JLQ03 姚女士）

（2）家人理解支持型。

照顾者经常提到，自己也知道照顾责任的无可避免或无可奈何，但是只要被照顾的老人或其他家人——如配偶、孩子或其他兄弟姐妹能够多给予一些关心、帮忙或表达感谢，他们内心里就可以获得一些安慰。因此，寻求家人的理解与支持，也成为照顾者应对情感需求的重要途径。

> 我老公知道我辛苦，他倒不是说跟我怎么怎么说，就是一休班回来，他就把家里所有的活儿都包了，从早到晚不带闲着的，就说让我彻底歇歇。就是他休班太少了，呵呵……（样本 JSE01 齐女士）
>
> 有时候也让我父亲气得不行，就跟老方（丈夫）发脾气，跟他叨叨，他就劝我说，你别气坏了自己啊，反正这是你亲爹啊，你就忍着点儿，想开点儿……他就这样劝我了。（样本 JSW01 何阿姨）
>
> 你要说这心里头不犯嘀咕吧，那也是唬你呢，咋着说俺也是上了岁数了是不？说到底主要还是俺的孩儿们给俺打气呢……别看俺二闺女、三闺女还有俺儿子不在身边，那也是隔三岔五地就寄钱寄东西……（样本 LPL02 贾奶奶）

（3）朋友邻居支持型。

朋友是立基于共同的生活经验或共同的兴趣，对照顾者提供情感支持；邻居则是住在邻近且有可能是经常碰面的人,邻里间的守望相助也包含了邻居对照顾者的协助与支持。朋友与邻居对于照顾者而言,是其获得情感支持的重要来源。

> 有几个大学同学,关系都挺好的,虽然一年到头见不了几次面,但是有时候就电话啊、微信啊聊一聊,也挺好的,聊完了又跟打了鸡血一样。(样本 JSE01 齐女士)

> 老话儿不是说"远亲不如近邻"吗,是这么个理儿。俺们邻居们都处得挺好,有啥不顺心的事儿,找邻居拉一拉(说一说),就好受一点儿。(样本 LYZ01 周奶奶)

(4)同质群体支持型。

这里所说的"同质群体",是指与照顾者有相似照顾经历的群体,彼此之间就照顾过程中的一些问题有同感、有共鸣,此处的"同质群体"并不仅仅包含"同辈群体",也可能是年龄相差较多的两代人。有类似或相同经历的照顾者,相互之间能够进行沟通交流,既包括对照顾经验的交流,同时也包括对照顾中负面情绪的相互安慰。正因为可能的境况彼此都遭遇过,能够真正理解体会对方的情绪,彼此之间的劝慰也更容易被接受。

> 有些事我就愿意和我们村的西平姐唠一唠(说一说),我和我老伴从东北刚回来那会儿,也是西平姐帮着我们不少。你和别人唠吧,人家也不见得爱听。西平姐也伺候她老婆婆,也好些个年头了。我们在一块也能唠到一块儿去,心里头有啥不痛快的,两个人发发牢骚、吐吐苦水,大家都是一样的,同病相怜的,就解开了。(样本 LPL01 赵阿姨)

(5)社会组织支持型。

无论是自我劝解调适还是求得家人支持,抑或是朋友邻里间的互助、同质群体的理解,这些方式对于情感需求的满足都是以照顾者为中心形成的非正式的支持网络,除此之外,来自正式社会组织的支持,也能够对照顾者的心理起到安慰和激励的作用。

如样本 JSW02(曲阿姨)所在的社区每年都会进行"最美家庭"等荣誉的评比,曲阿姨的家庭就曾被评选为"最美家庭",得到了居委会的表彰,曲阿姨还被居民视为"最美儿媳",得到了社区居民的赞誉。这对曲阿姨来说,是组织及社区居民对她多年照顾婆婆的肯定,让她的心里觉得很欣慰,也支持了她继续承担照顾责任的意念。

> 对,"最美家庭",那是社区评的,奖状现在还挂在里屋的墙上呢。邻居们说还该给我评个"最美儿媳",哎哟,我说我可当不起了,又没干么……有一次社区里头组织了一个家庭活动,还让我在台上给大家讲了讲……(样本 JSW02 曲阿姨)

此外,有的照顾者因为感受到的困扰比较严重,心理压力过大,也曾经向专业机构进行过心理咨询,试图通过专业机构专业人士的帮助,来缓解其内心的焦虑不安。

> 去年上半年,我那时候情绪最不好的时候,就觉得要崩溃,要抑郁了。我就找了一家心理咨询室去看了看。其实看心理医生也没什么,不是说看心理医生就是有精神病,是吧?我也是之前在健身的时候认识的一个人,她就是开了一家心理咨询室。就找了她……多少也有点儿效果吧。她那里环境好,就当是放松了。(样本 JLQ03 姚女士)

2. 需求满足的状况

照顾者的情感需求虽然在很多时候是被隐藏的,但是这种"隐藏性"需求是实质性存在的,且需求度也非常高。分析照顾者情感需求满足的途径,可以看出,其满足的途径可分为"向内"与"向外"两种——"向内"主要是指照顾者的自我纾解,"向外"则是指照顾者向其他人或机构寻求支持。

在这个过程中,"向内"的自我支持需要照顾者拥有强大的内心建设,来克服自己情绪方面的问题,如果无法克服,无疑又加重了照顾者的心理负担;

"向外"的支持方面,主要依靠家人和同质群体的理解与支持,这些支持仍然是非正式的,来自正式的机构或社会组织的支持虽然也存在,但是起到的效果有限,涉及面不够。其实,照顾者非常需要得到正式组织的、专业人士的支持或心理辅导,而现有的状况是这方面的需求难以得到满足,相关的正式组织或服务机构也没有真正将照顾者这个群体的情感需求纳入其工作或服务体系中。

(四)经济方面的需求

对大多数照顾者来说,长期照顾一位甚至两位失能老人,不仅面临着来自身体、心理以及家庭关系等方面的压力,同时面临着经济方面的沉重负担。因此,照顾者希望能得到财务方面的支持,这也成为很多照顾者在照顾过程中非常切实迫切的需求。

1.需求满足的途径

财务方面的需求首先仍然是靠照顾者自己想办法,或者自己多做兼职来"开源",或者采取"能省就省"的策略来"节流"等;其次,主要依靠照顾者亲友的帮助与救助,如子女、亲友或兄弟姐妹的支持或协助;最后,寻求政府的支持,争取"低保"救助等。

(1)自我支持。

经济方面遇到困难,照顾者首先想到的是自己及家庭怎么来应对和解决,其解决之道不外乎两个策略:一为"开源",即想办法增加家庭收入;一为"节流",即想办法节省开支。

如,样本 JLY02(孙女士)一个人照顾母亲和女儿,经济压力颇大,她为了时间上的便利,更换了工作(从超市会计转为担任朋友公司的财务人员);也是因为时间上更为灵活,为了能增加收入,孙女士还通过朋友,也偶尔接一些"零活",为一些小公司做些兼职财务,补贴家用。

> 朋友们会介绍一些零活给我,时间比较集中地累几天,虽然不是很稳定,但有一单是一单,总能补贴些家用。(样本 JLY02 孙女士)

还有的照顾者则主要靠"能省则省"的策略来节流，节约家用，以此来应对经济方面的拮据。甚至有的照顾者面对高昂的药品费用，不得不通过减少药量来节省药费。

> 我自己这里就是能省就省啊，你看我这有老的还有小的，还想着给小的能省多少算多少，那你说逢年过节的你不得给小的钱？现在就是吃的上面每个月一二百就够了，咱农村里头别的花不了多少钱，你看吃的菜我都自己种，我们也不太吃肉，能不买的就不买，别的就都不花钱。（样本 LPL01 赵阿姨）

> 俺就知道最贵的好像是那个管心脏病的，叫"波立维"的，一小盒就 100 多块，太贵了。俺后来就给俺娘一次吃半片，能省着点。俺大闺女知道了还说了俺一顿，后来看着好像半片也管用，就吃半片了。这可能省不少钱。（样本 LPL02 贾奶奶）

（2）家人支持。

其他家庭成员如果能够分担经济上的支出，对照顾者来说，就能减轻很大压力；来自家庭成员的经济支持包括金钱的支持、实物的支持以及其他形式（例如房产）的支持等。

有的照顾者与兄弟姐妹间达成协议，由照顾者负责老人的日常照顾，其他兄弟姐妹支付一定额度的赡养费（如样本 JLQ01 杨阿姨、样本 LPL01 赵阿姨、样本 LYZ01 周奶奶），当然，在照顾的实际过程中，有些家人是如约支付了，有些家人则没有实际支付。

> 现在公公也得让我们照顾，小叔子那边一个月给 800（元）。（样本 JLQ01 杨阿姨）

> 说的是那三家（指婆婆的另外三个儿子）每家按月给 50 块钱，有时候如果不给钱，就给买了个啥，也抵算上……（样本 LYZ01 周奶奶）

> 我大哥每个月给的 800 块钱，基本上也就是够我娘买药的钱，我

大姐倒是一年拿 2000 块钱。（样本 LPL01 赵阿姨）

有的照顾者家人不一定是直接支付赡养费，而是通过购买日常物品的方式给予照顾者支持，即通过购买物品的方式支持照顾者，或者通过购买物品给失能老人，对照顾者而言也是一种间接性的支持。

> 别看俺二闺女、三闺女还有俺儿子不在身边，那也是隔三岔五地就寄钱寄东西……（样本 LPL02 贾奶奶）

> 我那两个小姑子对我婆婆也是孝顺，每次过来都大包小包的带东西，还跟我说我婆婆缺啥就告诉她们，不用我们买，她们给买好了拿过来。（样本 JSW02 曲阿姨）

也有的照顾者与父母及兄弟姐妹间通过协商，确定照顾者在履行了照顾责任之后，将老人的房产作为经济补偿给予照顾者，这对照顾者来说无疑也是重大的经济支持。

样本 JSW01（何阿姨）和爱人照顾失能失智的父亲 12 年、照顾失能的母亲 5 年，夫妇两人住在父母的房子里。经过何阿姨夫妇与何阿姨的哥哥和 2 个姐姐协商，决定由何阿姨夫妇负责照顾父母，父母百年后房产留给何阿姨夫妇，哥哥和姐姐自动放弃。

> 我们其实也不住在这边的，我们有房子的，但是老人就习惯在他们的房子里住着，拗不过他们，我和老方（丈夫）就搬过来，然后就商量好了，我们照顾二老，等二老不在了，这房子就留给我们。（样本 JSW01 何阿姨）

（3）政府支持。

对于家庭照顾者群体，政府方面并没有提供直接的经济支持，①但是对于

---

①　直接针对家庭照顾者群体的经济支持，是在《国务院关于印发个人所得税专项附加扣除暂行办法》（国发〔2018〕41 号）中才提出的，该办法规定，纳税人赡养年满 60 岁以上父母以及子女均已去世的祖父母、外祖父母的赡养支出，可以税前扣除，其中，纳税人为独生子女的，按照每月 2000 元的标准定额扣除；纳税人为非独生子女的，应当与其兄弟姐妹分摊每月 2000 元的扣除额度。在笔者进行访谈时，该政策尚未出台。

老年人特别是高龄老年人或失能老年人,政府近年来出台了一些政策给予一定的经济支持。如陆续在省级层面出台了高龄津贴补贴政策、失能老人护理补贴等政策。目前我国的老年人津贴或补贴制度还很不平衡,各地标准不一样,甚至同一个省份的不同城市、同一个城市的不同区县,其补贴标准也存在差异。以山东省为例,济南市、临清市的高龄津贴就不尽相同;济南市的不同区执行的高龄津贴也不同。一般而言,给予80—89岁高龄老人的高龄津贴为每月100元左右;给予90—99岁高龄老人的高龄津贴为每月200元左右;给予百岁老人的高龄津贴为每月300元左右。从这些政策实施的对象来看,政府提供的这些经济支持,其直接受益者是老年人,虽然这些经济支持不是直接针对照顾者的,但对于照顾者家庭而言,这些经济支持可以从一定程度上缓解其经济压力,因此,可以将其视之为针对照顾者的间接经济支持。

以笔者调研的济南市朗山区为例,朗山区于2012年开始实施高龄津贴政策,80—89岁的高龄老人,最初实行分类发放,有退休金的每月100元,无退休金的每月150元;90—99岁的高龄老人每月领取200元;百岁老人每月领取400元。自2014年开始,朗山区的高龄津贴政策进一步提标扩面,80—89岁老人,无论是否有退休金,每月都能领取200元;90—99岁的高龄老人,每月领取400元高龄津贴;百岁老人,每月领取700元津贴,每年还有300元的生日补贴。相比于经济状况较好的朗山区,石山区的高龄津贴政策出台的时间较晚,发放的范围较为局限,发放的标准也略低。石山区于2015年开始发放高龄津贴政策,截至2017年,经过调整后,石山区针对全区80—89岁无离退休金的老年人,每月发放100元高龄津贴;90—99周岁的老年人,每月发放200元高龄津贴;100周岁以上的老年人,每月发放600元高龄津贴。

另外,照顾者在自身或家人均难以解决和应对经济困境的情境下,也会想到主动去找政府寻求支持,例如申请"低保",希望能获得政府的经济补贴。但是在本研究中,虽然很多照顾者都提到在经济财务方面遇到过困境,但是其困难程度可能还达不到政府能够给予救助的"低保"条件,因此,实际上得到政府经济救助的照顾者并不多。

样本 LPL04(于奶奶)照顾失能的丈夫和出车祸行动不便的儿子,于奶奶说之前村里曾经给她办过低保,每年能领到政府的 3000 多元。但是后来又停了她家的低保,她也不清楚具体的原因。

> 头两年领过(低保),村里给办的,一年有个 3000 多块钱。大前年就又没了,俺也不知道是咋就给停了,去问大队上(村委会),就说是不符合政策了,也不知道咋又不符合政策了。(样本 LPL04于奶奶)

2. 需求满足的状况

如前文所述,照顾者及家庭的经济情况、被照顾者病情及经济条件等因素,都会影响到照顾者在经济层面的需求,有些照顾者在这方面没有明显需求,有些照顾者在这方面有一些需求,有些照顾者则存在急迫的需求。因此,对于不同层次照顾者,要考虑其不同程度的经济需求,予以有针对性的支持。

有学者指出,充分的经济资源可以让主要照顾者取得更多协助与支持资源,让主要照顾者有足够的喘息时间,从而提升照顾者的生活品质。[1] 从本研究来看,在经济财务方面有需求的照顾者,绝大多数是依靠自己或家人进行应对,来自政府部门或其他正式组织的支持非常有限。那些虽然不符合国家最低保障条件的照顾者及其家庭,特别是居于农村的家庭照顾者及其家庭,在照顾失能老人过程中可能切实存在着经济困难,但他们很难通过正式渠道去获取正式支持。当前我国大陆地区还缺乏直接针对老年人家庭照顾者的经济支持政策,如,在我国台湾、香港及澳门地区以及一些西方国家实施的"照顾者津贴"制度,在我国大陆地区还付诸阙如。照顾者所得到的来自政府的经济支持是"间接性"的支持,即照顾者群体并没有被纳入政府经济支持的政策体系中,政府所提供的经济补贴主要是针对老年人且主要是高龄老年人群体。

---

[1]　Cf.Clipp,E.C.,and L.K.George."Caregiver needs and patterns of social support." *Journal of Gerontology* 45.3(1990):102–111.

目前政府针对老年人的养老经济支持,主要以高龄津贴的形式进行发放。一方面,大部分省份的老年人津贴仅限 80 岁及以上的高龄老年人群体,而没有涵盖 60—79 岁的老年人群体,并非普惠式的经济支持;另一方面,如前所述,当前我国的高龄老年人津贴制度仍然存在不平衡现象,各地标准不一样,甚至同一个省份的不同城市、同一个城市的不同区县,其补贴标准也存在差异。

对处于不同境况的老年人家庭照顾者而言,这种间接性的经济补贴的作用和价值也大不相同。对于经济压力比较大的照顾者及其家庭来说,每月一两百元的高龄补贴,显然是不够的,正如样本 JSW01 何阿姨所说,她所照顾的两位老人,每月一共能领取 200 元钱的高龄津贴,但是这 200 元的高龄津贴相对于照料老人所需的开销而言,仍然显得捉襟见肘,只能是"聊胜于无"。

> 你说的这个补贴钱啊,好像是从前两年开始给发了。人家朗山(区)那边都发了好几年了,咱石山(区)就不行,拖了好几年不给发,后来听说是有人到上头反应了,从前年才给发的……一个月 200 来块钱,唉,就说现在,这钱多不抗花啊,出去买个菜,100 块钱破开"嗖"就没了,还见不到几样东西……你就说我父母那每个月的药钱都得小 1000,再加上吃的用的,唉,无底洞一样……聊胜于无吧,总比没有强。(样本 JSW01 何阿姨)

对于经济压力没有那么大的照顾者及其家庭而言,被照顾的老人能够领取高龄津贴,则是额外的收益,他们觉得从以前的分文没有到如今每月能领取固定补贴,已经非常"知足"。

> 唉,这钱吧,你说多少算够呢? 咱就觉着得知足,国家政策够好了,你不得知足? 那以前你说一分钱没有,你不也得这么着? 现在国家还想着这有年纪的(指上了年纪的),这就杠好(很好)了。你说是不? 你看这还给涨钱呢,现在都 200(元)了,就挺好。(样本 JLY01 王大爷)

在笔者调研的农村地区，只有符合低保条件的高龄老人才能领取高龄津贴，按照 80—89 周岁、90—99 周岁每人每月 100 元、200 元的标准补贴低保高龄老人；不符合低保条件的老年人则没有高龄补贴。

样本 LYZ04（丁阿姨）所在的张庄村，为低保户高龄老人每月发放 100 元的高龄补贴，丁阿姨的公公不符合低保条件，因此没有这项补贴。在被问到是否也需要这项补贴的时候，丁阿姨虽然表示"没想过"，但是同时也表示如果政策也能够惠及其公公及家庭，不但会对缓解其家庭经济有所帮助，而且也会让失能老人心里头觉得踏实。

> 俺公公没钱（没有补贴），说是得低保户的老人才有钱，俺们不符合条件。俺村里有领的，每个月有个百十来块吧，不孬……你问俺啊？（笑）俺没想过，俺们不符合条件。那要是也能有（补贴），那可是好啊，那不是也能缓缓，就是那老的每个月都能有这几个钱，他心里头也踏实啊，你说那谁不乐意啊……（样本 LYZ04 丁阿姨）

从以上也可看出，政府方面出台的经济支持政策，针对处于不同境况的群体，其效果会有所不同。一方面，政府应该将照顾者也纳入经济支持的体系中，从而能进一步鼓励和扶助照顾者照顾失能老人；另一方面，政府针对老年人的津贴制度，在普惠性的基础上，也可以考虑受众的差异性，如，虽然不是高龄老人群体，但是低龄失能老人群体，也需要予以经济方面的补贴；或者，有些虽然不符合低保条件的农村失能老人及其家庭，在经济方面也可能需要政策的补贴支持，等等。

（五）喘息时间的需求

由前述照顾者压力可知，照顾者身体层面的压力、心理层面的压力、与家庭成员关系的压力以及社会参与的压力等，这几方面的压力都与照顾者的照顾时间过长、时间过于密集密切相关，如，"没有时间去看医生""没有时间做自己想做的事情""没有时间去健身""没有时间继续之前的工作""没有时间与家人在一起"……如果照顾者在照顾过程中,能够获得时间上的支持,能够给予照顾者一定时间的休息、让照顾者可以有替手来暂时接替照顾者的工作,就可以在很大程度上减轻照顾者的身体、心理上的压力,也能为照顾者提供社会参与的机会。因此,照顾者有比较强烈的获得"喘息时间"的需求。

"喘息时间"就是指能够让照顾者从日常的照顾压力中得到短暂休息的时间,即可以为照顾者提供短暂性、间歇性的照顾支持,让照顾者有短暂休息的时间。喘息时间的获得除了对照顾者具有身心平衡的作用,更是让失能老人能继续获得在家接受照顾的一个重要机会,因为长期照顾工作已经使许多照顾者出现所谓的"不情愿"或"无奈"的照顾情绪。

在本研究中,虽然照顾者没有明确提出"喘息时间"的概念,但是根据照顾者的需求表述,可以知道,照顾者对于短暂休息时间的渴盼极为强烈。

> 那要是每天能有人替上那么一会儿,那可是好,我就不用像这样一天到晚脚不沾地了。(样本 JLQ02 林阿姨)

> 十几年都是这样过来的,确实就是觉得没有自己的时间了,全都靠(耗费)在老人身上了,还哪有自己的时间。(样本 JSW01 何阿姨)

1. 需求满足的途径

照顾者在照顾过程中,也会采取一些办法,尽量使自己能有一些短暂的休息时间/喘息时间。

(1)加强时间管理。

在经过了照顾初期的经验不足之后,随着被照顾者病情的稳定以及照顾者照顾经验的积累,照顾者会有意识地对照顾时间进行规划和管理。合理的时间规划和管理有助于照顾者兼顾照顾活动与个人的生活安排,如果能够将时间控制得好,不但不会影响照顾活动,而且可以达到放松心情的目的,也能够兼顾与家人或朋友的关系。

> 时间长了,就摸出规律来了,就规划好一天的时间,做饭、日常家

务、带我妈去遛弯、陪我妈看电视、招呼我妈上床睡觉,然后还能留出一点儿自己的时间。(样本 JSW04 高女士)

俺也是觉着一个家里头这时间还是不能乱套了,特别是有老人,得规律。那要是都规律了,你自己也能倒出空儿来了,多少能歇歇缓缓。(样本 LYZ04 丁阿姨)

(2)寻找角色替代者。

喘息时间或休息时间的获得,一方面可以通过时间管理从自己的时间中挤出一些时间来支配,另一方面也可以通过寻找短期的"角色替代者"来为自己争取休息时间。这里说的"角色替代者"可以是家人,可以是邻里朋友,可以是钟点工,也可以是来自正式组织或机构的服务人员。如前所述,照顾者能找到的角色替代者,主要还是家人和邻里,少部分照顾者雇有钟点工。这些角色替代者,既可以满足照顾者身体获得休息的需求,也可以满足照顾者留有一些自己可支配时间的需求。

两个小姑子都挺好,她们每个月轮流过来看看老人,能替换着我,给老人洗洗涮涮、做做饭,我也能轻快轻快。形成习惯了,一般她俩轮流过来的时候就提前打电话给我,跟我商量一下啥时候过来合适,我就也合计着我这边的时间,看能凑个时间我正好能干个事儿。(样本 JSW01 曲阿姨)

要是碰上我特别忙,实在转不开,那也没办法,我就和我大姐说,把我爸就暂时先送到她那里,她就帮我先照顾一段时间,这样一来吧,我也能放心工作……对,这个时候就觉得有个兄弟姐妹的还是挺好的,关键时刻能搭把手。(样本 JSE02 邢先生)

(3)借用辅助工具赢得时间。

照顾失能老人是一项长期的高强度的工作,在照顾过程中如果能够节省时间,也就意味着赢得了时间可以用来短暂休息减轻负担。前面两种方法主要是从"人"的角度出发来获得喘息时间,照顾者还可以从"器"的角度,即从工具的角度出发来获得喘息时间。

一方面,照顾者会通过一些独具巧思的工具或环境设计,为照顾失能老人提供方便,从而也节约了照顾时间。如,样本 JSW01(何阿姨)的丈夫帮老人改造了一个专门洗澡坐的椅子,能够让轻度失能的老人自行完成洗澡的活动,为照顾者节约了时间、也节省了体力。

> 老方(何阿姨的丈夫)干装修的手艺活没丢,呵呵……他给我父亲专门改造了一个能坐着洗澡的椅子,然后老人要是洗澡就直接坐在那里就行了,椅子防滑,两边有把手,老人坐在上面也掉不下来,比较安全,又不用我们在旁边守着,真是太省事了。(样本 JSW01 何阿姨)

另一方面,照顾者通过利用一些高科技产品来协助照顾老人,以此来帮助照顾者节省出更多的时间去处理其他的事情,当然,这需要照顾者及家庭具备一定的经济实力。如,样本 JLQ03(姚女士)购买了一个电动按摩床,代替她为婆婆进行按摩,婆婆很满意,而且每天都可以帮助姚女士节省出半个多小时的时间。正如有研究者也指出,在对失能老人的照顾过程中,应该积极地运用"科技的力量"介入照顾工作。[1]

> 我给我婆婆买了一个电动按摩床,5000 多块钱,贵是贵了点儿,我老公都说我可真舍得(笑),可是那质量是没说的,能按摩全身的。我婆婆每天躺在床上能按摩半个多小时,那我就省事儿多了,这个时间就能偷懒了(笑)。(样本 JLQ03 姚女士)

2. 需求满足的状况

"喘息时间"的需求是每一个照顾者都亟需的,是否有短暂时间供照顾者喘息、休息,直接关系着照顾者的身体健康、心理情绪、与家人的关系以及社会参与等。从现有情况来分析,照顾者在喘息时间的获取方面,主要是通过加强照顾

---

① 参见陈燕祯:《社区老人照顾支持体系及政策之探讨》,《社区发展季刊》2005 年第 110 期。

时间的管理、寻找短暂替代者以及借助辅助工具等方式来为自己争取时间。

这里需要注意的是,照顾者依靠辅具或带有一定科技含量的辅具,能够切实节省照顾者的时间,但是目前在市场上,适老、为老的产品还不够丰富,现有的产品也存在价格偏高的情况。如果能够开发出更多更丰富同时价格更亲民的适老产品,将会大大节省照顾者的时间、减轻照顾者的压力。

另外,政府部门以及社会组织在提供喘息服务方面,各地虽然已经有了一些举措,但是并非普适性的措施,而且宣传的力度也稍显不足,本研究中的照顾者及其家庭还没有能够享受到这些服务和福利政策。如果根据喘息服务的四种主要模式,即护理之家或医院的短暂留住、成人日间照料中心、居家护理、协助居家健康照顾来看①,这几种模式对照顾者而言,目前针对失能老人的效用还是有限的。

> 咱们这里主要还是公共服务太少,养老服务业也还发展得不够。我知道国外其实这方面的政策是有很多的,有喘息服务的、有照护津贴的,咱们现在都还差得远呢。(笔者告知其现在国内多地也陆续开展了"喘息服务")是吗?这我都还不知道呢,济南这边也有了吗?怎么没听说呢?(样本 JSE01 齐女士)

> 我们这边是有一个老年人日间照料中心,但是人家只收能自理的老人,人家不收不能自理的,像我们家老人这样的情况,人家是不收的,想都不用想了……你说的那种上门服务的啊,好像我们也不符合条件,得申请吧。(样本 JLQ01 杨阿姨)

由以上分析可以看出,照顾者的"私人化需求"方面,内容包含身体休息的需求、健康维护的需求、情感支持的需求、经济方面的需求、喘息时间的需求等几个方面,从满足需求的途径来看,主要是通过以照顾者为中心的非正式支持体系来提供支持,其中,家人的支持起到了很大的支撑作用。在中国社会

---

① 参见陈玉枝等:《喘息服务在慢性病患长期照护的应用》,《护理杂志》1999 年第 2 期。

中,家庭成员是最大的资源,因此当家庭照顾者遇到困难时,家庭成员往往会提供意见或协助。从需求满足的状况来看,私人化的非正式体系的支持有其优势,且也确实起到了一定的满足照顾者需求的效用。但是,来自国家、政府等公共部门或正式团体的正式支持比较缺乏。

二、失能老年人家庭照顾者的制度化需求及满足状况

"制度化需求"主要指照顾者期待以国家、政府等公共部门或正式团体为主要途径来满足的需求,包含对国家政策支持的需求、社区居家服务支持的需求、工作单位支持的需求、医护体系支持的需求、社会组织支持的需求等。

前文中在分析照顾者"私人化需求"时,已经看出,现有的照顾者需求满足的途径或者说照顾者所获支持的来源中,主要是非制度性的、非正式的支持,也就是说,家庭照顾者满足需求的方式大都采取"个人式"的自我处理和调适,来自公共部门或正式团体的制度化支持比较缺乏。

本研究中,笔者对20位失能老人家庭照顾者的访谈过程中,在了解照顾者压力的同时,也向照顾者了解他们的需求及其满足需求的方式,以及需求未得到充分满足的原因。在分析需求未满足的原因时,很多照顾者都提到来自国家层面或社会层面的支持太少;即便国家或政府有一些相关的支持政策,但是他们认为这些政策的全面性、惠及面以及宣传度还不够。

(一)国家政策支持的需求

失能老人家庭照顾者在照顾过程中承受着多重的压力和负担,也意味着他们有着多元化的需求。满足这些需求,如果只是依靠其自身的力量,或者只是依靠其家人、邻里、朋友等初级群体的支持,其需求满足的程度是有限的。非正式支持是必要的,但是国家层面的福利政策同样也是极为重要的。

有照顾者表示,国家政策法规中强调的都是老年人的权益,比如《老年人权益保障法》等,对家庭成员强调的都是责任和义务,特别是对于老年人家庭

照顾者或者是照顾者家庭的权益,却没有相关的政策法规加以保障和支持。提出这方面需求的更多的是中青年家庭照顾者,一方面是因为他们的文化层次更高、公民意识也更强,另一方面则是因为他们处于"三明治世代",所面临的家庭、工作、照顾相叠加的压力也更为严峻。而老年照顾者受传统文化观念影响既深且巨,他们认同并认可自身的照顾者角色,且自觉所有的压力负担等也应该是自己或家庭来解决。如样本 JSE02(邢先生)表示:

> 其实你看像我这样的其实还算是好的,实在不行了,老家里还是有人,能替我照顾的。但是你知道有的人家就不行了,我们单位里有一个大姐,她就一点办法都没有,要照顾瘫痪的婆婆,最后就没办法,只能是辞职了。要是国家能有一些支持性的政策,可能那位大姐就不用非得辞职不可了。

样本 JLY02(孙女士)也对国家支持政策提出了期望:

> 我也说不好具体应该有哪些政策,但是国家支不支持那肯定是不一样的。现在养老那就是全靠子女,是吧?我觉得养老这事儿国家的支持也应该,国家也该给点儿政策,甭管是钱也好、物也好,反正是有支持就好啊。

当然,照顾者提出对国家支持政策的需求,大多还只是在宏观层面提出国家应该有支持性政策,但是对于具体的政策内容、政策的方向等微观层面的认识,还不够清晰。这也恰恰说明了当前我国老年人照顾者支持性政策建构环境尚处于起步阶段。此外,对于国家最近两三年内陆续开始实施的一些针对失能老人家庭照顾者及其家庭的支持性政策,照顾者表示没听说过,这也说明我们国家的一些政策措施宣传力度还不够大,可能也是因为政策本身惠及的人口也并不多。

> 咱们这里主要还是公共服务太少,养老服务业也还发展得不够。我知道国外其实这方面的政策其实就很多的,有喘息服务的、有照护津贴的,咱们都还没起步呢。(笔者告知其现在国内多地也陆续开

展了"喘息服务")是吗？这我都还不知道呢,济南也有了吗？怎么没听说呢？（样本 JSE01 齐女士）

（二）社区居家服务的需求

随着我国人口老龄化、高龄化程度日益加剧,社区居家服务特别是城市社区居家服务得到了极大的关注,其服务对象及其服务的主要内容是为居住于本社区的 60 岁及以上的老年人提供相关的养老服务。这些服务项目的设计与开展,虽然其直接指向以及直接效果都是体现在 60 岁以上的需要照顾的老年人,但是从另一方面来讲,也间接地支持了家庭照顾者,客观上也为家庭照顾者减轻了照顾压力。

但是本研究中,失能老人家庭照顾者对于社区居家养老服务的现状并不满意,他们认为,现有的社区居家养老服务,还存在以下几方面不足:

第一,服务对象具有狭隘性,其狭隘性一方面体现在服务的老年人群体具有狭隘性,即社区居家养老设施、日间照料中心、居家养老项目等,大多是以社区内能够自理的老年人为服务对象,而针对半失能或完全失能的老人,服务的项目和内容严重缺乏;其狭隘性的另一方面体现在服务对象未能将失能老人家庭照顾者直接纳入进去,没有针对照顾者的直接的服务项目。

第二,服务的内容缺乏针对性,未能真正了解失能老人及其家庭照顾者的需求,所以开展的服务项目基本上都是同质性的内容。如样本 JLY01（王大爷)提到所在社区的居家养老服务时,说起社区里有一个政府购买的养老项目,但是项目的内容不适合失能老人,也不适合照顾失能老人的照顾者。

> 我问了一下,那个项目就是每周有几个服务人员到社区来,然后在社区的日间照料中心搞活动,那都得是能动弹的老人在那跟着活动。有一次还来找我过去,你说我这哪能跟着他们出去啊?

第三,社区居家养老服务的门槛比较高,即要享受政府购买服务的居家养老服务设定的限定条件比较多,这也是很多失能老人家庭照顾者对社区居家养老服务抱怨较多的方面,很多有居家养老需要的失能老年人家庭达不到条件。如,样本JLQ03(姚女士)讲述了申请被拒绝的过程:

> 我去居委会那边问过,因为听说有政府出钱的,能上门服务的。居委会说我们不符合条件,给我说了半天要是什么什么情况才能申请。那我听了之后就算了。

第四,居家养老服务的宣传度不够,或者是宣传不到位,或者是宣传不及时,对于社区居家养老的服务项目、服务内容、服务信息,很多照顾者并不是很清楚。政府的养老政策、养老服务信息等,并没有能够及时有效地传递给有需要的照顾者群体。如以网络服务信息的宣传为例,笔者查看了所调查地区(济南市朗山区、石山区)的"养老服务信息平台",石山区的养老服务信息平台内容比较丰富,信息更新也比较及时;但是朗山区的养老服务信息平台则相去甚远,不仅平台信息内容比较简略,而且信息更新不及时,很多信息都是一年前甚至是两年前的信息。而对受访者而言,很多受访者也并不知道这些信息平台,而且也缺乏线下的信息传递。

> 不知道你说的这些,平台啥的,不知道,也没人跟我们说这些……那还是需要啊,要是能有专门在社区里给讲讲这些的,或者是发发宣传单啥的,那我们了解起来也方便不是?那都没有啊,你看这小区里头那宣传单可不少,全是广告啊。(样本JSW01何阿姨)

第五,居家养老服务的城乡差异太大,尽管城市社区居家养老服务尚存在诸多不足,但是毕竟还是对部分老年人及其家人具有支持作用,而农村社区居家养老服务则相差太远。

(三)工作单位支持的需求

对于需要兼顾照顾与工作的照顾者来说,如何平衡照顾者角色和工作者角色,成为他们最大的压力。在这个过程中,照顾者非常渴盼能得到来自工作单位的支持和便利,减轻他们的双重负担的压力。

其一,希望工作单位能够为他们提供一个宽松的工作环境,不会因为工作而影响了照顾品质,也不至于为了承担照顾任务而放弃工作。在这个问题上,样本JLY02(孙女士)感触颇深:

> 有的单位是考虑不到这方面的(给照顾者行方便),就是要求你在这个岗位上,那就必须完成该做的工作。我为啥从超市辞职了,就是因为超市那边时间卡得太紧了。

其二,希望工作单位能够为承担照顾责任的员工提供较为具体的便利条件,方便照顾者能够腾出部分精力去照顾家中老人。这些便利条件包括:岗位的调整、弹性工作时间、停薪留职、设立照顾假等。

> 我们公司还算可以,当时我申请调整岗位,原本还担心公司可能会不同意,因为我们那里总的来说就是男的少、女的多(出差不方便),但是没想到老板最后还是同意了,我还真是挺庆幸的,要是公司不支持,那我现在真不知是什么样了。(样本JSE02邢先生)

> 学校还是挺照顾我的,知道我家里的情况之后,有些工作就转给别人做了,不用我去操心,有时候临时调课什么的,大家都挺照顾我的,这个对我还真是支持很大的……后来辞掉副主任,主要是不好意思占着位置还不干活,一次两次人家帮你承担了,时间长了总是不好意思的。那个时候,很多老师还劝我说没有关系,让我暂时先安心顾家里……在学校里上班就有这个好处吧。(样本JSE01齐女士)

> 我觉着政府或者说单位应该设一个老年人照顾假,现在知道的就是妇女能有产假,但是你要说回家照顾老人,那恐怕是没有专门的假的。实在是要回家看护一下老人,那就得走正常程序请假、销假,没有专门的照顾老人的假期。(样本JSE02邢先生)

(四)医护体系支持的需求

也有受访者对医护体系的支持提出了需求,这方面的需求主要体现在以下两个方面：

其一，希望政府对失能老人治疗的医疗费用能够给予补助，特别是对那些没有医疗保险的老年人而言。失能老人至少患有 1 种疾病，而且大多数疾病的治疗具有长期性和费用高等特点。对很多家庭来说，家中出现了一位失能老人，"家有一老，如有一倒"，意味着因给老人治病花费过多从而导致家庭收入的锐减或直接面临贫困现状。

其二，家庭照顾者迫切希望能够获得有关医疗或照护的信息，如有关老人病情的具体信息，与老人疾病相关的照顾知识与技巧等，包括照顾知识、药物管理、饮食调整、紧急情况的处理方法等。照顾者希望医疗机构的医护人员，能够通过在社区举办讲座、进行咨询等方式，或者是在失能老人出院前，为失能老人家庭照顾者进行护理培训。这些方式方法有利于照顾者积累照顾经验，特别是对于那些处于照顾初期阶段的照顾者来说，更是亟需这些照顾经验。

> 有些家庭困难的老年人一生病，整个家都给拖垮了，特别是农村，现在医疗费用太高了。政府能不能考虑给那些家庭一定的医疗补助啊？特别是那些不符合低保政策或大病救助政策的，但是确实有些家庭也真的是困难。这样也能缓解一下家庭的经济压力。（样本 JSE01 齐女士）

> 现在都明白了就没问题了，但是一开始那会儿就不太懂啊，怎么吸氧、吸多少、一天几次……这些就都不明白，然后就只能一次次地去问大夫，问得人家也烦。（样本 JSW01 何阿姨）

> 如果有专门的医生，或者是护士啊，能给我们这些照顾者进行一下培训就好了。刚开始的时候真的是手忙脚乱的，就特别需要专业人士的介绍，需要注意些什么，用药啊、饮食啊、怎么做康复啊，等等，这些方面的信息医院的大夫就更专业。（样本 JSE02 邢先生）

（五）社会组织支持的需求

部分照顾者提出，希望能有一个类似"照顾者联盟"的社会组织，可以将照顾者组织起来，定期举行活动。成员之间具有同质性，能够相互理解与相互支持，为照顾者减缓压力，促进照顾者持续照顾的意愿，进而提升照顾品质。照顾过程中缺乏照顾知识、缺乏咨询对象以及因照顾而产生的挫折感、无助感与罪恶感等负面情绪，会因孤立而愈为加强。托斯兰德（Tosland）等人的研究发现，照顾者团体可以有效减少参与团体的照顾者精神紧张状态，并且可促使照顾者在知识、态度和行为方面有正向的改变。① 因此，如同照顾者而言，类似的照顾者支持团体或社会组织，可以让照顾者有个"归属感"，为照顾者提供情绪支持、经验分享、信息交流的机会，协助照顾者与照顾情境相结合，适应照顾生活，这对于照顾者而言是非常必要的。

照顾者联盟，或者照顾者同盟，就类似的名字吧，这样能把居住在小区或附近的照顾者组织起来，可以定期开展一些小组活动，让照顾者有个归属感，也能减轻他们的压力。（样本 JSE01 齐女士）

当然，社会组织或社会团体能为照顾者提供的服务不仅仅是照顾者联盟这样的团体服务项目，而是内容更为多元化的服务。当前我国社会组织蓬勃发展，但其中服务的目标群体为照顾者的还比较少见。正如有学者所言，现在主要是我们的家庭在尽力地照料年迈的老人，而社会却只能满足家庭所需要的巨大帮助中的极少的一部分，这其中的一个理由是，缺乏有组织的支持照顾者的服务机构。② 为了能够支持家庭照顾者，社会应该培育并成立更多的以照顾者为服务对象的有效的服务机构。

---

① Cf.Tosland,R.W.,Charles,M.R.,Terry,P.,& Gregory,C.S."Comparative Effectiveness of Individual and Group Interventions to Support Family Caregivers."*Social Work* 35.3(1990):209-217.
② 参见[美]弗兰欣·摩斯科维茨、罗伯特·摩斯科维茨著，杨立民译：《如何照顾年迈的父母》，台湾业强出版社1993年版，第4页。

由上述分析可知,失能老人家庭照顾者制度化需求包含有 5 个方面:国家政策支持的需求、社区居家服务的需求、工作单位支持的需求、医护体系支持的需求、社会组织支持的需求。在这 5 个方面,照顾者明显感觉到其支持力度的不足,并提出了许多建设性意见,希望可以进一步加强制度性支持。

本章主要围绕失能老人家庭照顾者的需求展开研究。首先分析了失能老人家庭照顾者需求的特点,其次探讨了失能老人家庭照顾者需求类型及需求满足状况。

"压力—需求"是一组密不可分的概念,压力是产生需求的重要前提,需求是压力形成后的必然结果。失能老人家庭照顾者在承担照顾责任的过程中,在不同阶段面临着来自不同层面的照顾压力,既有身体的,也有情绪的;既有经济的,也有家庭关系的、社会参与方面的;等等。这些压力纷纷对应着照顾者的相关需求。如何解决和减缓这些压力,照顾者在压力产生后有哪些需求,这些需求的特点如何、需求满足的状况如何,只有对这些问题进行细致分析之后,才能在此基础上建构照顾者的社会支持体系。

从分析结果来看,失能老人家庭照顾者的需求具有丰富的内涵和特点,其特点包括需求的多样性、层次性、个别性、动态性、隐蔽性,以及需求满足的互促性。

本研究将照顾者需求的类型分为两类,其一为"私人化需求";其二为"制度化需求"。"私人化需求"主要指以照顾者自身及其初级关系为主要途径能够满足的需求,包括身体适度休息的需求、健康维护的需求、情感支持的需求、经济方面的需求以及喘息时间的需求等,这些需求满足的途径主要是依靠照顾者自身以及以照顾者为中心的非正式网络(非正式支持)。"制度化需求"主要指照顾者期待以公共部门或正式团体为主要途径来满足的需求,包含国家政策支持的需求、社区居家服务的需求、工作单位支持的需求、医护体系支持的需求、社会组织支持的需求。与私人化需求相比,制度化需求在现阶段还难以满足照顾者群体的期盼,目前已有的一些制度性支持措施,也还存在一些不足。

如果我们将照顾者的私人化需求及其满足途径、满足状况,视为是以家庭为中心的需求分析;那么,照顾者的制度化需求则是以国家和社会为中心的需求分析。在私人化需求分析中,我们是以需求的内容为导向的,因为满足需求的主体为照顾者自身及其初级关系,所以重点分析其需求的内容;在制度化需求分析中,我们是以满足需求的主体为导向的,因为制度化需求的内容指向与私人化需求无差,但是满足需求的主体可以是多元的。所以说,私人化需求与制度化需求从界定的起点上是不同的,其含义的具体指向是不同的,但是二者之间的关系是互嵌性的,私人化需求与制度化需求不是截然二分的两个部分,而是相互影响的。当私人化需求内容无法仅仅依靠照顾者自身及其家庭无法得到满足时,就需要制度化需求的多元主体发挥作用加以支持;私人化需求内容越多、强度越大,意味着照顾者及初级关系群体越难以支撑和满足,同时也意味着照顾者对制度化支持的需求越强烈。

由于家庭照顾者自行照顾失能老人一直是我国最主要的老人照顾方式,我国的正式制度体系亦将照顾老人的责任归于家庭,因此大多政策或措施都是针对失能老人的问题与需求,很少关注家庭照顾者群体的压力与需求。因此,家庭照顾者也被称为"隐形的社会福利需求者",即指过去我们往往只看到或关注失能老人的照顾需求,忽略了隐藏在其背后的直接承担照顾工作的家庭照顾者。如今,我们不但要让照顾者的需求"被看见"(visible),而且,照顾者需求的满足也不能仅仅依赖于个体和家庭,还应该依赖于公共领域的社会政策。① 从访谈资料中可以看出,公共领域的正式社会支持系统在失能老人家中缺失主动性的服务。

只有不断推进制度化支持的措施和力度,使其与私人化支持一道,同时发

---

① Cf.Fraser,N. *Unruly Practices*:*Power*,*Discourse And Gender In Contemporary Social Theory*. Cambridge Polity Press,1989.

挥效用,才能真正满足失能老人家庭照顾者的需求,并推动失能老人家庭照顾过程保持一种高品质的可持续性。

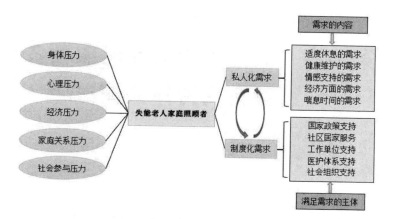

图 7-6　失能老年人家庭照顾者压力—需求示意图

第八章 失能老年人家庭照顾者
社会支持体系探讨

　　前文先后分析了失能老年人家庭照顾者面临的压力,以及在多重压力之下产生的需求、需求满足的途径及状况。照顾者群体长期被隐匿在被照顾者群体(失能老人群体)身后,他们作为失能老人的家人,被视为是理所应当的照顾者,其压力与需求长期以来被忽视。然而,随着社会结构、人口结构、家庭结构的急剧变迁,失能老人的照顾问题已经不仅仅是一个家庭问题,已然上升成为一个重要的社会问题,隐匿在日常琐碎照顾活动中的家庭照顾者群体也理应"被看见",并成为国家和社会予以重点关注和支持的群体。

　　由于照顾者群体在照顾过程中承受着多重且高强度的照顾压力,他们对于社会支持具有强烈的需求愿望。而且,当个人承担老人家属的主要照顾责任时,"国家也应依据照顾者需求,提供适切方案予以协助"[①]。但是,从失能老人家庭照顾者需求满足情况来看,照顾者主要依靠其个人及其家人等初级群体或者说非正式支持系统来应对其照顾过程中的需求,来自正式部门和机构的支持远远不足。社会支持网络的建立在个人面临压力冲击的心理历程中扮演着"关键性"的角色,对个体所承受的压力具有保护和缓冲的功能与作

---

　　① 陈正芬:《我国长期照顾体系欠缺的一角:照顾者支持服务》,《社区发展季刊》2013年第141期。

用。因此,探索失能老年人家庭照顾者的社会支持体系,对于改善照顾者的困境、保障照顾者的利益,进而提升照顾品质、提高失能老年人的生活质量具有重要意义。同时,在当前现有的"喘息服务"政策基础上,通过借鉴国际上有益的经验,并适应于当前我国社会发展程度,进一步探索"以照顾者为中心"的支持来源充备、支持内容丰富、支持层次立体、支持功能显著的"失能老年人家庭照顾者社会支持体系",能够为完善国家福利政策、家庭政策等提供理论支持,为政府尤其是民政和保障部门制定相关的老年人社会政策提供理论依据和决策参考。

本章主要探讨两个问题:首先,分析我国失能老年人家庭照顾者社会支持体系现状,一方面根据笔者调研的实际情况对照顾者的社会支持体系进行梳理,另一方面对当前我国初步构建的照顾者支持体系进行分析,探讨各种正式、非正式社会支持的积极效用及其存在的问题。其次,构建本土化的失能老年人家庭照顾者社会支持体系,探讨我国"以照顾者为中心"的立体化、多元化社会支持系统。

第一节 失能老年人家庭照顾者 社会支持现状分析

本书在第六章重点探讨了失能老年人家庭照顾者在照顾过程中承受的压力,包括身体层面、心理层面、经济层面、家庭关系层面以及社会参与层面,可以看出,照顾者确实面临着多重且沉重的压力和负担。那么,在这种情况下,家庭照顾者会通过哪些方式来缓解和应对这些压力?在这个过程中照顾者得到的社会支持有哪些?当前失能老人家庭照顾者的社会支持体系现状如何?对这些问题的回答是建构失能老年人家庭照顾者社会支持体系的重要前提。

根据本书第七章中对家庭照顾者的需求及需求满足途径、状况进行分析,同时结合当前公共部门针对家庭照顾者提供的支持政策,笔者总结了当前我国失能老年人家庭照顾者社会支持的现状,主要呈现出两方面的特点:在非正式支持层面,呈现出"以照顾者为中心的差序圈层"的支持特点;在正式支持层面,呈现出"以喘息服务为核心的多层次支持"的特点。在此基础上,分析当前失能老年人家庭照顾者社会支持现状的积极效用及存在的不足。

一、失能老年人家庭照顾者社会支持状况

卡普兰(Caplan)从社会支持的来源方面入手,将社会支持分为正式支持与非正式支持两种。① 正式支持主要指借由组织本身的特性与目标来提升个体的福利,来源为政府机构、医疗机构、社会组织中的专业人员、辅导人员等;而非正式支持主要指由家人、亲戚、朋友、邻居等人通过提供具体服务及情绪支持,帮助个体维持生活的功能,属于个别化需求的一种形式。

费孝通"差序格局"理论认为,个人的求助顺序呈现出由近及远、由亲到疏的"层级递补式"特征,而评判亲疏远近的重要标准之一是血缘或姻缘关系。② 失能老人家庭照顾者在寻求社会支持的过程中,往往也采取这种"层级递补模式",即,在照顾者的社会支持系统中,照顾者处于中心,支持来源的各元素根据其与照顾者的社会距离之远近(即从近到远)以及支持元素的科层化程度(即从非正式到正式)而逐渐向外辐射(如图8-1)。体系的最外围是来自正式支持体系的支持,内围是距离照顾者最近并涉入照顾者日常生活最多的由其家人及亲友所构成的非正式支持系统。也就是说,照顾者在寻求社会支持的过程中,是有层级次序的,首先是寻求非正式网络的支持,一般而言,通常是整个非正式支持系统呈现相当不足的状况时,照顾者才会转向正式支持系统,寻求其他替代性、补充性的资源协助。

---

① Cf.Caplan, G.*Social Support and Community Mental Health*: *Lectures on Concept Development*. New York: Behavioral.1974.

② 参见费孝通:《乡土中国》,生活·读书·新知三联书店 1985 年版,第 21 页。

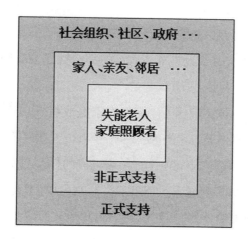

图 8-1 失能老年人家庭照顾者社会支持之系统模式

通过对失能老人家庭照顾者的研究,发现照顾者在现实生活中的社会支持主要来源于家人及亲友等初级群体,即获得的社会支持以非正式支持为主,照顾者获得的正式支持较为欠缺。

(一)非正式支持体系:以照顾者为中心的差序圈层

1.非正式支持系统的构成要素

根据图 8-1 所示,照顾者的支持系统中,距离照顾者最近的也是照顾者最主要依靠的是非正式支持体系。一般而言,照顾者的非正式支持系统由照顾者的亲属与非亲属两部分组成,都是与照顾者有频繁互动的重要他人。其中,亲属所构成的基本支持体系包含:配偶、子女(包括儿媳、女婿)、其他亲戚(近亲、远亲、姻亲);非亲属包括照顾者的朋友、邻居等重要他人。

有学者认为,费孝通提出的差序格局理论,实际上也反映了中国非正式支持所遵循的"近亲—远亲—朋友—邻居"的关系序列。① 在失能老人家庭照顾者的非正式支持系统中,照顾者同样有选择倾向,而这种选择倾向与此关系序

---

① 参见姚远:《非正式支持理论与研究综述》,《中国人口科学》2003 年第 1 期。

列基本一致。照顾者会先倾向于以一种"差序等级"的模式进行支持选择元素,亦即照顾者往往会选择从接触最亲密的家庭成员中寻求支持,当无合适家人可协助照顾时,才会寻找其他非正式的协助,从而形成以照顾者为中心的差序圈层。

　　这个差序圈层总体上是遵循"配偶—家庭成员—其他亲戚—非亲属"的序位排列,其中,家庭成员层面主要根据"子女—儿媳—女婿"的序位加以排列,其他亲戚层面又根据"近亲—远亲—姻亲"的序位排列;非亲属层面则体现出"朋友—邻居"的排列特点。(如图 8-2)当然,在具体探讨失能老人照顾者能否获得上述元素的支持时,配偶、家人、其他亲戚等是关键性的因素。已有研究表明,来自家庭的支持能显著影响照顾者的压力,并部分调节客观负担与压力之间的关系。[1] 但是有配偶、家人、其他亲戚并不一定保证照顾者就能够获得他们的协助和支持,还需要考虑照顾者与配偶、家人、其他亲戚之间的互动频率、居住的邻近性以及既有关系的亲近度等等。

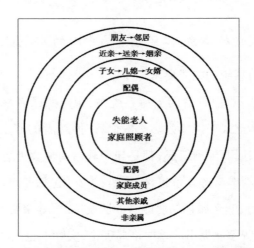

图 8-2　非正式支持系统:以照顾者为中心的差序圈层

　　① Cf.Mitrani, V.B., et al. "The Role of Family Functioning in the Stress Process of Dementia Caregivers: A Structural Family Framework." *The Gerontologist* 46.1(2006):97-105.

2.非正式支持系统的支持状况

对失能老人家庭照顾者来说,非正式支持系统在其支持网络中占据极其重要的位置。但是,非正式支持体系对照顾者提供协助项目的种类、数量、频率、强度等,也会因为照顾者所面临压力的不同而有差异。

首先,从照顾者非正式支持体系提供的支持内容来看,总体而言,照顾者的非正式支持系统提供的支持包括实质性支持、情绪性支持、信息性支持等几类。实质性支持是指照顾者的亲属或非亲属提供的家务协助、老人照顾协助、物品支持以及经济支持等;情绪性支持是指为照顾者提供情感安慰、给以心理支持,对照顾者表达关心、同情、爱与信任等;信息性支持是指为照顾者提供任何帮助解决问题或减轻压力的信息。其中,情感性支持是非正式支持体系提供的最主要的内容。正如有研究者认为,如果说正式支持提供的是一种制度和硬件环境,而非正式支持提供的则是一种帮助和理解。①

其次,从照顾者非正式支持体系的特点来看,其总体特点包括以下几个方面:(1)非技术性,即非正式支持的主体提供的支持与协助是非技术层面的,譬如料理家务、协助照顾老人起居、情绪支持等;(2)即时性,特别是由家人提供的支持,比较能够迅速满足照顾者的需求;(3)针对性,非正式支持能够为照顾者提供个别化的协助;(4)弹性,即非正式支持的主体提供的支持在时间的投入和支持的项目上比较具有弹性,可以根据实际情况进行调整;(5)互惠性,即非正式支持往往基于互惠的关系;(6)情绪性支持为主,即非正式体系提供的支持内容中,情绪性支持是最主要的内容。

最后,在照顾者非正式支持体系中,不同的支持主体基于不同的基础,为照顾者提供的支持内容及支持的特点有所不同。

失能老人家庭照顾者非正式支持体系提供支持的总体状况,如表8-1所示。

① 参见姚远:《非正式支持:应对北京市老龄问题的重要方式》,《北京社会科学》2003年第4期。

表 8-1 失能老年人家庭照顾者非正式支持体系提供支持状况一览表

支持主体	基础	支持的内容	支持的特点	总体特点
配偶	婚姻关系 责任感	家务协助 老人照顾协助 情绪支持	密切性、即时性、 针对性、互惠性	1. 非技术性; 2. 即时性; 3. 针对性; 4. 弹性; 5. 互惠性; 6. 情绪性支持为主
子女	血缘关系 回馈父母 责任感	家务协助 老人照顾协助 情绪支持 财务支持 信息支持	支持内容及强度、频率等,受子女与父母距离远近的影响	
其他亲戚	血缘关系 姻缘关系	情绪支持 信息支持	支持内容及强度、频率 等,受其他亲戚与照顾者居住地及双方既有关系的影响	
朋友	共同生活经验 共同的兴趣	情绪支持 协助处理杂事	主要以情绪性支持为主	
邻居	居住的邻近性	情绪支持 临时性的代办事情 紧急时刻的即时性协助	即时性;互惠性;支持内容及强度、频率等,受邻里关系的影响;且随着邻居的搬离而结束	

资料来源:根据本研究的访谈资料整理。

(二) 正式支持体系:以喘息服务为核心的多层次支持

照顾者正式支持体系主要指借由组织本身的特性与目标来提升个体的福利,来源为政府机构、医疗机构、社会组织中的专业人员、辅导人员等。也有学者认为正式支持体系包括:经济和政治制度、社会福利机构、社会组织(基于血缘、地缘、种族等因素结合而成)。[①] 研究表明,家庭照顾者负担处于低水平的国家,具有良好的正式照顾服务和可依赖的社会保障体系,即,照顾者能够获得较为充分的正式社会支持。[②]

---

① Cf.Cantor, M., Virginia, L. "Aging and Social Care." in Handbook of Aging and the Social Sciences.New York: Van Nostrand Reinhold.1985:748-749.

② Cf.Bleijlevens, Michel H.C., et al. "Changes in Caregiver Burden and Health-Related Quality of Life of Informal Caregivers of Older People with Dementia: Evidence from the European RightTime-PlaceCare Prospective Cohort Study." *Journal of Advanced Nursing* 71.6(2015):1378-1391.

当前,我国针对家庭照顾者的正式支持体系刚刚起步,主要呈现出以喘息服务为核心的多层次支持架构。虽然在制度层面已经开始有了一个多层次支持的架构,但是,如前文所述,对于老年人家庭照顾者而言,他们得到的来自正式支持体系的支持仍然非常有限,而且政策的宣导存在一定不足,照顾者群体对于我国当前实施的许多照顾者利好政策并不十分清楚。

1. 正式支持体系的总体架构

当前我国对于照顾者群体日益重视,在提供正式支持方面,主要以喘息服务为核心,同时开始试行长期护理保险、照顾假等政策措施。

(1)喘息服务正在兴起。

"喘息服务"是以"照顾者"为对象的服务,最早起源于美国20世纪70年代对失能及身心智障者的非机构式服务。"喘息服务"中的"喘息"二字非常形象地显示了该服务的重要功能,即通过政府、企事业单位、机构组织等的组织、协调,以经过一定培训的专业队伍为主,为一些特殊家庭的老人提供临时照顾的服务,从而给照料老人的家属一个喘息的机会。正是基于这项重要功能,该服务被比喻为"养老救火队"。"喘息服务"是指让照护者和家庭从日常的照护压力中得到短暂休息的服务,也被称为"短期照顾服务",即可以为长期照护者提供短暂性、间歇性的照顾支持,让主要照顾者有短暂休息的一种服务。

国外的"喘息服务"出现较早,经过30多年的发展,"喘息服务"已经形成了系统完善的服务体系。在我国,"喘息服务"大约出现于2011年左右,主要是通过政府购买服务的形式,对一些特殊老年人家庭照顾者提供的支持服务。从内容上来看,"喘息服务"主要包括两种形式:一是请专业人员进入老人的家庭提供服务,二是把老人接到日间照料中心,或者由养老机构来提供一些康复服务。我国部分省市开展喘息服务的情况参见表8-2。

表 8-2 我国部分省市开展"喘息服务"简况表

时间（年）	地点	服务内容
2011	杭州	杭州市西湖区开始试行"喘息服务"，经济困难的重度失能老人，家庭照护人员照护 1 年以上的，可以申请 5—30 天的喘息服务。
2012	上海	在浦东、静安、黄浦等区内的一些社区内进行"喘息服务"的酝酿试点。
2013	苏州	苏州工业园区景城社区推出一项社区公益爱心活动项目——"喘息服务"，该服务定期委派护工去长期患病的老人家里帮忙，让病人的家人能有"暂时休假"的机会。
2014	广州	首次提出为失能失智老人及其家庭提供"喘息服务"，主要包括为失能、半失能长者提供临托服务，为其家人提供专业照料指导，为老人及其家人提供心理和实质性支持。
2015	安庆	在 2015 年上半年开始实施"喘息服务"项目计划，根据家庭申请和本人意愿，将需长期护理的老人送往安庆市民办养老机构接受短期照料，为老年人家属提供喘息机会。
2016	无锡	在部分社区试行"喘息服务"项目，以项目的形式在 1 年内为每位家属提供 12—20 天的喘息服务，除了日常照护，还会对失能老人及其家庭成员进行心理疏导、心理干预，以减轻失能老人家庭内部的照料负担，提高照护水平，提升失能老人生活质量。
2017	山东	山东省拟从全省的角度出台《"十三五"山东省老龄事业发展和养老体系建设规划》等，探索失能老人"喘息服务"等政策，让照顾失能父母的子女，能够通过政策有"喘息"空间。
2018	南京	南京市民政局出台了《养老喘息服务和老年人购买紧急呼叫服务补贴办法（试行）》，政府购买了全市 300 多家 3A 级以上养老服务组织的方式，向符合一定条件的失能老人免费提供一定时间的照护服务。
2018	北京	北京市民政局发布《关于加强老年人照顾服务完善养老体系的实施意见》指出，"通过购买服务方式，由养老照料中心、社区养老服务驿站为老年人提供短期托养服务，为其照护者提供休整机会。"

资料来源：陈锴凯等：《杭州"喘息服务"已在试点，但暂不会在全市推广》，《钱江晚报》2014 年 2 月 14 日；陈里予等：《上海：多区试推"喘息服务"助居家养老》，《新闻晨报》2012 年 7 月 26 日；薛马义：《苏州一社区推"喘息服务"，让照料人"暂时休假"》，《扬子晚报》2014 年 3 月 3 日；谭秋明等：《广州：推广网格式养老，失能老人享"喘息服务"》，《广州日报》2014 年 11 月 7 日；郑超等：《安庆"喘息服务"为家庭养老"减负"》，中安在线网站，2015 年 3 月 9 日，http://ah.anhuinews.com/system/2015/03/09/006707156.shtml；佚名：《"喘息服务"为特殊家庭"减负"》，《江南晚报》2016 年 3 月 23 日；陈玮：《一个失能老人拖垮一家人，我省探索提供"喘息服务"，相关政策正在制订中》，《齐鲁晚报》2017 年 8 月 2 日；董婉愉：《南京财政补贴为重度失能老人提供免费照护，让儿女得以"喘息"》，《扬子晚报》2018 年 7 月 3 日；赵智和等：《"喘息服务"政府买单：照顾失能老人每月可休 4 天》，《北京晨报》2018 年 11 月 28 日。

（2）长期护理保险正在试点。

长期护理保险也是目前正式社会支持的重要组成部分。虽然长期护理保险的目标群体是需要长期护理的老人群体，但由于"护理工作"主要由失能老人家庭照顾者来承担，因而该保险的全面施行将会降低失能老人的经济负担，同时为家庭照顾者提供喘息时间，减轻家庭照顾者的压力，可以被视为是为家庭照顾者提供了间接性支持，因此，长期护理保险也是对失能老人家庭照顾者重要的正式社会支持。目前在青岛、上海等 15 个城市开展长期护理保险试点。①

2012 年起，青岛在全国率先实施了长期医疗护理保险。2016 年，人力资源社会保障部开始在青岛、上海等 15 个城市开展长期护理保险试点，为长期失能人员的基本生活照料和与基本生活密切相关的医疗护理提供资金或服务保障的社会保险制度。② 截至 2017 年底，在 15 个长期护理保险试点城市中，参保人数已经超过 4400 万人，当年受益 7.5 万余人。③

（3）护理假正在实行。

此外，特别针对失能老年人家庭照顾者的"护理假"也在湖北、河南等地开始实施。2016 年 5 月，河南省在全国首创了"独生子女护理假"，指出当独生子女的父母年满 60 周岁后，生病住院治疗期间，给予子女每年累计不超过 20 天的护理假，护理假期间视为出勤。2018 年，河南省通过了《河南省老年人权益保障条例（草案）》，将"不超过 20 天的护理假"改为"不少于 20 天的护理假"，进一步明确了老年人及其家庭照顾者的权益。④ 2016 年 6 月，江苏省

---

① 15 个试点城市为：上海、广州、青岛、重庆、成都、苏州、南通、上饶、荆门、安庆、宁波、承德、长春、黑龙江齐齐哈尔、新疆石河子。

② 参见鲍晓菁、张旭东等：《4000 多万失能和半失能老人养护难题如何解？》，新华网，2018 年 10 月 17 日，http://www.xinhuanet.com/politics/2018-10/17/c_1123569645.htm。

③ 参见谭谟晓：《长期护理保险助解失能老人照护难题》，新华网，2018 年 6 月 2 日，http://baijiahao.baidu.com/s? id=1603869051695086724&wfr=spider&for=pc。

④ 参见《河南独生子女护理假不少于 20 天》，新华网，2018 年 7 月 29 日，http://www.xinhuanet.com/health/2018-07/29/c_1123191269.htm。

民政厅、江苏省老龄办联合发出《关于进一步加强重点空巢独居老人关爱工作的通知》,指出江苏省也将探索制定家庭养老支持政策,例如家庭设施适老化改造补贴政策、子女护理技能免费培训和补贴政策、子女照料失能老年父母的带薪休假制度等。[1]

湖北省的政策规定,独生子女照顾父母可年享 10 天护亲假。2017 年 5 月 22 日,《湖北省实施〈中华人民共和国老年人权益保障法〉办法》(修订草案)提交省人大常委会审议。该修订草案规定,用人单位应当按照国家有关规定,保障赡养人探亲休假的权力。鼓励用人单位为赡养人探望老年人、带父母旅游或者照顾失能、住院老人提供休假便利。独生子女的父母年满 60 周岁,患病住院治疗期间,用人单位应当支持其子女护理照料,并给予每年累计不超过 10 天的护理时间,护理期间工资福利待遇不变。[2]

《四川省"十三五"老龄事业发展和养老体系建设规划》指出,到 2020 年,四川省将健全社会养老保障体系,探索建立护理保险制度,加快完善支持居家养老的配套政策,探索制定子女照料失能老年父母的支持政策,在假期和用工制度方面进行适当倾斜。[3]

(4)其他正式社会支持。

随着我国老龄化程度进一步深化,失能老年人照顾问题越来越引起社会关注。除上述喘息服务、长期护理保险、照护假等制度措施对家庭照顾者进行直接或间接支持外,我国近年来还实施了其他一些措施。

其一,对高龄老人发放高龄津贴。

国家为保障老年人的生活,针对我国 80 岁以上的老人提供了高龄津贴,各地政府根据其财政收入状况,为 80 岁以上高龄老人每月发放数额不等的高

---

[1] 参见项凤华:《江苏探索制定子女带薪陪护假 鼓励照料失能父母》,《现代快报》2016 年 6 月 21 日。
[2] 参见《湖北独生子女有望每年享 10 天护理父母假》,《武汉晚报》2017 年 4 月 14 日。
[3] 参见李丹:《子女照料失能老年父母将有支持政策》,《四川日报》2017 年 11 月 8 日。

龄津贴,其目的是解决高龄老人基本生活问题,对保障高龄老人的生活质量起到很重要的作用。虽然高龄津贴主要的发放对象以及服务对象是高龄老人群体,但是对于家庭照顾者而言,这也是一项间接性的支持政策,一定程度上减缓了照顾者的经济压力。

其二,对赡养老人的照顾者实行个税专项附加扣除。

2018 年 12 月 22 日,国务院《关于印发个人所得税专项附加扣除暂行办法的通知》发布,自 2019 年 1 月 1 日起,享有教育、医疗、养老等多方面附加扣除,其中,纳税人赡养 1 位及以上年满 60 岁的父母,以及子女均已去世的年满60 岁的祖父母、外祖父母的赡养支出,可以税前扣除。这是直接针对家庭照顾者的税收优惠条例,可在一定程度上减轻照顾者的税收负担。

其三,开始出现一些公益服务项目,为照顾者提供技术赋能、情感支持和工具赋能。技术方面是指协助照顾者掌握一些科学有效的护理技能,包括日常生活的护理技能,特殊身体需要的护理技能。情感方面,主要包括对照顾者进行心理慰藉,组成情感互助社群,缓解焦虑、疏导情绪。工具赋能主要是让照顾者掌握一些适老化工具的使用技巧,介绍适老化工具,从而让照顾者在使用工具、掌握工具等方面少花力气。"家中老人生病了,有人给你专业医疗建议,有人教你专业护理知识,在你实在累得不行的时候,有临托、日托暂时照顾老人,或者有义工来帮你暂时看护。如果病情严重,你认为难以面对,我们的社工会给你心理上的支持。这样一来,照顾者就可以松一口气。"[1]一位机构负责人如此描绘实现"喘息服务"之后,失能失智老人及其家庭获得的具体支持。

2. 正式支持体系的特点

与非正式支持体系相比,老年人家庭照顾者的正式支持体系的协助者通常是在科层制的结构下,以一种可预测的、有组织的方式来为照顾者

---

[1]　参见辛捷凯:《2020 年广州要基本实现老年人养老"9064"目标》,《信息时报》2014 年 11月 7 日。

提供服务。①

根据以上对老年人家庭照顾者的正式支持体系提供支持的内容等方面的分析,可以发现,正式支持体系具有以下特点:(1)任务取向;(2)目标导向;(3)只在特定时间段内提供协助;(4)高度专业化;(5)提供的服务需要付费。②

(三)照顾者正式支持体系与非正式支持体系的优缺点

以上我们分别分析了失能老人家庭照顾者的非正式支持体系与正式支持体系,梳理了两个体系提供支持的内容,以及各自所具有的特点。由此亦可看出,正式支持体系与非正式支持体系都各有其优点,也各有不足。(如表8-3)

对这两个支持体系的优缺点进行对比分析,可以进一步探讨如何使正式支持体系与非正式支持体系相互补充,建构更完善的照顾者支持体系。

表 8-3 照顾者正式支持体系与非正式支持体系优缺点一览表

	照顾者非正式支持体系	照顾者正式支持体系
优点	具有弹性,支持主体可选择	需要经过条件审核,强调资源分配公平效果
	具有即时性,能迅速提供支持	服务更为标准化,服务更专业
	具人性化,服务能够考虑个体的需求	服务质量可以有保障,可以进行绩效评估
	成本效益高	支持资源的提供具有长期性
	能够满足老人的个别化需求	支持资源的来源具有稳定性
	提供的支持具有可近性、可及性、可受性	管理部门权责更为明确
	可以运用更多的社区资源,增强社区意识及认同感	
	能够弥补正式支持系统提供照顾服务的不足	

---

① 参见吕宝静:《老人照顾:老人、家庭、正式服务》,台湾五南图书出版股份有限公司2001年版,第14页。

② Cf. Travis, S. S. "Families and Formal Networks." *Handbook of Aging and the Family.* Greenwood Press, 1995:458-473.

续表

	照顾者非正式支持体系	照顾者正式支持体系
缺点	提供的支持质量难以保障	服务僵化、不具有弹性
	提供的支持水平参差不齐	缺乏人性化、个性化
	缺乏专业照顾的知识与技术	限制性条件太多
	支持资源得不到有效分配	服务方案缺乏完善的配套措施
	支持资源短缺及具有不确定性	成本效益低
	无明确管理单位、责任不明确	资源重复浪费
	照顾者与支持者之间的关系易导致紧张与冲突	易造成福利依赖文化
	加重了家庭负担及女性的压力	

资料来源:笔者根据收集的资料自行整理。

二、失能老年人家庭照顾者社会支持的现状分析

由上述内容可知,从正式支持与非正式支持两个层面来分析,失能老年人家庭照顾者的社会支持体系得以初步建构。非正式支持体系呈现出以家庭照顾者为中心的差序圈层特点,正式支持体系呈现出以喘息服务为核心的多层次支持特点。但是,当前我国老年人家庭照顾者支持体系仍然存在着不足,从而影响着支持体系效用的发挥。

(一)非正式社会支持力度逐渐减弱

研究发现,当前失能老人家庭照顾者的社会支持体系中,主要以非正式社会支持为主。根据"补充模式"(supplemental model)理论,非正式支持是基本的、主要的支持来源,当非正式支持系统无法满足需求时,才会求助于正式支持系统。[1] 照顾者获得的非正式支持主要是建立在血缘关系基础上的家庭与家族的互助互济,建立在业缘(或学缘)关系基础之上的朋友间的相互慰藉,

---

[1]　参见吕宝静:《老人非正式和正式照顾体系关系之探讨》,《社会政策与社会工作学刊》1998 年第 2 期。

以及建立在地缘关系基础之上的邻里间的相互照顾。应该说,这些非正式的社会支持网络为失能老人家庭照顾者提供了工具性、情感性以及信息性的支持,对照顾者渡过生活难关、获得精神慰藉起着一定的作用。

但是,随着社会的发展变迁,家庭的核心化、少子化与空巢化,居住单元的独立化,生活节奏的快速化等等,使得非正式社会支持在失能老年人家庭照顾过程中发挥的作用也随之发生了变化。虽然照顾者在照顾过程中,仍然首先选择非正式支持体系作为其获得支持的来源,但是,与以往相比,非正式支持内容的广度、支持的频率、支持的强度、支持的效果等,都有所减弱。

鉴于当前非正式支持力逐渐减弱的情况,这一方面需要契合当前社会发展形势,探索引导非正式社会支持继续发挥作用的有效机制;另一方面需要在我国传统养老文化的基础上,使非正式社会支持在当前时代背景下与其他社会支持一起,建构起一个有效的社会支持网络,真正减轻失能老年人家庭照顾者的照顾负担。

(二)正式社会支持体系有待加强

长期以来,受我国传统家文化、孝文化等观念影响,对老年人的照料被视为是家人理所应当的责任和义务,家庭照顾者则长期被忽略、隐匿在琐碎的照顾生活中。随着我国人口老龄化、高龄化、失能化问题的加剧,针对老年人群体的公共政策和社会福利措施受到重视;在这个过程中,家庭照顾者仍然被消音,在公共政策场域中被忽略,其权益也长期被忽略。一方面,国内针对失能老人照顾者群体的法规政策处于空白状态;另一方面,我国长护服务供给的政策并不涉及家庭内部的提供,大量财政补贴进入到机构照护服务以及社区日间照料中心。然而养老照护机构、社区、家政服务等家庭外部提供服务占比不到5%。[①] 也即家庭照顾者作为长期照护的主力,所得正式支持不足。在此

---

① 参见王震:《我国长期照护服务供给的现状、问题及建议》,《中国医疗保险》2018 年第9 期。

期间,照顾者能够得到的来自公共部门的正式支持,主要是间接性的支持,是依靠政府或其他机构/组织针对老年人群体的支持性措施,间接获得劳务以及经济方面的支持,直接针对家庭照顾者群体的福利政策或支持措施少之又少。

这种状况一直持续到近几年才开始有了变化,"喘息服务"是目前失能老年人家庭照顾者的重要社会支持,该服务的兴起说明失能老年人家庭照顾者的社会支持需求开始引起社会关注。原先以"失能老年人"为主的视角开始转向"照顾者"视角。虽然在一定程度上,可以认为"喘息服务"最终的服务目标仍然是作为被照顾者的老年人群体,但该服务的实施效果,则可看作是在一定程度上满足了"照顾者"获得社会支持的需求,缓解了照顾者的身体和精神压力,为失能老年人的家庭照顾者提供了"喘息式"社会支持。如前所述,当前我国老年人家庭照顾者的正式支持体系可以被视为是开始尝试以"喘息式服务"为核心的支持模式,同时包含有长期护理保险的尝试以及照护假的尝试等福利措施。喘息式社会支持,是目前失能老人家庭照顾者的重要支持。但是,当前喘息式服务仍存在一些不足,亟待加强。

从社会支持的一致性来看,"喘息服务"需要更统一的顶层设计。目前我国的喘息服务基本是各地自主探索实施,缺少顶层设计。由于全国各地试行"喘息服务"的时间有早有晚,制度设计的完备程度也不同,有些城市(如广州、杭州等地)开展"喘息服务"的服务内容便相对比较丰富,服务形式多元,顶层设计也相对比较完善。而有些城市则刚刚试点,在服务对象的选择、服务内容的提供等方面还有待完善。需要指出的是,直接面向家庭照顾者的喘息服务主要集中在前述提到的大城市地区,小城市乃至农村地区少有提供。

同时,"喘息服务"的服务内容需要进一步加强。"喘息服务"是政府尝试将政府力量填充到公共养老服务体系中的内容,在一定程度上发挥了积极的引导示范作用,契合了照顾者的社会支持需求。不过,在资金来源、服务对象的条件设定、服务对象的识别标准、社会力量介入以及服务规范制定等方面,还需要进一步完善,探索形成政府主导、社会参与、市场运作、全民响应的服务格局,在政策引领和法律保障上持续跟进,形成政府、社会、公众在养老资源上的合力。目前喘息服务的形式、功能比较单一,大多只是进行简单的上门服务和机构暂托等基础服务,实际上,除了照护替代需求外,失能老年人家庭照顾者的心理健康、照护技能培训等等,也需要获得社会支持。目前这方面的需求较大,但供应远远不足。

此外,喘息服务刚刚起步,因此该服务模式的可持续发展也是需要关注的问题。从发展趋势而言,围绕喘息服务应该进行必要的考虑和规划,使其制度化、常态化。一方面需要政府加强财政支持的力度,另一方面则要引导和鼓励企业、社会爱心人士积极参与其中,通过募集捐款、成立专项基金等方式来加大财力支持,从而让该服务惠及更多家庭及家庭照顾者。

(三)正式支持与非正式支持之间缺乏有效结合

对于失能老年人家庭照顾者而言,无论是其首要选择的非正式支持体系,抑或是日益重要的正式支持体系,都能够在某些层面减缓照顾者的照顾压力,同时也都存在各自的不足和缺点,如果能够将照顾者的非正式支持与正式支持进行有效的结合,相互弥补不足,相互促进各自的优势发挥效用,将会形成更为完善的照顾者社会支持体系,大大提升照顾者的生活质量,进而提升照顾者的照顾品质。正式支持资源必须考虑照顾者的实际需求,兼顾照顾者的非正式支持资源状况,才能发挥福利服务输送的效益,以达到减轻照顾者负荷的效果;与此同时,照顾者的非正式支持体系也应与正式支持体系相联通,了解正式支持体系提供的服务内容、特点、效用等,才能使得正式支持资源得到有效及充分的利用。

当前照顾者的社会支持整体框架中,非正式支持与正式支持之间缺乏这种有效的结合,相互之间未能进行有效的衔接和互补。非正式支持主要依赖于照顾者的家人、友人及邻居,而这些支持来源遇到了越来越多的障碍;在正式支持体系中,则缺少对照顾者非正式支持体系的考量和分析,政策的制定以及服务的提供没有考虑到如何对接照顾者的非正式支持体系,缺乏从公共政策层面出发巩固照顾者非正式支持体系的举措。正式支持与非正式支持之间是各自为体、相互分离割裂的,在当前家庭照顾面临重大挑战、家庭照顾者面临巨大压力的情形下,这种隔离状态显然已经不能满足照顾者的需求,也不利于家庭照顾的维系。

由上述分析可知,失能老人家庭照顾者的社会支持体系由非正式支持和正式支持两个部分组成,其中,非正式支持体系是照顾者主要依靠的支持来源。非正式支持体系呈现出"以照顾者为中心的差序圈层"的支持特点,照顾者在选择支持来源时遵循"配偶—家庭成员—其他亲戚—非亲属"的差序圈层排列;正式支持体系呈现出"以喘息服务为核心的多层次支持"的特点,当前我国的公共政策和福利措施开始由"失能老人"视角向"家庭照顾者"视角转变,喘息服务正在开展、长期照护保险正在试行、照护假也正在推行,等等。总体而言,照顾者的非正式支持与正式支持都各有特点,也各有优缺点;在当前社会结构、人口结构、家庭结构均发生重大转型的背景下,照顾者的非正式支持体系支持力度不断减弱,正式支持体系的支持效用也尚显不足、亟待加强,而非正式支持与正式支持体系之间又缺乏有效的结合与互补,种种状况表明,亟需构建一个适应于当前我国社会发展程度、以照顾者为中心的、来源更充备、内容更丰富、层次更立体、功能更显著的"失能老年人家庭照顾者社会支持体系"。

第二节　失能老年人家庭照顾者社会支持体系建构

构建我国失能老年人家庭照顾者的社会支持系统,应以"照顾者"为中心,立足我国社会、经济和文化实际,契合照顾者的多元社会支持的需求,一方面,继续完善来自家庭、亲戚、朋友、邻里等非正式的非制度化支持,另一方面,建立健全包含国家社会福利政策、社区支持网络以及社会服务机构等为一体的正式的制度性支持。在构建这一支持体系的过程中,要注重支持对象的明确性、支持来源的充备性、支持内容的丰富性、支持层次的立体性,同时兼顾正式支持与非正式支持的相互结合与促进。

一、支持对象应更为明确:以照顾者为中心的社会支持体系

建构失能老年人家庭照顾者社会支持体系,首先要明确支持的对象,在此,支持的视角由"被照顾者"转向"照顾者",明确家庭照顾者在该支持体系中的中心位置。

由于身处"亲人"及"传统孝道"的双重形塑下,承担着照顾责任的家庭照顾者们的声音及需求长期以来都被排除在公领域政策之外,淹没在日常生活琐事对话之中,成为搬不上台面的小事,被人们习以为常地忽略。在以往的照顾者的支持系统中,主要依靠其自身及其家人、亲戚、朋友及邻里等初级群体的非正式支持,正式支持系统的支持付诸阙如,或者是以对被照顾者的支持来间接应对照顾者的需求,或者是对照顾者的支持其实质仍是落脚到被照顾者群体。这些现象都表明,长期以来,并没有形成以"照顾者"为中心的社会支持体系,尤其是在正式支持体系中,照顾者群体一直以来都被隐匿在被照顾者群体后面,其压力和需求被消音、被忽略。

失能老人作为被照顾者,理应得到重视;但是在当前家庭照顾面临重大挑战的背景下,家庭照顾者作为老年人照顾关系中同样重要的一方,构建其社会支持体系的重要性亦日益凸显。应该进一步明确照顾者的中心地位、构建以照顾者为中心的社会支持体系,并将照顾者社会支持体系视为我国养老体系的重要组成部分,才能有效应对以下三个层面的困境:

个体层面:明确了照顾者的中心位置,构建照顾者社会支持体系,能够有效缓解家庭照顾者在照顾过程中的压力与负担,帮助家庭照顾者更好地应对

个人生活及照顾过程中的困境与挑战。

家庭层面:构建以照顾者为中心的社会支持体系,对失能老人照顾者的支持,亦是对失能老人家庭的支持。"一人失能,全家失衡。"失能老人对家庭的冲击显而易见,而家庭照顾者是家庭应对失能老人这一危机事件的核心,以家庭照顾者为中心的社会支持体系的构建,不仅仅是对照顾者个体的支持,同时也是对失能老人家庭的支持,能够帮助失能老人家庭缓解压力。

社会层面:随着失能人口日益增多,失能老人的照顾问题已经不仅仅是一个家庭问题,而且已经成为一个日益严峻的社会问题。失能老人照顾工作已经由"道德化""私人化""家庭化"向"社会化""集体化""公共化"转变,照顾责任也从家庭中个别的层次提升到社会层次和国家层次。由此,构建家庭照顾者为中心的社会支持体系,也是缓解失能老人照顾这一社会问题的重要途径。

二、支持来源应更为充备：多样化的支持来源

失能老人家庭照顾者的社会支持来源,从大的方面分为非正式支持与正式支持,通过对当前照顾者社会支持体系的分析可以获悉,照顾者的社会支持来源,尤其是正式社会支持的来源还比较单一。非正式支持的来源主要是照顾者的配偶、家人、亲戚、朋友、邻居等初级群体;正式支持的来源主要是政府部门。根据社会支持的理论,个体所拥有的社会支持网络越大,其社会支持来源越多,越能提升个体应对困境的能力。因此,应该在现有非正式社会支持的基础上,着重扩大照顾者的正式社会支持来源,建构一个支持来源更为充备的照顾者社会支持体系。

(一)政府:政策法律顶层设计

面对数量庞大的失能老人家庭照顾者群体及其日益凸显的照顾困境,宏观层面的社会政策干预非常重要,需要从社会政策层面给予该群体一定的支

持,形成稳定的正式社会支持系统。① 从国外经验来看,制定有益于照顾者的政策和法律,能够更有效地保护照顾者权益,引导和促进照顾者支持项目的开展与实施。在构建家庭照顾者社会支持体系的过程中,首先要重视"政府"这一重要的支持来源,强化政府在相关政策法律等方面进行顶层设计的功能。

梳理国外政府针对照顾者群体制定的相关法律和政策,可以发现这样几个特点:一是政府高度重视照顾者的权益,围绕照顾者权益制定了专门的法律法规或相关政策;二是政府的顶层设计相对完善,政策法规等方面的内容涵盖面较为广泛。总体而言,国外关于照顾者的相关法律和政策主要包括三个方面:(1)资金支持性法律和政策,资金支持主要用于培训和招募照顾者、支付照顾者的医疗保险和医疗补助、照顾者支持项目的开展和实施。如,美国2006年发布的《喘息寿命法案》。(2)工作和休假相关的法律和政策,为照顾者的工作和休假权益提供保障,如,美国1993年通过的《家庭和医疗休假法案》,澳大利亚1996年制定的针对照护者的《国家照护者休养法案》等。(3)规范照顾行业的相关法律,目的是规范商业化的照顾服务。

目前我国政府虽然也开始重视家庭照顾者,并相继出台、试点了一些支持政策,但是,政府在照顾者政策法律制定方面的顶层设计还比较缺乏,关于维护照顾者权益的政策和法律尚属空白。参考其他国家和地区的相关实践经验,应结合我国社会经济发展状况、文化背景、失能老人家庭状况、失能老人家庭照顾者需求等,建立公共性的照顾服务系统,做好适合我国国情的家庭照顾者法律法规以及相关社会政策的顶层设计,从政策层面确保稳定的照顾者正式社会支持系统的形成。

政府部门的顶层设计可以包含以下方面:其一,从法律法规层面进行顶层设计,制定家庭照顾者法律法规,从法律层面明确照顾者的权益;其二,制定适

---

① 参见郑悦、黄晨熹:《失能失智老人家庭照顾者生活质量干预项目的开发——基于压力应对理论》,《社会建设》2020年第2期。

合我国国情的家庭照顾者补偿机制,出台支持家庭照顾者的政策或规划,从经济、时间、就业等方面对家庭照顾者给予具体切实可行的支持;其三,制定相关政策,一方面规范照顾者服务行业的发展,另一方面通过政策倾斜鼓励和保护照顾者支持性志愿活动的开展;其四,加强社会教育宣导工作力度,一方面加大宣传政府针对照顾者的法律法规政策,使社会大众及照顾者了解熟悉这些政策信息,另一方面在完善家庭照顾功能的过程中,加大宣传照顾责任的公共性、集体性,增加家庭与外界正式或非正式支持资源的联结。

(二)工作单位:构建"照顾者友好型"工作环境

对于身兼照顾者角色与工作角色的家庭照顾者而言,工作单位也是其正式社会支持体系中非常重要的支持来源。保障失能老人家庭照顾者的就业权利,以及保障照顾者在工作岗位上的延续性、持续性及灵活性,免除照顾者的后顾之忧、保障照顾者的经济独立性,一方面需要政府在顶层设计上加以考虑,另一方面则是工作单位要为家庭照顾者提供相应保障,构建"家庭照顾者友好型"的工作环境。

目前我国有一些城市针对照顾者出台了"照护假"等相关政策,但是这些政策能否落地、能否得到真正的实施,还需要各职业单位以及企业的支持,切实将这些政策用于符合条件的照顾者身上,为家庭照顾者提供支持和便利。总体而言,工作单位可以从以下几个方面为照顾者提供支持:(1)切实落实有关家庭照顾者的法律法规和政策措施;(2)保障照顾者能够利用"照顾假"等形式,兼顾失能老人的照顾工作;(3)为照顾者提供方便,根据照顾者的需求,为照顾者调整工作岗位、实行弹性工作时间等。

(三)街道社区:照顾者社会支持的重要平台和载体

街道社区是失能老人实现"在地老化"(aging in place)的场所,也是家庭照顾者正式支持体系中重要的支持来源;与此同时,在照顾者的社会支持体系中,街道社区也是照顾者社会支持得以实现的重要平台和载体。应该构建以社区为中心的支持网络,依托街道社区,链接相关资源,为失能老人家庭提供家庭内部支持和家庭外部支持,在家庭内增加其他家庭成员协助主要照顾者照顾的动力,在家庭外联结适切的社会资源帮助照顾者承担照顾任务。在这种里应外合的资源链接与介入之下,为失能老人家庭照顾者提供工具性支持、情感性支持或信息性支持。

第一,依托街道社区,链接社区居家养老服务资源,扩大居家照顾服务与社区照顾方案的提供范围,提升专业性,开展家务协助、日间照料、居家看护、短期托管等服务项目,为照顾者提供喘息的服务、空间,协助照顾者减少照顾时间,减缓照顾者因照顾产生的压力和负荷。

第二,依托街道社区,开展"适老化改造与服务",链接社会组织、社工机构的居家安全改造项目,减少照顾者因照顾不周而产生的安全隐患。

第三,依托街道社区,建立健全失能老人家庭照顾者的信息支持体系,邀请医院或养老机构的专家,在社区内开展护理知识讲座,为照顾者提供相应的照顾技巧学习,提高照顾者日常照护技能和监护能力。

第四,依托街道社区,通过开展照顾者互助小组等活动,为照顾者提供情感支持,做好照料者的压力疏解,缓解其心理和精神压力。失能老人家属们通过互助小组等社区组织,分享照顾经验与心得,获得彼此心理上的支持。

第五,依托街道社区,进一步凝聚和发挥社区邻里的力量,营造社区邻里之间守望互助的氛围,打造"乐养、助养"的社区养老文化,为失能老人家庭照顾者获得邻里之间的相互支持搭建平台。如,目前已有一些社区开展的"时间银行"服务项目,或称"助老服务时间银行",不同年龄阶段的志愿者为社区老年人提供各类服务活动,以计时、计量的形式实现"互惠",待自己或家人年老失能需要照顾时,可以兑换同等时间或同等数量的养老服务。① 这样的社

---

① 参见景军、赵芮:《互助养老:来自"爱心时间银行"的启示》,《思想战线》2015 年第 4 期;萧子扬:《"时间银行"助推城市社区综合治理》,《中国人口报》2019 年 8 月 8 日。

区时间银行对于失能老人家庭照顾者而言,也能够大大缓解他们实际照顾工作中的压力和困境。

(四)社会组织:开展多元化照顾者支持项目

日益蓬勃发展的社会组织,也应该被纳入失能老人家庭照顾者正式社会支持的重要来源。目前社会上也出现了许多针对照顾者群体的专业服务机构,这些专业机构提供多元化的为老助老服务项目,或者直接为照顾者提供喘息服务项目,帮助照顾者减轻家庭负担,使照顾者能够有短暂的放松时间。另一方面,政府也往往通过向这些社会组织、社工机构购买服务项目,为失能老人家庭以及失能老人家庭照顾者提供支持。

如,有些国家或地区成立有非政府的社会组织或社工机构,在社区中为长期照顾者提供相关支持服务,这些服务既包括进入家庭中进行的服务,也可以是在社区的机构当中进行的服务;既包括工具性的支持,也包括情感上的支持。也有的成立照顾者协会、老年人家属联谊会等等,一方面,失能老人家人可以借由联谊会的功能寻求各种服务,包括医疗常识、照顾技巧、照顾咨询、社会资源转介等,同时通过失能老人家属们分享照顾经验与心得,获得彼此心理上的支持;另一方面,也可以通过协会、联谊会帮助照顾者维护自己的合法权益。此外,还可以通过创新志愿者服务机制,推行志愿服务时数的人力银行机制,累积记录志愿者的为老、助老志愿服务时数,待日后自己需要其他志愿者提供服务时,从人力银行提取服务时数。通过这种互惠与回馈相结合的志愿服务组织,引导社区居民相互扶助,从而为失能老人家庭、失能老人家庭照顾者提供支持。

综上所述,失能老人家庭照顾者社会支持体系的来源应更为充备,既要包括已有的非正式支持体系中照顾者的配偶、家人、亲戚、朋友、邻里;同时又要进一步扩大和挖掘正式支持体系中的支持来源,包括政府、工作单位、街道社区、社会组织等等。

三、支持内容应更为丰富：多元化的支持内容

从前面几章的分析中,我们可以得知失能老人家庭照顾者面临的压力与负荷是多重的,包括身体的、心理的、经济的、家庭关系的以及社会参与的等等方面,因此,改善照顾者处境以及支持照顾者的措施也势必是多元的。在构建失能老人家庭照顾者社会支持体系的过程中,也必然要以照顾者的需求为中心,充分利用和挖掘照顾者正式以及非正式的支持来源,为照顾者提供更为丰富和多元化的支持内容。

(一)提供喘息照顾服务

针对照顾者身体、心理、家庭关系以及社会参与等方面的压力,为照顾者提供喘息的机会,让照顾者能够有时间来缓解自己的身心压力、处理个人事务、维持家庭关系、加强家庭整合、增加与外界接触和交往的机会。如前所述,当前我国部分城市已经尝试针对照顾者开展了一些喘息服务,应该在总结现有喘息服务经验的基础上,参考其他国家或地区喘息照顾服务的成熟做法,根据照顾者的需求,为家庭照顾者提供模式更多样、更有选择余地的喘息照顾服务。

1.机构式喘息照顾服务。指依托正式机构,包括养老机构、护理之家以及医院等正式机构,为失能老人家庭照顾者提供较长时间的喘息服务。照顾者可以将老人托付给这些正式机构,由这些机构的专业人员暂时托管老人,为老人提供住宿、饮食,以及暂时替代照顾者履行看护等照顾职责,让照顾者可以有几天或几周的喘息时间。

2.家庭外的社区照顾喘息服务。指依托社区内的养老服务资源,如,日间照顾中心、成人托管中心、寄养家庭、共同照顾户以及社会组织服务项目等,为照顾者提供暂时托管老人的服务。

3.居家式喘息照顾服务。指正式机构、社区服务组织或其他社会组织的

服务人员到失能老人家庭,为失能老人提供陪伴服务、家务服务、居家健康护理服务等等,让照顾者能有一些自己的时间、缓解照顾者的压力。

当前我国支持家庭照顾者的喘息照顾服务,从服务的模式到服务的内容和服务资源等方面都存在不足,政府应通过补助的方式鼓励社会福利机构、医疗机构、社会组织、街道社区等组织办理各项喘息照顾服务,为照顾者提供喘息的机会,协助照顾者纾解身心压力。如,2019 年 6 月,国家财政部、税务总局、发展改革委、民政部、商务部、卫生健康委等六部门联合发布《关于养老、托育、家政等社区家庭服务业税费优惠政策的公告》,公告中明确提出,为社区提供养老服务的机构,可享受多项税费优惠,包括:养老机构取得的收入免征增值税,承受房屋、土地用于社区养老服务的,免征契税等等。①

(二)提供经济性支持服务

照顾家庭中的失能老人会影响照顾者的经济安全,当家庭中有失能老人时,医疗费用、购买药品、康复器材以及日常护理等都有可能增加照顾者及其家庭的经济支出;加之照顾者可能因照顾责任退出劳动力市场或更换工作、改变工作形态等,造成经济收入减少,等等,这些都有可能使照顾者及其家庭陷入经济困境。为缓解照顾者的经济压力,诸多国家都实施了经济性支持服务以补偿照顾者的经济损失,进而保障其经济安全。

我国对于照顾者的经济支持服务方面,已经开始意识到照顾者的经济付出,但是还存在较大不足。目前针对高龄老人发放的高龄津贴,是对照顾者的间接性经济支持;自 2019 年 1 月 1 日起,对赡养老人的照顾者实行个税专项附加扣除,在一定程度上减轻了照顾者的税收负担,是对照顾者的直接性经济支持。建议国家在现有的经济支持性政策基础上,为失能老人家庭照顾者提供更为明确的经济性支持服务,可以从"税赋优惠措施"与"照顾者津贴给付

---

①　参见《关于养老、托育、家政等社区家庭服务业税费优惠政策的公告》,国家税务总局网站,2019 年 6 月 28 日,http://www.chinatax.gov.cn/n810341/n810755/c4473532/content.html。

措施"两个方面考虑相关的支持措施。

1. 税赋优惠措施。我国自 2019 年起开始实施个税专项附加扣除,赡养老人的照顾者可以享受税前赡养费的特殊扣除,这是对照顾者的直接经济支持措施。但是,这项税赋优惠措施也有一些不足,如赡养岳父岳母、公公婆婆,不能依法享受税前赡养费的特殊扣除;另外,这项税赋优惠措施有可能无法照顾到所有真正需要经济支持的照顾者。如同亚伯(Abel)所说,减税有利于富人,但富人原来就有负担照顾成本的能力,而一些税赋优惠措施照顾不到连收入都无法达到纳税标准的人。① 一般而言,多数照顾者并未就业,无须申报所得税,因此税赋优惠方案对于未就业或低薪的照顾者经济状况的帮助就相对有限。

2. 照顾者津贴给付措施。为照顾者提供"照顾者津贴"(Caregiver allowance),是现金给付方式之一②。提供照顾者津贴的目的是为了补偿照顾者所做的照顾工作或补偿照顾者因照顾而增加的花费,譬如支付喘息照顾服务或日间照顾的费用等等。照顾者津贴提供现金给照顾者,可以纾解照顾者部分经济压力,同时也为照顾者提供动力以继续照顾失能老人。照顾者津贴的给付原则,可以由"补缺式给付"向"普惠式给付"过渡发展,首先向特定家庭、特殊群体(如低收入家庭、弱势群体)进行津贴给付,之后逐渐发展为普及性发放,因为虽然特定家庭、特殊群体对于经济补助的需求更为迫切,但是其实大部分照顾者都有经济方面的压力,都有申领照顾者津贴的需求。另外,照顾者津贴的给付标准,可以综合考虑失能老人的失能程度、照顾者及其家庭经济状

---

① Cf. Abel, E. K. *Who Cares for the Elderly: Public Policy and the Experiences of Adult Daughters.* Philadelphia: Temple University Press. 1991: 170.

② 检视其他国家和地区针对照顾者的现金给付方式,主要有两种:给予照顾者津贴,以及给予照顾者薪资的方式。其中,给予薪资的方式,是将照顾视为一项正式工作,以固定的薪资雇佣照顾者,而薪资的多寡则视照顾工作所需或实际执行的性质及强度来计算。就如同建立一个付费服务的家庭照顾工业,雇佣对象是老人的亲友而非专业人士。根据我国当前社会发展状况及家庭养老文化及现状,在对照顾者的经济支持方面,给予照顾者津贴的方式更为可行。

况以及各地政府财政收入情况,设定照顾者津贴的发放标准。

(三)提供就业性支持服务

在失能老人家庭照顾者照顾过程中,照顾者也面临着工作受影响的压力,照顾者或者因照顾被迫放弃工作,或者因照顾而减少了经济收入等等。为失能老人家庭照顾者提供就业方面的支持服务,协助家庭照顾者能保有工作留在职场,应该为照顾者提供良好的工作环境与配套措施,即,国家应该出台"回应家庭"(family-responsive)的就业政策,同时倡导工作单位、企业等营造"照顾者友好型"的工作环境。

1. 赋予照顾者弹性的工作条件。应强调单位领导或雇主有为照顾失能老人需求的员工进行考虑并安排弹性工作的义务,要求单位领导或雇主为照顾者设立弹性工作条件。政府方面也应该加强宣导相关规定及政策,使单位领导、雇主及员工都能了解自身的权利与义务。

2. 提供家庭照顾假。当前我国部分城市已经开始实行特别针对失能老年人家庭照顾者的"护理假",但是能够享有护理假的主要限定为独生子女群体,且各地护理假的时间也不统一,护理假期间的薪资待遇等也各不相同。家庭照顾假的供给十分重要,为使员工能安心请假,建议一方面衡量各地照顾假的标准,确立一个照顾假的最低天数,另一方面,照顾假应该是带薪假。

3. 协助照顾者重返职场。部分照顾者因承担照顾责任中止了工作,待照顾责任完成之后,面临着难以重返职场的困境。政府及相关部门应为照顾者开办职业技能培训班、开设相关课程,协助照顾者维持或提升工作技能;或者为照顾者提供就业信息,链接就业岗位等资源,协助照顾者找到合适的就业岗位;此外,也可以利用照顾者已拥有的照顾经验,协助照顾者通过培训考取相关证书或成为职业照顾服务员,在正式机构从事照顾工作,借以维持收入,同时也对我国照顾人力资源的扩充有所助益。

（四）提供心理暨教育性支持服务

失能老人家庭照顾者除了要面对超负荷的劳务带来的身体压力外，还要处理心理层面的负担和压力，负面情绪长期累积，带给照顾者沉重的心理负担。为照顾者提供心理暨教育性支持服务，目的即在于提升照顾者对于负面情绪的应付能力，缓解照顾者的心理压力。

心理暨教育性支持服务的实施主体可以是地方政府、街道社区、民间团体、社会组织等，其服务方案的内容可以包括以下几个方面：举办家庭照顾者相关专业研习讲座或相关培训，为照顾者普及照顾基本技能、宣导政府关于老年人及照顾者的相关政策等；委托民间团体或非政府组织开展一系列照顾者团体服务或个案服务，为照顾者提供感情上和心理上的服务；开设家庭照顾者服务求助热线，为照顾者提供建议、纾解心理压力、转介相关资源等；支持成立各种家庭照顾者团体或协会，由专业人士带领，也可以采取同伴群体共同分享经验的方式，以"照顾者支持团体"的方式提供照顾者情绪、知识及技巧等方面的支持。

由上分析可知，建构失能老人家庭照顾者社会支持体系，其支持的内容包括提供喘息照顾服务、经济性支持服务、就业性支持服务以及心理暨教育性支持服务。支持的内容具有多元化特点，以应对照顾者在照顾过程中经历的身体、心理、经济、家庭关系及社会参与等多重性压力。

四、支持层次应更为立体：多维度的支持层次

失能老年人家庭照顾者社会支持体系的建构，除了要考虑支持对象以照顾者为中心、支持来源的充备性、支持内容的丰富性，还要考虑支持层次的立体化。以失能老人家庭照顾者为中心，不同支持来源提供的多元化支持内容，通过多维度的支持层次加以整合，实现"多元共服"①，构建立体化的失能老人

① 参见王立剑、金蕾、代秀亮：《"多元共服"能否破解农村失能老人养老困境?》，《西安交通大学学报》2019 年第 2 期。

家庭照顾者社会支持体系。

（一）空间维度的立体性支持

失能老年人家庭照顾者的社会支持体系,在空间维度方面,既包括实体空间层面对照顾者的各项支持和服务项目,也包括虚拟空间层面对照顾者的各项支持和服务。

1.实体空间层面,一方面,要充分利用可利用的实体空间为照顾者提供切实的支持,包括在照顾者家庭内的支持项目,如居家式的到宅服务;在街道社区内的服务项目,如社区日间照顾中心、成人托管中心等;以及在正式机构的服务项目,如养老机构、医疗康复机构等。另一方面,要完善实体空间层面的硬件支撑,建造健全失能老人家庭照顾必需的基础照料设施,如,对社区、住宅楼进行必要的改造,加装电梯和无障碍通道等,方便失能老人照顾者进行日常照顾过程中的生活和出行。

2.虚拟空间层面,除了在实体空间内为照顾者提供的各项支持服务,同时还有通过网络空间、通过电话热线等为照顾者提供各种信息支持及服务项目。在当前网络空间迅速发展的背景下,充分利用网络媒介为照顾者提供支持,是非常必要的途径。通过建立失能老人家庭照顾信息网等,可以直接从网络上为照顾者提供相应的信息支持;同时,也可以在政府的官方网站、相关福利机构的工作网站,专门开辟家庭照顾者版块,提供照顾者相关的政策信息、照顾培训资料,以及回复照顾者的咨询等;此外,还可以充分运用微信等网络社交平台,通过建立照顾者微信群等方式,向照顾者提供相关的照顾知识、搭建照顾者互动的平台,以提高照顾者的照顾能力、减缓照顾者的压力等。

实体空间与虚拟空间相互结合,为照顾者提供的各项支持内容可以更为立体和全面地呈现给照顾者,增加服务内容的可及性与便利性。

（二）时间维度的点纵相结合

失能老人家庭照顾者社会支持体系的构建，在时间维度上既要考虑当前时间段内照顾者当下的需求，提供即时性的服务和支持；同时，又要考虑纵向的时间轴，考虑针对照顾者的政策、服务项目等在时间纵向轴上的延续性。

1. 当前时间点的维度。在为照顾者提供各项支持内容时，首先要考虑的是当前时间点老人照顾问题的情境、家庭照顾者的需求、政府部门财力人力物力状况等，综合当前时间点各方面情况，规划与设定为照顾者提供的支持和服务方案。这些照顾者支持服务项目，能够满足当前时间点照顾者的需求，缓解照顾者的压力和负担。

2. 纵向时间轴的维度。在出台相关照顾者的支持政策或提供照顾者支持服务项目时，既要考虑当前时间点的现实情况，同时，也要从纵向时间轴的维度出发，考虑相关政策及服务项目的延续性、可持续性，或者考虑相关政策及服务项目在未来时间点的可转换性。也就是说，在制定照顾者支持政策的过程中，要兼顾时间维度层面的点与纵向时间轴相结合，要有前瞻性的考量。另一方面，在纵向时间轴的维度上，还可考虑类似于"时间银行"这样形式的延续性服务，将来自社区居民个体的针对失能老人的志愿服务由此刻时间点的服务，延续到未来他人对自己或自己亲属的支持性服务，实现老年中"青老"与"老老"的有效对接。①

当前时间点与未来纵向时间轴相结合的考量，可以满足当下时间内照顾者的需求及各方的条件，同时又能兼顾未来时间内随着社会、家庭及照顾者个人的发展，相关支持政策及服务项目的可持续性或可转换性。

---

① 参见袁志刚：《人口结构——东西文明中养老的核心问题》，《探索与争鸣》2019 年第8 期。

（三）技术维度的多角度支持

失能老人家庭照顾者社会支持体系的构建,在技术维度上,要从非专业化、专业化以及高科技等多角度层面加以综合考虑。

1. 非专业(低技术)层面。在失能老人家庭照顾者的社会支持体系中,非正式支持体系提供的支持内容,大多属于非专业/低技术层面的支持。因为照顾者的非正式支持体系中,提供支持的主体主要是照顾者的配偶、家人、亲戚、朋友、邻居等非专业人士,为照顾者提供的支持内容也是以情感性支持为主,专业性或技术性支持的服务内容较少。

2. 专业化层面。除了非正式支持系统提供的非专业化的支持与服务,照顾者的正式支持体系中,还包含有较多的专业化的支持内容。在照顾者正式支持体系中,提供支持的主体包括政府机关或相关福利机构的专业技术人员、养老机构的专业服务人员、医疗机构的专业护理人员、社会组织/社工机构的专职人员等等,这些服务提供者大多具有专业化背景,也能够为照顾者提供专业化的服务和支持。

3. 高科技层面。在照顾者支持体系架构内,还要注意将新科技、高科技力量引入到照顾者的社会支持服务系统。调研发现,体力上的付出有时会让照顾者产生无法应付的焦虑感和疲惫感。在这种情况下,互联网大数据、人工智能时代的技术发展等都可以应用到照顾活动当中。吸取国外先进经验,并与科技研发部门合作,开发高科技的养老产品或养老服务项目,运用"高科技"来改善失能老人及照顾者的生命品质和照顾品质,已成为高龄化社会新产业发展的重心。借由高科技的力量,大数据、互联网、人工智能等与医疗领域融合,实现"智慧化养老""智慧化照顾",让失能老人照顾者借助科技产品或服务项目减轻照顾过程中的劳务压力、身体压力、人力不足,并与外界社会保持互动等等,将成为未来不可避免的趋势。已有研究表明,互联网的使用使得人们得以越来越多地通过即时通信软件、手机应用程序等进行远程照护,只是针对不同年龄段适合不同人群的照护终端的设计还存在不足。①

从技术维度来看,不同的支持主体为照顾者提供包括非专业性/低技术支持、专业化支持以及高科技支持,从不同层面满足照顾者的需求。

五、正式支持与非正式支持相互结合

在建构失能老人家庭照顾者社会支持体系过程中,应充分认识和理解照顾者非正式支持与正式支持各自的优缺点,将照顾者的非正式支持与正式支持进行有效的结合,相互弥补不足,相互促进各自的优势发挥效用,进而使失能老人家庭照顾者社会支持体系能够发挥更为显著的功效。

一方面,照顾者的正式支持资源必须考虑照顾者的实际需求,兼顾照顾者的非正式支持资源状况,才能发挥福利服务输送的效益,以达到减轻照顾者负荷的效果;另一方面,照顾者的非正式支持体系也应与正式支持体系相连通,了解了正式支持体系提供的服务内容、特点、效用等,才能使得正式支持资源得到有效及充分的利用。

综上所述,构建失能老人家庭照顾者社会支持体系,在以往的照顾者非正式支持与正式支持体系的基础上,首先,要尤为注意支持对象的明确性,要将支持的视角由"被照顾者"转向"照顾者",建立以照顾者为中心的支持体系。其次,要注重支持来源的充备性,尤其是正式支持体系中,要充分挖掘和运用多样化的支持来源,包括政府、工作单位、街道社区、社会组织等。再次,要保障支持内容的丰富性,为失能老人家庭照顾者提供更为多元化的支持内容,包括提供喘息照顾服务、经济性支持服务、就业性支持服务、心理暨教育性支持服务等。又次,要考虑支持层次的立体化,即在空间维度上要将实体空间的支持与虚拟空间的支持相结合,在时间维度上要将当前时间点的支持与纵向时

---

① 参见杜灿灿等:《农村失能老人照护者对远程照护认知现状的质性研究》,《护理研究》2019 年第 15 期;张丽华等:《微信支持对提高失能老人照料者照料能力的效果研究》,《教育教学论坛》2020 年第 15 期。

间轴未来时间点的支持相结合,在技术维度上要将非专业化/低技术支持、专业化支持、高科技支持相结合。最后,还要从照顾者正式支持与非正式支持的角度出发,充分考虑两者各自的优缺点,将正式支持与非正式支持进行有效的结合,使其相互促进,从而构建起以照顾者为中心的、功能更为显著的整合性"失能老年人家庭照顾者社会支持体系"。

本章主要围绕失能老人家庭照顾者的社会支持问题展开探讨,一方面对失能老人家庭照顾者社会支持的现状进行分析;另一方面,对失能老人家庭照顾者社会支持体系的建构提出设想。

我国失能老人家庭照顾者现有的社会支持,包括非正式支持与正式支持,其中,非正式支持是照顾者首选的支持模式。当前我国失能老年人家庭照顾者社会支持的现状,主要呈现出两方面的特点:在非正式支持层面,呈现出"以照顾者为中心的差序圈层"的支持特点;在正式支持层面,呈现出"以喘息服务为核心的多层次支持"的特点。照顾者的非正式支持与正式支持体系,为照顾者提供了实质性支持、情感性支持以及信息性支持等,在一定程度上缓解了照顾者的照顾压力和负担。但是,当前我国照顾者社会支持体系也存在着明显不足,一方面是非正式支持体系的支持力度在持续减弱,另一方面是正式支持体系还有待加强,与此同时,照顾者的非正式支持与正式支持体系之间还缺乏有效结合。

雷宁格(Leininger)曾提出,不同的文化会有不同的照顾行为、照顾信念与执行方式。[①] 就文化的观点来说,建立一个更符合我国社会—经济发展特点的失能老人家庭照顾者支持体系是非常必要的。

在前述基础上,如何构建一个更具整合性的、功效更为显著的失能老年人家庭照顾者社会支持体系,笔者主要从五个方面进行了探讨:第一,支持对象

---

① Cf. Leininger, M.M. "The Theory of Culture Care Diversity and Universality." *NLN Publications* 22.15−2402(1991):5.

应更为明确,建立"以照顾者为中心"的支持体系;第二,支持来源应更为多样化;第三,支持内容应更为多元化;第四,支持层次应更为立体化;第五,照顾者的非正式支持与正式支持应进行有效的结合,使其相互促进,从而建构起以照顾者为中心的、功能更为显著的整合性"失能老年人家庭照顾者社会支持体系"。(如图8-3所示)

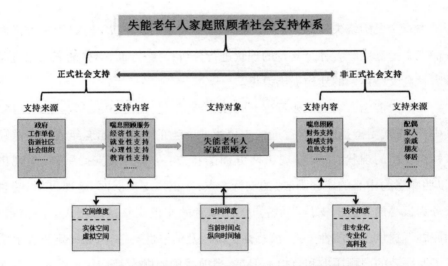

图8-3　失能老年人家庭照顾者社会支持体系框架图

参考文献

一、中文参考文献

（按作者姓名拼音顺序排列）

［1］蔡文辉等:《社会福利》,台北:五南图书出版股份有限公司2002年版。

［2］曹方咏峥、林熙:《欧洲国家的公共政策支持:家庭照护》,《老龄科学研究》2019年第3期。

［3］常建华:《中国古代礼遇老年的制度》,《历史月刊》1997年第6期。

［4］陈功:《我国养老方式研究》,北京:北京大学出版社2003年版。

［5］陈功:《社会变迁中的养老和孝观念研究》,北京:中国社会出版社2009年版。

［6］陈奎如:《男性家庭照顾者之研究》,台北:"国立"政治大学社会学硕士学位论文,2000年。

［7］陈亮:《"老人养老"中供养者的赡养压力分析》,《西安财经学院学报》2018年第2期。

［8］陈璐、范红丽:《家庭老年照料对女性照料者健康的影响研究》,《人口学刊》2016年第4期。

［9］陈蓉:《老年家庭照顾者的照料负担及支持体系研究》,《城市观察》2017年第1期。

［10］陈树强:《成年子女照顾老年父母日常生活的心路历程》,北京:中国社会科学出版社2003年版。

［11］陈树强:《老人日常生活照顾的另一种选择——支持家庭照顾者》,《华东理

工大学学报（社会科学版）》2002 年第 3 期。

　　[12]陈向明：《社会科学质的研究》，台北：五南图书出版公司 2002 年版。

　　[13]陈欣欣、董晓媛：《社会经济地位、性别与中国老年人的家庭照料》，《世界经济》2011 年第 6 期。

　　[14]陈燕祯：《老人福利理论与实务——本土的观点》，台北：双叶书廊有限公司 2007 年版。

　　[15]陈燕祯：《老人服务与社区照顾：多元服务的观点》，台北：威仕曼文化 2009 年版。

　　[16]陈燕祯：《老人福利服务：理论与实务》，上海：华东理工大学出版社 2018 年版。

　　[17]陈燕祯：《社区老人照顾支持体系及政策之探讨》，《社区发展季刊》2005 年第 110 期。

　　[18]陈燕祯：《我国老人照顾资源变迁之初探》，《社区发展季刊》2006 年第 114 期。

　　[19]陈玉枝等：《喘息服务在慢性病患长期照护的应用》，《护理杂志》1999 年第 2 期。

　　[20]陈正芬：《我国长期照顾体系欠缺的一角：照顾者支持服务》，《社区发展季刊》2013 年第 141 期。

　　[21]成红磊：《老年人照顾父母的现状及其照顾困难影响因素的实证分析》，《老龄科学研究》2017 年第 4 期。

　　[22]党俊武：《长期照护服务体系是应对未来失能老年人危机的根本出路》，《人口与发展》2009 年第 4 期。

　　[23]狄金华、钟涨宝：《社区情理与农村养老秩序的生产》，《中国农业大学学报》2013 年第 2 期。

　　[24]丁华、严洁：《中国老年人失能率测算及变化趋势研究》，《中国人口科学》2018 年第 3 期。

　　[25]丁怡：《我国长期照顾制度建设中的性别议题及其政策意涵》，《求索》2012 年第 2 期。

　　[26]丁怡：《失能老人照顾责任公共化与长期照顾制度的建立》，《统计与决策》2012 年第 6 期。

　　[27]丁志宏：《我国高龄老人照料资源分布及照料满足感研究》，《人口研究》2011 年第 5 期。

［28］董红亚：《论照护的两重性——确立照护贯穿始终的养老保障观念，提升养老质量》，《理论界》2009 年第 9 期。

［29］董彭涛、翟德华：《积极应对人口老龄化成为中央的战略部署》，《中国老龄事业发展报告（2013）》，北京：社会科学文献出版社 2013 年版。

［30］董晓媛：《照顾提供、性别平等与公共政策——女性主义经济学的视角》，《人口与发展》2009 年第 6 期。

［31］杜灿灿等：《农村失能老人照护者对远程照护认知现状的质性研究》，《护理研究》2019 年第 15 期。

［32］杜娟：《城市失能老人家庭照料与社区支持》，北京：科学出版社 2017 年版。

［33］杜娟等：《失能老人家庭照料及家庭照护者社会支持需求》，《学习与探索》2014 年第 4 期。

［34］杜娟等：《北京市某城区失能老人家庭照顾者的抑郁情绪现况调查》，《中国心理卫生杂志》2014 年第 7 期。

［35］杜鹏、武超：《中国老年人的生活自理能力状况与变化》，《人口研究》2006 年第 1 期。

［36］杜鹏：《新时期的老龄问题我们应该如何面对——从六普数据看中国人口老龄化新形势》，《人口研究》2011 年第 4 期。

［37］范红丽、陈璐：《替代效应还是收入效应？——家庭老年照料对女性劳动参与率的影响》，《人口与经济》2015 年第 1 期。

［38］范红丽：《家庭老年照料与农村妇女非农就业——来自中国微观调查数据的经验分析》，《中国农村经济》2019 年第 2 期。

［39］费孝通：《乡土中国》，北京：人民出版社 2015 年版。

［40］郭康健：《儿子对老年父母的照顾：香港夹心代的境况与态度的启示》，《暨南学报》2005 年第 4 期。

［41］韩央迪：《家庭主义、去家庭化和再家庭化——福利国家家庭政策的发展脉络与政策意涵》，《南京师范大学学报》2014 年第 6 期。

［42］洪惠芬：《"照顾者正义"：性别正义不只是法律平等》，《台湾社会研究季刊》2003 年第 51 期。

［43］洪惠芬、廖美莲、谢玉玲：《照顾任务分配的公平性：对台湾社会照顾体制的初步检视》，《社会发展研究学刊》2012 年第 11 期。

［44］胡晓茜等：《中国高龄老人失能发展轨迹及死亡轨迹》，《人口研究》2019 年第 5 期。

[45]胡幼慧:《三代同堂——迷思与陷阱》,台北:巨流出版社 1995 年版。

[46]胡幼慧:《质性研究:理论、方法及本土女性研究实例》,台北:巨流图书公司 2005 年版。

[47]胡湛、彭希哲、王雪辉:《当前我国家庭变迁与家庭政策领域的认知误区》,《学习与实践》2018 年第 11 期。

[48]黄晨熹、汪静、陈瑛:《家庭长期照顾者的特征需求与支持政策——以上海市失能失智老人照顾者为例》,《上海城市管理》2016 年第 5 期。

[49]黄晨熹、汪静、王语薇:《长者亲属照顾者支持政策的国际经验与国内实践》,《华东师范大学学报》2019 年第 3 期。

[50]黄国桂、杜鹏、陈功:《中国老年人照料父母的现状及相关心理问题研究》,《老龄科学研究》2017 年第 5 期。

[51]黄何明雄、周厚萍、龚淑媚:《老年父母家庭照顾中的性别研究概观——以香港的个案研究为例》,《社会学研究》2003 年第 1 期。

[52]黄匡时、陆杰华:《中国老年人平均预期照料时间研究——基于生命表的考察》,《中国人口科学》2014 年第 4 期。

[53]黄俐婷:《女性照顾者角色负荷及其资源运用探讨》,《社区发展季刊》2003 年第 101 期。

[54]黄淑玲、游美惠:《性别向度与台湾社会》,台北:巨流图书公司 2007 年版。

[55]黄彦宜:《照顾的难题:以一个妇女志工成长团体为例》,《台湾大学社会工作学刊》2005 年第 12 期。

[56]黄应贵:《21 世纪的家:台湾的家何去何从?》,新北:群学出版有限公司 2014 年版。

[57]蒋承、赵晓军:《中国老年照料的机会成本研究》,《管理世界》2009 年第 10 期。

[58]金卉:《失能老人的社会地位与生活照料——基于 CLHLS 2011 的分析》,《浙江学刊》2017 年第 2 期。

[59]景军、赵芮:《互助养老:来自"爱心时间银行"的启示》,《思想战线》2015 年第 4 期。

[60]柯琼芳:《谁来照顾老人?欧盟各国奉养态度的比较分析》,《台湾大学人口学刊》2002 年第 24 期。

[61]赖泽涵、陈宽政:《我国家庭形式的历史与人口探讨》,《中国社会学刊》1980 年第 5 期。

［62］蓝佩嘉：《照护工作：文化观点的考察》，《社会科学论丛》2009 年第 2 期。

［63］李兵、张恺悌：《中国老龄政策研究》，北京：中国社会出版社 2009 年版。

［64］利翠珊：《婆媳与母女：不同世代女性家庭经验的观点差异》，《女学杂志：妇女与性别研究》2002 年第 13 期。

［65］李立伟、沈军：《老年残疾人家庭照顾者角色适应的质性研究》，《中国老年学杂志》2014 年第 3 期。

［66］李俊：《支持非正式照料者：发达国家老年福利制度新动向及其对中国的启示》，《学海》2018 年第 4 期。

［67］李佩君：《"爱的劳务"——以失能老人之家庭照顾为例》，台北："国立"台北大学社会学系硕士论文，2009 年。

［68］李伟峰、梁丽霞、郑安琪：《女性家庭照顾者角色及成因分析》，《山东女子学院学报》2013 年第 1 期。

［69］李学斌：《老年照顾问题的社会学分析》，《宁夏社会科学》2009 年第 4 期。

［70］李艳、王永琼、余华：《老年慢性病患者家庭照顾者支持性服务需求》，《中国老年学杂志》2019 年第 1 期。

［71］李逸、周汎澔、陈彰惠：《家庭照顾者议题——从性别、私领域到公共政策的观点》，《护理杂志》2001 年第 2 期。

［72］李逸、邱启润、苏卉芯：《高龄与非高龄家庭照顾者之照顾现况与需求比较》，《长期照护杂志》2017 年第 2 期。

［73］李翊骏：《以孝为本之家庭养老》，《社联季刊》1999 年第 148 期。

［74］李运华、刘亚南：《城镇失能老人子女照料的影响因素分析——来自 CLHLS 2014 的经验证据》，《调研世界》2019 年第 1 期。

［75］梁丽霞、李伟峰：《社会性别视阈下的老年人家庭照顾问题研究》，《济南大学学报》2010 年第 6 期。

［76］梁丽霞：《"照顾责任女性化"及其理论探讨》，《妇女研究论丛》2011 年第 2 期。

［77］梁丽霞、李伟峰：《老年人家庭照顾者的社会性别分析》，《经济与社会发展》2012 年第 7 期。

［78］梁丽霞、李伟峰、郑安琪：《老年人家庭照顾者的照顾动机初探》，《济南大学学报》2013 年第 2 期。

［79］梁丽霞：《农村家庭养老失能状况分析及复能策略探讨》，《山东社会科学》2015 年第 10 期。

［80］林如萍：《农家代间情感之研究:老年父母与其最亲密的成年子女》,《中华家政学刊》1998 年第 27 期。

［81］林万亿、潘英美：《居家失能老人照顾津贴——以台北县为例》,《社区发展季刊》2000 年第 92 期。

［82］凌文豪：《农村失能老人生活照料困境及出路——基于中国社会福利政策研究》,《安徽农业科学》2011 年第 36 期。

［83］刘爱玉、杨善华：《社会变迁过程中的老年人家庭支持研究》,《北京大学学报》2000 年第 3 期。

［84］刘柏惠：《中国家庭中子女照料老人的机会成本——基于家庭动态调查数据的分析》,《人口学刊》2014 年第 5 期。

［85］刘昌平、汪连杰：《社会经济地位对老年人健康状况的影响研究》,《中国人口科学》2017 年第 5 期。

［86］刘二鹏、张奇林、韩天阔：《照料经济学研究进展》,《经济学动态》2019 年第 8 期。

［87］刘昊、李强：《子女照料对农村失能老年人精神健康的影响——来自中国家庭的微观证据》,《云南民族大学学报》2020 年第 2 期。

［88］刘继同：《健康照顾与国家责任:公共卫生研究典范转变与重构公共卫生政策框架》,《人文杂志》2005 年第 6 期。

［89］刘继同：《中日韩健康照顾与社会福利制度结构性特征的比较研究》,《学习与实践》2007 年第 6 期。

［90］刘婕、楼玮群：《完善上海居家高龄失能老人亲属照顾者的社会支持系统》,《华东师范大学学报(哲学社会科学版)》2012 年第 1 期。

［91］刘腊梅、周兰姝：《老年人照顾者的健康状况及其影响因素的调查分析》,《中华护理杂志》2008 年第 7 期。

［92］刘岚、陈功：《我国城镇已婚妇女照料父母与自评健康的关系研究》,《人口与发展》2010 年第 5 期。

［93］刘仁鹏、张林奇：《失能老人子女照料的变动趋势与照料效果分析》,《经济学动态》2018 年第 6 期。

［94］刘西国、赵莹：《家人照料会让失能老人更幸福吗?——基于"中国健康与养老追踪调查"的实证研究》,《湖南农业大学学报》2020 年第 2 期。

［95］刘香兰、张玉芳：《把家庭找回来:台湾、香港家庭之政治经济学分析》,《社会政策与社会工作学刊》2016 年第 1 期。

[96]刘晓婷、侯雨薇:《子女经济支持与失能老年人的非正式照料研究》,《浙江大学学报》2016 年第 4 期。

[97]刘亚飞、胡静:《谁来照顾老年父母?——机会成本视角下的家庭分工》,《人口学刊》2017 年第 5 期。

[98]刘毓秀:《女性·国家·照顾工作》,台北:女书文化 1997 年版。

[99]刘珠利:《社区照顾与女性照顾者》,《社区发展季刊》2004 年第 106 期。

[100]陆杰华、沙迪:《老龄化背景下失能老人照护政策的探索实践与改革方略》,《中国特色社会主义研究》2018 年第 2 期。

[101]罗小茜、周艳、宋敏敏、余晓帆:《老老照护的研究现状及其干预对策》,《护理学杂志》2015 年第 9 期。

[102]吕宝静:《老人非正式和正式照顾体系关系之探讨》,《社会政策与社会工作学刊》1998 年第 2 期。

[103]吕宝静:《老人照顾:老人、家庭、正式服务》,台北:五南图书出版股份有限公司 2001 年版。

[104]吕宝静:《支持家庭照顾者的长期照护政策之构思》,《国家政策季刊》2005 年第 4 期。

[105]吕利丹:《新世纪以来家庭照料对女性劳动参与影响的研究综述》,《妇女研究论丛》2016 年第 6 期。

[106]吕楠等:《体弱老人虚弱程度与其亲属照顾者精神健康的关系:照顾者负担的中介效应研究》,《社会建设》2015 年第 3 期。

[107]马春华等:《中国城市家庭变迁的趋势和最新发现》,《社会学研究》2011 年第 2 期。

[108]马先芝:《照顾负荷之概念分析》,《护理杂志》2003 年第 2 期。

[109]马焱:《对老年人家庭照料者的社会性别研究评述》,《中华女子学院学报》2011 年第 2 期。

[110]马焱:《从公共政策层面看对女性老年家庭照料者的社会支持》,《妇女研究论丛》2013 年第 5 期。

[111]马焱、李龙:《老年照料与城镇女性发展——基于 2010 年第三期中国妇女社会地位调查的数据分析》,《人口与发展》2014 年第 6 期。

[112]穆光宗:《银发中国:从全面二孩到成功老龄化》,北京:中国民主法制出版社 2016 年版。

[113]聂焱:《现行婚姻模式下农村女性老年人的家庭养老困境》,《贵州大学学

报》2009 年第 5 期。

[114]裴敏超:《老年家庭照顾者的照顾困境及支持策略分析》,《劳动保障世界》2018 年第 2 期。

[115]邱泯科:《长期照顾概论:社会政策与福利服务取向》,台北:洪叶文化事业有限公司 2013 年版。

[116]邱启润、陈武宗:《谁来关怀照顾者?》,《护理杂志》1997 年第 6 期。

[117]任雅兰:《半失能高知老人的"互动式"养老服务转向——基于 M 社区的实地考察》,《中北大学学报》2020 年第 4 期。

[118]萨支红、马铭悦、刘思琪:《北京市失能老人长期照护意愿及其影响因素研究》,《社会治理》2019 年第 11 期。

[119]尚晓媛:《中国面临照料福利的挑战》,《人民论坛》2011 年第 2 期。

[120]申继亮等:《家庭照料研究的两种视角及其整合》,《心理科学》2010 年第 5 期。

[121]申时:《日本:"老老看护"成新型养老模式》,《中国劳动保障报》2015 年 5 月 5 日。

[122]沈苏燕、万洋波:《失能老人家庭照顾者的照顾压力、社区服务与购买照顾意愿》,《劳动保障世界》2016 年第 6 期。

[123]石人炳:《我国农村老年照料问题及对策建议——兼论老年照料的基本类型》,《人口学刊》2012 年第 1 期。

[124]石人炳、宋涛:《应对农村青年照料危机——从"家庭支持"到"支持家庭"》,《湖北大学学报》2013 年第 4 期。

[125]石人炳、王俊、梁勋厂:《从"互助"到"互惠":经济欠发达农村地区老年照料的出路》,《社会保障研究》2020 年第 3 期。

[126]施巍巍:《发达国家老年人长期照护制度研究》,北京:知识产权出版社 2012 年版。

[127]世界银行编写组:《防止老龄危机》,北京:中国财政经济出版社 1996 年版。

[128]宋靓君等:《"老有所为"理论视阈下的老年配偶照顾者之价值重构》,《中国卫生政策研究》2018 年第 1 期。

[129]苏盼、王安妮、张杰:《基于文献计量学的家庭照顾者相关研究现状及热点分析》,《中华医学图书情报杂志》2016 年第 9 期。

[130]苏薇、郑刚:《家庭照料对照料者心理健康的影响》,《心理科学进展》2007 年第 6 期。

［131］孙得雄、齐力、李美玲：《人口老化与老年照护》，台北：巨流图书公司 1997 年版。

［132］孙鹃娟、沈定：《中国老年人口的养老意愿及其城乡差异—基于中国老年社会跟踪调查数据的分析》，《人口与经济》2017 年第 2 期。

［133］汤丽玉：《痴呆症老人照顾者的负荷及其相关因素之探讨》，台北：台湾大学护理学研究所硕士论文，1991 年。

［134］唐灿、马春华、石金群：《女儿赡养的伦理与公平——浙东农村家庭代际关系的性别考察》，《社会学研究》2009 年第 6 期。

［135］唐咏：《女性照顾者的压力与因应研究：基于深圳的个案》，《社会工作》2006 年第 12 期。

［136］唐咏：《成年子女照顾者的性别差异研究》，《广西师范学院学报》2007 年第 3 期。

［137］唐咏：《高龄失能老人主要照顾者心理健康与长期照护体系的建立》，《学术论坛》2012 年第 9 期。

［138］唐咏：《高龄失能老人照顾者精神健康状况研究：基于性别分析视角》，《南方人口》2013 年第 4 期。

［139］唐咏：《压力与应对——以城乡高龄失能老人照顾者福利实践为视角》，北京：中国社会科学出版社 2014 年版。

［140］陶艳兰、风笑天：《"理想照顾者"文化规则的破解：社会政策支持母亲就业的关键问题》，《社会科学》2020 年第 4 期。

［141］陶裕春：《失能老年人长期照护研究》，南昌：江西人民出版社 2013 年版。

［142］佟新：《我国的老龄化、性别和养老政策》，《华中科技大学学报》2008 年第 2 期。

［143］涂翡珊：《女儿照顾者角色形成与照顾经验之初探》，台湾政治大学社会学研究所硕士论文，2005 年。

［144］王涤、周少雄：《中国孝道文化的时代演进及其老年学意义》，《市场与人口分析》2003 年第 1 期。

［145］王华丽等：《农村地区老年人照料者的社会支持、卫生服务使用与精神卫生状况》，《中国老年学杂志》2006 年第 2 期。

［146］王净等：《失能老人对家庭照护者的不利影响及对策》，《中国老年学杂志》2018 年第 15 期。

［147］王静：《照料与情感：西藏林周养老实践与代际关系》，《西藏大学学报》2020

年第 1 期。

[148]王鲲舒:《国外失能老人居家护理的经验及启示》,《劳动保障世界》2019 年第 12 期。

[149]王来华、约瑟夫·施耐德:《论老年人家庭照顾的类型和照顾中的家庭关系——一项对老年人家庭照顾的"实地调查"》,《社会学研究》2000 年第 4 期。

[150]王立剑、金蕾、代秀亮:《"多元共服"能否破解农村失能老人养老困境?》,《西安交通大学学报》2019 年第 2 期。

[151]王丽雪等:《照顾者社会支持、照顾评价和失能老人家庭照顾者品质的相关性探讨》,《实证护理》2007 年第 3 期。

[152]王梅:《美国家庭照料负担研究的新进展》,《中国老年学杂志》1995 年第 5 期。

[153]王树新:《社会变革与代际关系研究》,北京:首都经济贸易大学出版社 2004 年版。

[154]王文娟:《智能障碍者双老家庭压力负荷之初探》,《身心障碍研究》2011 年第 9 期。

[155]王秀红:《照顾者角色对妇女的冲击:护理的含义》,《护理杂志》1994 年第 41 卷。

[156]王增勇:《社会如何支持照顾者》,载于詹火生主编:《预约温馨有活力的二十一世纪》,台北:厚生基金会 2000 年版。

[157]王增勇:《家庭照顾者支持服务的创新》,《台湾家庭照顾者关怀总会会讯》2010 年第 12 期。

[158]王增勇:《家庭照顾者作为一种改革长期照顾的社会运动》,《台湾社会研究》2011 年第 85 期。

[159]王哲斌、郑志杰:《中国中老年人失能状况公平性与影响因素研究》,《北京大学学报(医学版)》2020 年第 5 期。

[160]王震:《我国长期照护服务供给的现状、问题及建议》,《中国医疗保险》2018 年第 9 期。

[161]乌日图:《医疗保障制度国际比较》,北京:化学工业出版社 2003 年版。

[162]吴蓓、徐勤:《城市社区长期照料体系的现状与问题》,《人口研究》2007 年第 3 期。

[163]吴翠萍:《城市女性养老的资源及策略选择》,《安徽师范大学学报》2010 年第 1 期。

［164］吴书昀：《"甜蜜的负荷"外一章：儿童少年家庭照顾者的生活境遇与福利建构》，《台湾大学社会工作学刊》2010 年第 21 期。

［165］吴淑琼、林惠生：《台湾功能障碍老人家庭照护者的概况剖析》，《中华公共卫生杂志》1999 年第 1 期。

［166］吴淑琼、陈正芬：《长期照护资源的过去、现在与未来》，《社区发展季刊》2000 年第 92 卷。

［167］吴心越：《"脆弱"的照顾：中国养老院中的身体、情感与伦理困境》，《台湾社会研究季刊》2018 年第 110 期。

［168］吴秀瑾：《依靠与平等：论 Kittay 爱的劳动》，《女学学志：妇女与性别研究》2005 年第 19 期。

［169］吴元清、风笑天：《论女儿养老与隔代养老的可能性——来自武汉市的调查》，《人口与经济》2002 年第 5 期。

［170］夏传玲、麻凤利：《子女数对家庭养老功能的影响》，《人口研究》1995 年第 1 期。

［171］夏传玲：《老年人日常照料的角色介入模型》，《社会》2007 年第 3 期。

［172］夏鸣、魏一：《解决老年照料问题的思路及对策》，《西北人口》2003 年第 1 期。

［173］肖巍：《性别与超越——关怀伦理学的两种模式》，《妇女研究论丛》1999 年第 2 期。

［174］萧金菊：《家属长期照顾慢性病老人对支持性服务需求之探究》，台中：东海大学社会工作所硕士论文，1995 年。

［175］谢宝耿：《中国孝道精华》，上海：上海社会科学院出版社 2000 年版。

［176］谢美娥：《老人长期照护的相关议题》，台北：桂冠图书股份有限公司 1993 年版。

［177］谢圣哲、郑文辉：《影响台湾功能障碍老人照顾之因素：1989 年至 1999 年》，《台湾社会福利学刊》2005 年第 2 期。

［178］谢雅渝：《家庭照顾者劳动角色转换历程初探》，台北：台北大学社会工作所硕士论文，2006 年。

［179］熊吉峰、章姗：《失能老人家庭照护者社会支持研究》，《学理论》2012 年第 1 期。

［180］熊江尧、张安全、杨继瑞：《老年照料对已婚子女劳动供给的影响：基于 CFPS 的经验证据》，《财经科学》2020 年第 4 期。

[181]熊茜等:《农村老年人照料者的社会文化理念》,《中国老年学杂志》2011年第4期。

[182]熊茜等:《我国农村传统养老模式与照料者心理的相关性分析》,《社会工作(学术版)》2011年第9期。

[183]熊鹰:《中国居家失能老人的照护需求及其生活满意度——基于2014年CLHLS截面数据》,《湖北经济学院学报》2020年第2期。

[184]熊跃根:《中国城市家庭的代际关系与老人照顾》,《中国人口科学》1998年第6期。

[185]熊跃根:《需要、互惠和责任分担——中国城市老人照顾的政策与实践》,上海:格致出版社,上海人民出版社2008年版。

[186]徐洁、李树茁:《生命历程视角下女性老年人健康劣势及累积机制分析》,《西安交通大学学报》2014年第4期。

[187]徐勤:《儿子与女儿对父母支持的比较研究》,《人口研究》1996年第9期。

[188]徐震:《社会老年学——老年人口的健康、福利与照顾》,台北:洪叶文化事业有限公司2014年版。

[189]许皓宜:《媳妇角色在家庭照顾中的文化期待》,《家庭教育与谘商学刊》2013年第14期。

[190]许晓茵、李洁明、张钟汝:《老年利益论》,上海:复旦大学出版社2010年版。

[191]许晓芸:《老化与照护:失能老人的长照困境与社会工作服务》,《社会工作(学术版)》2019年第1期。

[192]闫萍、郑澜、石万里:《国外"离职照料"现象及对我国的启示》,《人口与健康》2020年第2期。

[193]杨国枢:《中国人孝道的概念分析》,载于杨国枢主编《中国人的心理》,台北:桂冠图书公司1993年版。

[194]杨嘉玲、孙慧玲:《"照顾者负荷"概念分析》,《马偕学报》2003年第3期。

[195]杨佩琪:《老人痴呆症病患家属之压力与需求探讨》,台中:东海大学社会工作所硕士论文,1990年。

[196]杨善华、吴愈晓:《我国农村的"社区情理"与家庭养老现状》,《探索与争鸣》2003年第2期。

[197]姚远:《中国家庭养老研究》,北京:中国人口出版社2001年版。

[198]姚远:《政府在家庭养老中的地位和作用》,《西北人口》1999年第2期。

[199]姚远:《非正式支持理论与研究综述》,《中国人口科学》2003年第1期。

［200］姚远、范西莹:《血亲价值观及中国老年人对非正式支持资源的选择研究》,《中州研究》2009 年第 2 期。

［201］叶光辉、杨国枢:《中国人的孝道:心理学的分析》,重庆:重庆大学出版社 2009 年版。

［202］尹德挺:《国内外老年人日常生活自理能力研究进展》,《中国老年学杂志》2008 年第 5 期。

［203］于建敏:《对高龄老年人照料者的团体心理治疗》,《实用医药杂志》2011 年第 8 期。

［204］于宁:《少子老龄化背景下的低龄老人代际负担——以上海为例》,《社会观察》2008 年第 8 期。

［205］于泽浩:《城市失能老人家庭照料的困境及应对——以北京牛街为例》,《社会福利》2009 年第 4 期。

［206］余德慧等:《伦理疗愈作为建构临床心理学本土化的起点》,《本土心理学研究》2004 年第 22 期。

［207］袁笛、陈滔:《老年照料对子女心理健康的影响——基于时间、收入的中介效应分析》,《南方人口》2019 年第 6 期。

［208］袁乐欣等:《居家失能老人主要照顾者虐待倾向及其原因》,《中国老年学杂志》2019 年第 1 期。

［209］袁小波:《成年子女照料老年父母的积极体验研究》,《人口与发展》2009 年第 4 期。

［210］袁小波:《构筑家庭照料者社会支持系》,《社会福利》2010 年第 6 期。

［211］袁小波:《美国家庭照料者社会支持体系及对我国的启示》,《黑河学刊》2010 年第 9 期。

［212］袁小波:《成年子女照料者角色经历的性别差异研究》,《人口与发展》2011 年第 5 期。

［213］袁小波:《人口老龄化背景下的西方家庭照顾者研究综述》,《老龄科学研究》2017 年第 10 期。

［214］袁志刚:《人口结构——东西文明中养老的核心问题》,《探索与争鸣》2019 年第 8 期。

［215］岳经纶、方萍:《照顾研究的发展及其主题:一项文献综述》,《社会政策研究》2017 年第 4 期。

［216］曾莉、朱兰姝:《老年家庭照顾者负荷相关研究进展》,《护理研究》2010 年第

6 期。

[217]曾蕾霓:《寻找家庭场域中"照顾选择及实践"的可能与价值:中低收入老人特别照顾津贴的政策思考》,《台湾社会福利学刊》2007 年第 6 期。

[218]曾文星:《老人心理》,香港:香港中文大学出版社 2004 年版。

[219]张川川、陈斌开:《"社会养老"能否替代"家庭养老"?——来自中国新型农村社会养老保险的证据》,《经济研究》2014 年第 11 期。

[220]张宏哲:《老年人的家庭结构、居住安排、社会支持》,《老年医学》2003 年第 1 期。

[221]张洪芹:《农村家庭养老与子女支持愿望》,《东岳论丛》2009 年第 1 期。

[222]张丽华、杜苗:《微信支持对提高失能老人照料者照料能力的效果研究》,《教育教学论坛》2020 年第 15 期。

[223]张亮:《中国儿童照顾政策研究》,上海:上海人民出版社 2016 年版。

[224]张明、朱爱华、徐成华:《城市老年人社会服务体系研究》,北京:科学出版社 2012 年版。

[225]张娜等:《基于需要视角的我国老年照料问题分析——兼论社会照料体系的构建》,《学术论坛》2014 年第 6 期。

[226]张瑞利、林闽钢:《中国失能老人非正式照顾和正式照顾关系研究》,《社会保障研究》2018 年第 6 期。

[227]张思锋、唐敏、周森:《基于我国失能老人生存状况分析的养老照护体系框架研究》,《西安交通大学学报(社会科学版)》2016 年第 2 期。

[228]张瞳、赵富才:《失能老人主要居家照顾者的照顾评价、社会支持与心理健康的关系》,《中国健康心理学杂志》2011 年第 5 期。

[229]张文娟:《老龄工作管理》,北京:中国人民大学出版社 2017 年版。

[230]张文娟:《儿子和女儿对高龄老人日常照料的比较研究》,《人口与经济》2006 年第 6 期。

[231]张文娟、王东京:《中国老年人临终前生活自理能力的衰退轨迹》,《人口学刊》2020 年第 1 期。

[232]张文娟、魏蒙:《中国老年人的失能水平到底有多高?——多个数据来源的比较》,《人口研究》2015 年第 3 期。

[233]张文娟、竞纪尧:《经济状况对中国城乡老年人生活满意度影响的纵向研究》,《人口与发展》2018 年第 5 期。

[234]张晓红等:《老年患者长期照料者心理状况及相关因素》,《中国临床康复》

2002 年第 21 期。

［235］张笑丽:《美国:羸弱的家庭支持政策》,《中国社会保障》2018 年第 12 期。

［236］张艳丹:《浅议女性家庭照顾者的社会支持》,《社会工作(学术版)》2006 年第 10 期。

［237］张盈华:《老年长期照护:制度选择与国际比较》,北京:经济管理出版社 2015 年版。

［238］赵丽宏:《老年社会工作视阈下城市老人家庭照顾者的社会支持研究》,《学术交流》2013 年第 6 期。

［239］郑智航:《论老年人适当照顾权中的国家义务》,《江海学刊》2014 年第 4 期。

［240］郑悦、黄晨熹:《失能失智老人家庭照顾者生活质量干预项目的开发——基于压力应对理论》,《社会建设》2020 年第 2 期。

［241］周海旺:《支持老年照顾者,应对高龄化社会的老年照护挑战》,《重庆工学院学报(社会科学版)》2007 年第 7 期。

［242］周云:《家庭成员年龄特点与家庭养老》,《中国人口科学》2000 年第 2 期。

［243］周云:《从调查数据看高龄老人的家庭代际关系》,《中国人口科学》2001 年第 S1 期。

［244］周云:《对老年人照料提供者的社会支持》,《南方人口》2003 年第 1 期。

［245］朱浩:《西方发达国家老年人家庭照顾者政策支持的经验及对中国的启示》,《社会保障研究》2014 年第 4 期。

［246］朱计峰:《福利多元主义理论下欧洲国家老年人家庭照顾者政策支持的经验及启示》,《统计与管理》2017 年第 2 期。

［247］朱贻庄、陶屏、陈玉芬:《从跨国经验看台湾长期照顾政策中的照顾权》,《社区发展季刊》2012 年第 138 期。

［248］总报告起草组、李志宏:《国家应对人口老龄化战略研究总报告》,《老龄科学研究》2015 年第 3 期。

二、英文参考文献

（按作者英文字母顺序排列）

［1］Aassve, A. et al. "Desperate Housework: Relative Resources, Time Availability, Economic Dependency, and Gender Ideology Across Europe." *Journal of Family Issues* 35.8

(2014):1000-1022.

[2]Abel,E.K."Informal care for the disabled elderly.A critique of recent literature."*Res Aging* 12.2(1990):139-157.

[3]Abel, E. K. *Who Cares for the Elderly: Public Policy and the Experiences of Adult Daughters.* Philadelphia:Temple University Press.1991.

[4]Almberg, Britt, et al. "Differences Between and Within Genders in Caregiving Strain:A Comparison Between Caregivers of Demented and Non-caregivers of Non-demented Elderly People."*Journal of Advanced Nursing* 28.4(2010):849-858.

[5]Aneshensel,C.S."Profiles in Caregiving:The Unexpected Career."*Social Justice Research* 7.4(1994):373-390.

[6]Antonucci T.C., Akiyama H., Takahashi, K. "Attachment and Close Relationships across the Life Span."*Attachment & Human Development* 6.4(2004):353-370.

[7]Barber,C.E."Burden and Family Care of the Elderly." in S.J.Bahr & E.T.Peterson (ed.).*Aging and the Family* 1989:243-259.Lexington,MA:Lexington Books.

[8]Barber,C.E. "Viewing the National Family Caregiver Support Program through the Family Impact Lens."*Family Science Review* 18.1(2013):84-106.

[9]Bass, David M., L. S. Noelker, and L. R. Rechlin. "The Moderating Influence of Service use on Negative Caregiving Consequences." *Journals of Gerontology* 51.3(1996): S121-131.

[10]Bass, David M., & Noelker, Linda S. "Family Caregiving:A Focus for Aging Research and Intervention." in Kenneth F. Ferraro (ed.). *Gerontology: Perspectives and Issues.* (2nd.Ed.).1997:245-264.New York:Springer Publishing Company.

[11]Becker,G.S."Family Economics and Macro Behavior." *American Economic Review* 78.1(1988):1-13.

[12]Benner,P.,Wrubel,J.*The Primacy of Caring:Stress and Coping in Health and Illness.*Menlo Park:Addision-Wesley.1989.

[13]Bennett,D.H.& Morris,I."Support and Rehabilitation."in F.N.Watts & D.H.Bennett(Eds.), *Theory and Practice of Psychiatric Rehabilitation.* New York: John Wiley and Sons.1983:189-211.

[14]Bettio,F.,Plantenga,J."Comparing Care Regimes in Europe."*Feminist Economics* 10.1(2004):85-113.

[15]Biegel, David E., & Schulz, Richard. "Caregiving and Caregiver Interventions in

Aging and Mental Illness." *Family Relations* 48.4(1999):345-355.

[16]Bleijlevens,Michel H.C.,et al."Changes in Caregiver Burden and Health-Related Quality of Life of Informal Caregivers of Older People with Dementia: Evidence from the European RightTimePlaceCare Prospective Cohort Study." *Journal of Advanced Nursing* 71.6 (2015):1378-1391.

[17]Blieszner,Rosemary,& Alley,Janet M."Family Caregiving for the Elderly: An Overview of Resources." *Family Relations* 39.1(1990):97-102.

[18]Bouget D,Saraceno C,Spasova S.Towards new work-life balance policies for those caring for dependent relatives? Vanhercke B,Sabato S,Bouget D(eds).Social Policy in the European Union State of Play 2017.Brussels:ETUI,2017.

[19]Bowers,B.J."Intergenerational Caregiving: Adult Caregivers and Their Aging Parents." *Advances in Nursing Science* 9.2(1987):20-31.

[20]Brechin,A."What Makes for Good Care?"in Brechin,A.(Ed.),*Care Matters: Concepts,Practice and Research in Health and Social Care*,1998:170-185.London:Sage.

[21]Brody,E.M.*Women in the middle*.New York:Springer,1990.

[22]Buch,and D.Elana."Senses of Care: Embodying Inequality and Sustaining Personhood in the Home Care of Older Adults in Chicago." *American Ethnologist* 40.4(2013): 637-650.

[23]Cantor,M.& V.Little."Aging and Social Care."in R.H.Binstock and E.Shanas (eds.).*Handbook of Aging and Social Sciences* 2(1985):745-781.New York:Van Nostrand Reinhold.

[24]Caplan,G.*Social Support and Community Mental Health: Lectures on Concept Development*.New York:Behavioral.1974.

[25]Cass,B."Citizenship,Work,and Welfare: The Dilemma for Australian Women." *Social Politics* 1.1(1994):106-124.

[26]Chambers,Pat.,Judith Phillips."Working Across the Interface of Formal and Informal Care of Older People."in *Effective Practice in Health and Social Care: A Partnership Approach*,edited by Ros Carnwell and Julian Buchanan.Berkshire: Open University Press.2004: 228-242.

[27]Chan,C.M.A.,Lim,Y.M."Changes of Filial Piety in Chinese Society." *The International Scope Review* 6.11(2004):102-110.

[28]Chen,Lu,H.Fan,and L.Chu."The Hidden Cost of Informal Care: An Empirical

Study on Female Caregivers' Subjective Well-being."*Social Science & Medicine* 224(2019): 85-93.

[29]Chen, X., Silverstein, M."Intergenerational Social Support and the Psychological Well-being of Older Parents in China."*Research on Aging* 22(2000):43-65.

[30] Chou Kuei-Ru. "Caregiver Burden: Structural Equation Modeling." *Nursing Research* 6.5(1998):358-370.

[31]Cicirelli, V.G."Adult Children's Attachment and Helping Behavior to Elderly Parents:A Path Model."*Journal of Marriage and the Family* 45.4(1983):815-825.

[32]Cicirelli, V.G."Relationship of Siblings to the Elderly Person's Feelings and Concerns."*J Gerontol* 32.3(1977):317-322.

[33] Cicirelli, V.G."Helping Relationships in Later Life:A Reexamination." in *Aging Parents and Adults Children*.Mancini, J.A.(ed.), Lexington, MA:Lexington.1989:168-172.

[34] Cicirelli, V. G. *Sibling Relationships Across the Life Span*. New York: Plenum Press.1995.

[35]Clark, L.*Family Care and Changing Family Structure:Bad News for the Elderly*.Allen, Perkins, 1995.

[36]Clipp, E.C., and L.K.George. "Caregiver needs and patterns of social support." *Journal of Gerontology* 45.3(1990):102-111.

[37]Coe, M., & Neufeld, A."Male Caregivers' Use of Formal Support."*Western Journal of Nursing Research* 21.4(1999):568-588.

[38]Connidis, I.A., and L.Davies."Confidants and Companions in Later Life:the Place of Family and Friends."*J Gerontolo* 45.4(1990):S141.

[39] Conway-Giustra. F., Crowley. A., Gorin. S. H. "Crisis in Caregiving: A Call to Action."*Health & Social Work* 27.4(2002):307-311.

[40]Cousins, C."Social Exclusion in Europe:Paradigms of Social Disadvantage in Germany, Spain, Sweden and the United Kingdom." *Policy and Politics* 26.2(1998):127-146.

[41]Cowgill, D.O.*Aging Around the World*, Calif.:Wadsworth.1986.

[42] Crimmins, E. " Americans Living Longer, not Necessarily Healthier Lives." *Population Today* 29.2(2001):5-8.

[43] Daly, M., Lewis, J. "Introduction: Conceptualizing Social Care in the Context of Welfare State Restructuring."in Lewis, J.Gender(ed.), *Gender, Social Care and Welfare State Structuring in Europe*.Aldershot:Ashgate, 1998:1-24.

［44］Daly, M. and J. Lewis. "The Concept of Social Care and the Analysis of Contemporary Welfare States." *British Journal of Sociology* 51.2(2000):281-298.

［45］Daly, M. "Care As A Good For Social Policy." *Social Politics* 9.2(2002):251-270.

［46］Daly, M., Rake, K. *Gender and the Welfare State:Care, Work and Welfare in Europe and the USA*. Cambridge:Polity Press,2003:49.

［47］Dellmann-Jenkins M., Blankemeyer, M., Pinkard, O. "Young Adult Children and Grand-children in Primary Caregiver Roles to Older Relatives and Their Service Needs." *Family Relations* 49.2(2000):177-186.

［48］Demura, S., Sato, S., Minami, M., Kasuga, K. "Gender and Differences in Basic ADL Ability on the Elderly:Comparison between the Independent and the Dependent Elderly." *Journal of Physiological Anthropology and Applied Human Science* 22.1(2003):19-27.

［49］Dominelli, Lena. "Love and Wages:The Impact of Imperialism, State Intervention and Women's Domestic Labour on Workers' Control in Algeria, 1962 - 1972." Norwich:Novata Press.1986.

［50］Dooghe, Gilbert. "Informal Caregivers of Elderly People:an European Review." *Ageing and Society* 12.03(1992):369-380.

［51］Doty, P. "Family Care of the Elderly:the Role of Public Policy." *Milbank Quarterly* 64.1(1986):34-75.

［52］E.Allen., M.Clegg., C.Lewis.First is the Worst, Second is the Best, Third is the One Who Wins the Popularity Test.http://www.chagrinschools.org/Downloads/Birth%20Order% 202013.pdf.

［53］England, Paula. "Emerging Theories of Care Work." *Annual Review of Sociology* 31 (2005):381-389.

［54］Esping-Andersen, G. *Welfare States in Transition:National Adaptations in Global Economies*. London:Stage-Publications,1996.

［55］Evelyn Nakano Glenn. *Forced to Care:Coercion and Caregiving in America*. Cambridge, Massachusetts:Harvard University Press,2010:89.

［56］Fahlén, S. "Equality at Home—A Question of Career? Housework, Norms, and Policies in a European Comparative Perspective." *Demographic Research* 35(2016):1411-1439.

［57］Finch, J.& Groves, D (eds). *A Labour of Love:Women, Work and Caring*. London:Routledge and Kegan Paul.1983:13-30.

［58］Finch, J.& D.Groves. *Community Care and the Family:A Case for Equal Opportuni-*

*ties?.Women and Social Policy.*Macmillan Education UK,1985.

〔59〕Fitting,M,et al."Caregivers for Dementia Patients:a Comparison of Husbands and Wives."*Gerontologist* 26,3(1986):248-252.

〔60〕Fradkin, Loouise G., & Heath, Angela. *Caregiving of Older Adults.* California: ABC-CLIO,Inc.1992.

〔61〕Francis,L.E.,Worthington,J,.Kypriotakis,G.,&Rose,J."Relationship Quality and Burden among Caregivers for Late-stage Cancer Patients."*Supportive Care in Cancer* 18.11 (2009).

〔62〕Frank,J.*Couldn' t Care More:A Study of Young Cares and Their Needs.* London: The Children's Society.1995.

〔63〕Fraser, N. *Unruly Practices:Power,Discourse And Gender In Contemporary Social Theory.*Cambridge Polity Press,1989.

〔64〕Gaugler,J.E.,Pot, A.M.,Zarit, S.H."Long-term Adaptation to Institutionalization in Dementia Caregivers."*The Gerontologist* 47.6(2007):730-740.

〔65〕Geist,C."The Welfare State and the Home:Regime Differenles in the Domestic Divisivn of Labvur",European Socilogical Review 21.2(2005):23-41.

〔66〕George,Linda K,and L.P.Gwyther."Caregiver Well-being:A Multidimensional Examination of Family Caregivers of Demented Adults." *Gerontologist* 26.3(1986):253-259.

〔67〕Gibson,Diance M."The Issues." in Aged Care:Old Policies, New Problems.Cambridge University Press.1998:3-27.

〔68〕Gibson,M.,Redfoot,D,L.Comparing Long-Term Care in Germany and the United States:What Can We Learn from Each Other? http://www.aarp.org/ppi 2007/2008-02-23.

〔69〕Given,B.,Shewood,P.R.,Given,C.W."What Knowledge and Skills Do Caregivers Need?." *AJN,American Journal of Nursing.*108.Supplement(2008):28-34.

〔70〕Goodman,C."Research on the Informal Carer:Selects Literature Review."*Journal of Advanced Nursing* 11.6(1986):705-712.

〔71〕Graham,Hilary."Caring:A Labour of Love." in A Labour of Love:Women,Work, and Caring.London:Routledge and Kegan Paul.1983:13-30.

〔72〕Grant, Igor, et al. "Health Consequences of Alzheimer's Caregiving Transitions: Effects of Placement and Bereavement."*Psychosomatic Medicine* 64.3(2002):477-486.

〔73〕Hansen, Karen.V."Feminist Conceptions of the Public and Private:A Critical Analysis."*Berkeley Journal of Sociology* 32(1987):105-128.

［74］Harris,P.B.,& Long,S.O."Husbands and Sons in the United States and Japan: Cultural Expectations and Caregiving Experiences." *Journal of Aging Studies* 13.3(1999): 241-267.

［75］Hawranik.P.G.,Strain.L.A.Health of Informal Caregivers:Effects of Gender,Employment,and Use of Home Care Services.Prairie Women's Health Centre of Excellence Retrieved June,2000.https://www.researchgate.net/publication/237727746_HEALTH_OF_INFORMAL_CAREGIVERS_EFFECTS_OF_GENDER_EMPLOYMENT.

［76］Hiedemann B,Sovinsky M,Stern S."Will You Still Want Me Tomorrow ? The Dynamics of Families' Long-term Care Arrangements." *Journal of Human Resources* 53.3 (2018):663-716.

［77］Hills,J.,Paice,J.A.,Cameron,J.R.,et al."Spirituality and Distress in Palliative Care Consultation." *Journal of Palliative Medicine* 8.4(2005):782-788.

［78］Himes,Christine L.,A.K.Jordan,and J.I.Farkas."Factors Influencing Parental Caregiving by Adult Women:Variations by Care Intensity and Duration." *Research on Aging* 18.3 (1996):349-370.

［79］Hochschild,Arlie,Russell.*The Commercialization of Intimate Life:Notes from Home and Work*.Berkeley:University of California Press.2003:2.

［80］Hochschild,A.*The Managed Heart:Commercialization of Human Feeling*.Berkeley: University of California Press,2003.

［81］Hoenig J,Hamilton,MW."The Schizophrenic Patient in the Community and His Effect on the Household."International Journal of Social Psychiatry 12.3(1996):165-176.

［82］Hooyman,N.R.and Kiyak,H,A. *Social Gerontology:A Multidisciplinary Perspective* (*6th ed.*).US:Allyn and Bacon.2002.

［83］Horowitz,A."Family Caregiving to Frail Elderly." in C.Eisdorfer,M.P.Lawton,& G.L.Madddox(eds.). *Annual Review of Gerontology and Geriatrics* 5.1(1985):194-246.

［84］Horowitz,A."Sons and Daughters as Caregivers to Older Parents:Differences in Role Performance and Consequences." *Gerontologist* 25.6(1985):612-617.

［85］House,J.S.*Work Stress and Social Support*.Reading,MA:Addison-Wesley.1981.

［86］Jack, Raymond."Institutions in Community Care." In R.Jack(ed.), Residential versus Community Care:The Role Institutions in Welfare Provision 1998:10-40.London: Macmillan.

［87］Jacobzone,S."Ageing and Care for Frail Elderly Persons:An Overview of International Perspective." *Oecd Labour Market & Social Policy Occasional Papers* (1999).

[88] Janet, Finch, and M.Jennifer. "Filial Obligations and Kin Support for Elderly People." *Ageing & Society* 10.2(1990):151-175.

[89] Yee J L, Schulz R. "Gender Differences in Psychiatric Morbidity among Family Caregivers:A Review and Analysis." *The Gerontologist* 40.2(2000):147-164.

[90] Jeffrey, W.D., Gary R.L., & Thomas B.J. "Reciprocity, Elder Satisfaction, and Caregiver Stress and Burden:The Exchange of Aid in the Family Caregiving Relationship." *Journal of Marriage and the Family* 56.1(1994):35-43.

[91] JOOH, LIANG D. "Economic Burden of Informal Care Attributable to Stroke Among Those Aged 65 Years or Older in China." *International Journal of Stroke* 12.2(2017):205-207.

[92] Kane, R.A., Reinardy, J.D. "Family Caregiving in Home Care." in C.Zukerman, N. N.Dubler., B.Callopy(eds). *Home Health Care Options:A Guide for Older Persons and Concerned Families.* New York:Plenum.1989.

[93] Kaye, Lenard W., and J.S.Applegate. "Men as Elder Caregivers:Building a Research Agenda for the 1990s." *Journal of Aging Studies* 4.3(1990):289-298.

[94] Keith, Carolyn. "Family caregiving systems:Models, resources, and values." *Journal of Marriage & Family* 57.1(1995):179.

[95] Kinney, J.M. "Home Care and Caregiving." In Birren, J.E. (Ed.). *Encyclopedia of Gerontology* 2.(1996):667-678.San Deigo:Academic Press.

[96] Knijn, T., and Kremer, M. "Gender and the Caring Dimension of Welfare States: Toward Inclusive Citizenship." *Social Politics* 4.3(1997):328-361.

[97] Koehn, Daryl. *Rethinking Feminist Ethics:Care, Trust and Empathy.* London:Routledge.1998.

[98] Kosberg, J.I., Caril, R.E., & Keller, D.M. "Components of Bruden:Interventive Implication." *The Gerontologist* 30.2(1990):236-242.Lefley, Harriet, P., H.P.Lefley., H.P.Lefley. *Family Caregiving in Mental Illness.* Sage Publications, 1996.

[99] Krach, B.P., & Brooks, J, A. "Identifying the Responsibilities & Needs of Working Adults Who are Primary Caregivers." *Journal of Gerontological Nuring* 21.10(1995):41-50.

[100] Kramer, B.J. "Gain in the Care Giving Experience:Where Are We? What Next?" *The Gerontologist* 37.2(1997):218-232.

[101] Kremer, M. *How Welfare States Care:Culture, Gender, and Parenting in Europe.*

Amsterdam University Press,2007:32.

[102]Laslett,Barbara.,Johanna,Brenner."Gender and Social Reproduction:Historical Perspectives."*Annual Review of Sociology* 15.1(1989):381-404.

[103]Lawton,M.Powell.,Elaine M.Brody and Avalie R.Saperstein."A Controlled Study of Respite Service for Caregivers of Alzheimer's Patients."*The Gerontologists* 29.1(1989): 8-16.

[104]Lawton,M.Powell,et al."A Two-factor Model of Caregiving Appraisal and Psychological Well-being."*Journal of Gerontology:Psychological Sciences* 46.4(1991):181-189.

[105]Lee,G.R."Gender Differences in Family Caregiving:A Fact in Search of a Theory."in Dwyer,Jeffrey W.and Coward,Raymond T.(Ed.),(1992).*Gender,Families,and Elder Care*.Chap.8.C.A.:Sage.

[106]Leininger,M M."The Theory of Culture Care Diversity and Universality."*Nln Publications* 22.15-2402(1991):5.

[107]Leira,A.*Welfare States and Working Mothers*.Cambridge:Cambridge University Press,1992:171.

[108]Leira,A."Aspects of Intervention:Consulation,Care,Help and Support."In Hales,G.(Ed.),*Beyond Disability:Towards and Enabling Society* 6(1994):185-201.

[109]Leira,A."Concepts of Caring:Loving,Thinking,and Doing."*Social Service Review* 68.2(1994):185-201.

[110]Leung,Joe C B."Family Support for the Elderly in China."*Journal of Aging & Social Policy*9.3(1997):87-101.

[111]Lieberman,M.A.,Fisher,L."The Effects of Nursing Home Placement on Family Caregivers of Patients With Alzheimer's Disease."*The Gerontologist* 41.6(2001):819-826.

[112]Lincoln.Yvonna S.,Egon G.Guba.*Naturalistic Inquiry.* Newbury Park,CA:Sage, 1985:202.

[113]Lister,R.*Citizenship:Feminist Perspectives.* New York:Palgrave Macmillan.2003.

[114]Litwak,E.*Helping the Elderly:Complementary Roles of Informal Networks and Formal* Systems.New York:The Guilford Press.1985.

[115]Li,Y.,Sprague,D."Study on Home Caregiving for Elder with Alzheimer's and Memory Impairment."*Illness,Crisis,& Loss* 10.4(2002):318-333.

[116]Lozier,J.,Althouse,R."Social Enforcement of Behavior Toward Elders in an Appalachian Mountain Settlement."*The Gerontologist* 14.1(1974):69-80.

［117］Lweis,J."Gender and the Development of Welfare Regimes."*Journal of European Social Policy* 2.3(1992):159-173.

［118］Margaret M.Baltes.*The Many Faces of Dependency in Old Age.*New York:Cambridge University Press.1996:186.

［119］Matthews,S.H.,Rosner,T.T."Shared Filial Responsibility:The Family as the Primary Caregiver."*Journal of Marriage & Family* 50.1(1988):185.

［120］Mayhew,L.Health and Elderly Care Expenditure in an Aging World.http://www.iiasa.ac.at/Admin/PUB/Documents/rr-00-21.pdf.

［121］McKillip,J.*Need Analysis:Tools for the Human Services and Education.*Newbury Park,Calif:Sage Publications,1987:133-138.

［122］Medalie,J.H."The Caregiver as the Hidden Patient."*Family Caregiving Across the Lifespan.*Eds Eva Kahana,David E.Biegel and May L.Wykle,.CA:Sage.1994.

［123］Mehta,K."Caring for the Elderly in Singapore."in *Who Should Care for the Elderly:An East-West Value Divide*,(eds.)by W.T.Liu et al,Singapore:Singapore University Press.2000.

［124］Merluzzi,T.V.,Philip,E.J.V.,Vachon,D.O.,&Heitzmann,C.A."Assessment of Self-efficacy for Caregiving:The Critical Role of Self-care in Caregiver Stress and Burden."*Palliative & Supportive* 9.1(2011):15-24.

［125］M.Evandrou."Care for the Elderly in Britain:State Services,Informal Care and Welfare Benefits."*The Economics of Care of the Elderly.* Alder Shot,England:Avebury.1991:69-89.

［126］Mitrani,V.B.,et al."The Role of Family Functioning in the Stress Process of Dementia Caregivers:A Structural Family Framework."*The Gerontologist* 46.1(2006):97-105.

［127］Montgomery,R.J.V."Examining Respite:Its Promise and Limits."in Ory M.G.and Duncker,A.P.(eds.),In *Home Care for Older People:Health and Supportive Service*,1992:75-96.CA:Sage.

［128］Montgomery,R,V.,Stull,D.E.,& Borgatta,E.F."Measurement and the Analysis of Burden."*Research on Aging* 7.1(1985):177-152.

［129］Nancy Folbre,Janet C.Gornick,Helen Connolly,Teresa,Munzi."Women's Employment,Unpaid Work, and Economic Inequality." In Janet C.,Gornick.,Markus Jäntti(eds),Income Inequality:Economic Disparities and The Middle Class in Affluent Countries.Stanford University Press,2013:234-260.

[130]Nancy R.Hooyman,H.Asuman Kiyak.*Social Gerontology:A Multidisciplinary Perspective.*Allyn and Bacon,Inc.2005:182.

[131]Nomaguchi,K.M."Change in Work Family Conflict among Employed Parents between 1977 and 1997."*Journal of Marriage and Family* 71.1(2009):15-32.

[132]Norman K.Denzin.,Yvonna S.Lincoln.*Handbook of Qualitative Research.*Sage,Thousand Oaks,2000:8.

[133]Nussbaum,Martha."Feminism and Internationalism."*Metaphilosophy* 27.1-2(1996):202-208.

[134]O'Brien,M.T."Multiple Sclerosis:Stressors and Coping Strategies in Spousal Caregivers."*Journal of Community Health Nursing* 10.3(1993):123-135.

[135]OECD.*Caring for Frail Elderly People:Policies in Evolution.* Paris:Organization for Economic Co-operation and Development,1996.

[136]Olson,D.H.,and J.Defrain. *Marriage and the Family:Diversity and Strengths.* Mayfield Publishing,2012.

[137]Orloff,Ann Shola."Gender and the Social Rights of Citizenship:the Comparative Analysis of Gender Relations and Welfare States."*American Sociological Revie* 58.3(1993):303-328.

[138]Ory,M.G.,Hoffman,R.R.,Yee,J.L.,et al."Prevalence and Impact of Caregiving:A Detailed Comparison Between Dementia and No Dementia Caregivers."*The Gerontologist* 39.2(1999):177-186.

[139]Pascall,Gillian.*Social Policy:A Feminist Analysis.*London:Tavistoc Publications,1986.

[140]Patterson J M."Families Experiencing Stress:I.The Family Adjustment and Adaptation Response Model,II.Applying the FAAR Model to Health-related Issues for Intervention and Research."*Family Systems Medicine* 6(1988):202-237.

[141]Pearlin,Leonard I.,and C.S.Aneshensel."Caregiving:The Unexpected Career."*Social Justice Research* 7.4(1994):373-390.

[142]Phillips,L.R."Elder-family Caregiver Relationships:Determining Appropriate Nursing Interventions."*Nursing Clinics of North America* 24.3(1989):795—807.

[143]Pickard,Linda."Policy Options for Cares."*With Respect to Old Age:Long Term Care-Rights and Responsibilitie.*London:TSO.1999:4.

[144]Pistole,M.Carole."Caregiving in Attachment Relationships:A Perspective for

Counselors." *Journal of Counseling Development* 77.4(2011):437-446.

[145]Poulshock,S.W.,& Deimling,G.T."Families Caring for Elders in Residence:Issues in the Measurement of Burden." *Journal of Gerontology* 39.2(1984):230-239.

[146]Printzfeddersen,V."Group Process Effect on Caregiver Burden." *Journal of Neuroscience Nursing Journal of the American Association of Neuroscience Nurses* 22.3(1990):164-168.

[147] Quereshi, H., Walker, A. *The Caring Relationship: Elderly People and Their Family.* London:Macmillan.1989.

[148]Robson,C. *Real World Research.* Oxford:Blackwell.1997:38.

[149]Roche,V."The Hidden Patient:Addressing the Caregiver." *American Journal of the Medical Science* 337.3(2009):199-204.

[150]Rosenberg,H."Motherwork,Stress and Depression:The Costs of Privatized Social Reproduction."in Nelson,E. and Robinson,B.(eds). *Gender in the 1990s:Images,Realities and Issues.*Toronto:Nelson Canada.1995.

[151]Ruddick,S."Care as Labor and Relationship." In Harber,P.G. and H.Shue(eds.),*Norms and Value:Essays on the Work of Virginia Held.*New York:Rowman and Littlefield Publishers,Inc.1998.

[152]Sainsbury,D. *Gender and Welfare State Regimes.* New York:Oxford University Press,1999.

[153] Sarah H. Matthews & Tena Tarler Rosner. "Shared Filial Responsibility:The Family as the Primary Caregiver." *Journal of Marriage and Family* 50.1(1988):185-195.

[154]Scharlach,A.E.,and S.L.Boyd."Caregiving and Employment:Results of an Employee Survey." *The Gerontologist* 29.3(1989):382-387.

[155] Schulze, R., Belle, S.H., Czaja, S.J., McGinnis, K.A., Stevens, A., Zhang, S. "Long-term Care Placement on Dementia Patients and Caregiver Health and Well-being." *Journal of the American Medical Association* 292.8(2004):961-967.

[156]Sehulz,R.,Beach SR."Caregiving as A Risk Factor for Mortality:The Caregiver Health Effects Study." *Jama* 282.23(1999):2215-2219.

[157]Silverman,D.*Doing Qualitative Research.*SAGE Publications.2009:79.

[158]Stevenson,J.P."Family Stress Related to Home Care of Alzheimer's Disease Patients and Implications for Support." *Journal of Neuroscience Nursing Journal of the American Association of Neuroscience Nurses* 22.3(1990):179.

[159]Stoller,E.P."Gender Differences in the Experiences of Caregiving Spouses." *Jsai Workshops* 1992.

[160]Stone,R.,G.L.Cafferata,and J.Sangl."Caregivers of the Frail Elderly:A National Profile." *The Gerontologist* 27.5(1987):616-626.

[161]Stone,R.l.,and S.M.Keigher."Toward an Equitable,Universal Caregiver Policy: the Potential of Financial Supports for Family Caregivers." *Journal of Aging and Social Policy* 6.1-2(1994):57-75.

[162]Strauss, A., Coin, J. *Basics of Qualitative Research:Grounded Theory Procedures and Techniques*.Newbury Park,CA:Sage,1990:87.

[163]Sung,K.T."Measures and Dimensions of Filial Piety in Korea." *The Gerontologist* 35(1995):240-247.

[164]Tennstedt,Sharon L.,J.B.Mckinlay,and L.M.Sullivan. "Informal Care for Frail Elders:The Role of Secondary Caregivers." *Gerontologist* 29.5(1989):677-683.

[165]Thévenon, O. "Family Policies in OECD Countries:A Comparative Analysis." *Population & Development Review* 37.1(2011):57-87.

[166]Tobin,S.S."A Non-Normative Old Age Contrast:Elderly Parents Caring for Offspring with Mental Retardation."in V.L.Bengston (ed.).*Adulthood and Ageing:Research on Continuities and Discontinuities.* New York:Springer.1996:124-142.

[167]Tosland,R.W.,Charles,M.R.,Terry,P.,& Gregory,C.S."Comparative Effectiveness of Individual and Group Interventions to Support Family Caregivers." *Social Work* 35.3 (1990):209-217.

[168]Coles,Robert."Born to Rebel:Birth Order,Family Dynamics,and Creative Lives (review)."*Biography* 21.1(1997):58-62.

[169]Travis,S.S."Families and Formal Networks."*Handbook of Aging and the Family*. Greenwood Press,1995:458-473.

[170]Tronto,J.C."Women and Caring:What Can Feminists Learn about Morality from Caring?"*Gender/ Body/ Knowledge:Feminist Reconstructions of Being and Knowing*.Rutgers University Press,1989:172-187.

[171]Tronto,J.C.*Moral Boundaries:A Political Argument for an Ethic of Care*.New York and London:Routledge,1994:1-3.

[172]Turner,L.A."Relation of Attributional Beliefs to Memory Strategy Use in Children and Adolescents with Mental Retardation." *American Journal of Mental Retardation* 103.2

(1998):162-172.

[173]Tuominen,Mary."Forced to Care:Coercion and Caregiving in America by Evelyn Nakano Glenn." *Gender and Society* 26.1(2012):129-130.

[174] Twigg, Julia. " Carers in the Service System." *Carers: Research and Practice.* London:HMSO.1992:60-61.

[175]Ungerson,C."Cash in Care." *Care Work:Gender,Labor and the Welfare State.* New York:Routledge.2000.

[176] United Nations. Department of economic and social affairs, population division. *World Population Ageing* 2013.New York:United Nations publication,2013.

[177]Van Den Berg,B.et al."Economic Valuation of Informal Care:The Contingent Valuation Method Applied to Informal Caregiving." *Health Economics* 14.2(2005):169-183.

[178]Wakabayashi M,Kureishi W."Differences in the Effects of Informal Family Caregiving on Health and Life Satisfaction between Wives and Husbands as Caregivers." *Review of Development Economics* 22.3(2018):1063-1080.

[179]Walker, A. J., Clara C. Pratt, Hwa-Yong Shin, & Laura L.Jones. "Motives for Parent Caregiving and Relationship Quality." *Family Relations* 39.1(1990):51-56.

[180]Walker,A.J.,Pratt,C.C.,Oppy,N.C."Perceived Reciprocity in Family Caregiving." *Family Relations* 41.1(1992):82-85.

[181]Waltrowicz,W.,Ames,D.,McKenzie,S.,Flicker,L."Burden and Stress on Relatives (Informal Carers) of Dementia Sufferers in Psychogeriatric Nursing Homes." *Australasian Journal on Aging* 15.3(1996):115-118.

[182]Wareness,K.and Ringer,S."Women in the Welfare State:the Case of Formal and Informal Old-Age Care." *The Scandinavian Model:Welfare States and Welfare Research.* M.G. Sharpy Inc.1987.

[183]Weber,N.D.and Schneider,P."Respite Care for the Visually Impaired and Their Families." *Respite Care:Progoams,Problems and Solution* 1993:62-77.Philadelpaia,PA:The Charles Press.

[184]White,S.,Gardner,D."Juggling with Reciprocity:Towards a Better Balance." *New Gender Agenda,London;* Institute for Public Policy Research.2000:105.

[185]Whitlatch,C.J.,and L.S.Noelker."Caregiving and Caring." *Encyclopedia of Gerontology* (2007):240-249.

[186]WHO."World Report on Ageing and Health." http://www.who.Int/ageing/publi-

cations/world-report-2015/en.

[187]William,E.H.Psychological."Social and Health Consequents of Caring for Senile Dementia."*Journal of American Geriatric Society*.35(1993):405-411.

[188]Williams, F."Rethinking Care in Social Policy."*Paper Presented at the Annual Conference of the Finnish Social Policy Association*.University of Jonesuu,Finland,2003.

[189]World Health Organization.*World Report on Ageing and Health*.Geneva:World Health Organization,2015:46.

[190]Wright,Ken."Social Care Versus Care by the Community:Economics of the Informal Sector."*The Economics of Care of the Elderly*.Alder shot,England:Avebury.1991:53-68.

[191]Yuan F."The Status and Roles of the Chinese Elderly in Families and Society." *Aging China:Family,Economics,and Government Policies in Transition*.The Gerontological Society of America.1987.

[192]Zarit, S. H., and Whitlatch, C. J. "Institutional Placement:Phases of the Transition."*The Gerontologist* 32.5(1992):665-672.

[193]Zverova Martina."Frequency of Some Psychosomatic Symptoms in Informal Caregivers of Alzheimer's Disease Individuals.Prague's Experience."*Neuro Endocrinology Letters* 33(2012):565-567.

三、译著参考文献
（按作者汉译名拼音顺序排列）

[1][英]安·奥克利著:《看不见的女人:家庭事务社会学》,汪丽译,南京:南京大学出版社2020年版。

[2]巴顿·米高著:《质的评监与研究》,吴芝仪、李奉儒译,台北:桂冠图书股份有限公司1995年版。

[3]贝蒂·弗里丹著:《女性的奥秘》,程锡麟等译,广州:广东经济出版社2005年版。

[4]大卫·卡普著:《同情的负荷——精障之照顾者的爱与碍》,林秋芬等译,台北:洪叶文化事业有限公司2010年版。

[5]德里克·希特著:《何谓公民身份》,郭忠华译,长春:吉林出版集团有限责任公司2007年版。

[6]弗兰欣·摩斯科维茨、罗伯特·摩斯科维茨著:《如何照顾年迈的父母》,杨立民译,台北:业强出版社 1993 年版。

[7]哈尔·肯迪格等著:《老年人的家庭支持》,张月霞译,台北:五南图书出版公司 1997 年版。

[8]萝丝·玛丽等著:《老年与家庭——理论与研究》,林欧桂英等译,台北:五南图书出版股份有限公司 2007 年版。

[9]露丝·里斯特著:《公民身份:女性主义的视角》,夏宏译,长春:吉林出版集团有限责任公司 2010 年版。

[10]卡罗尔·吉利根著:《不同的声音:心理学理论与妇女发展》,肖巍译,北京:中央编译出版社 1999 年版。

[11]南茜·弗雷泽著:《正义的尺度——全球化世界中政治空间的再认识》,欧阳英译,上海:上海人民出版社 2009 年版。

[12]南茜·弗雷泽著:《正义的中断——对"后社会主义"状况的批评性反思》,于海青译,上海:上海人民出版社 2009 年版。

[13]乔纳森·特纳、简·斯戴兹著:《情感社会学》,孙俊才、文军译,上海:上海人民出版社 2007 年版。

附录 "失能老年人家庭照顾者压力及社会支持"访谈大纲

一、基本资料

1. 失能老年人基本资料。

性别、年龄、婚姻状况、生育子女状况、职业收入状况、身体患病状况。

2. 失能老年人家庭照顾者基本资料。

性别、年龄、婚姻状况、生育子女状况、职业收入状况、与失能老人关系。

二、照顾过程与经验

1. 照顾的时间(年限):您照顾老人有多长时间了?

2. 照顾的原因:成为照顾者是基于哪些方面的考虑? 是主动承担照顾责任? 还是被迫成为照顾者? 成为照顾者的过程是怎样的? 成为照顾者当时您的想法是怎样的? 心情如何?

3. 照顾工作的内容:每天照顾老人的时间大约有多久? 提供的照顾内容有哪些? 照顾过程中是否需要照顾技巧? 您是怎么获得这些技巧的?

4. 照顾压力方面:除了照顾老人之外,还承担哪些工作? 是否有亲戚朋友帮您一起分担照顾责任? 在照顾老人过程中,您身体方面是否有不舒服的情况？在其他方面还有哪些压力？曾遇到过哪些特殊或深刻的感受？

三、照顾需求及满足情况

1. 您在照顾过程中有哪些需求？

2. 这些需求是否得到了满足？是通过哪些途径来获得满足的？

3. 您目前最需要的支持有哪些？

四、其他问题

1. 在照顾老人的过程中，您最担心的事情是什么？

2. 如果可以重新选择，您是否还愿意承担照顾老人的工作？

后　　记

时间如同一条缓缓流淌的河流。我们通常感受不到它的流逝,因为我们的日子大多是安然如常的;如果我们突然意识到时间的存在,很可能是因为我们的生活出现了起伏变化。

2020年,对每一个人来说可能都有着太多非同一般的感受。对我而言,尤为如此。在这一年的最后三个月,发生的两件事情,对我的人生具有特别的意义。

第一件事情,是这本书的即将出版。

我的第一本专著出版是在14年前,那时候我刚刚博士毕业入职未久,将博士论文修订之后出版。虽然博士论文的撰写过程充满艰辛,但是付梓出版的过程还是比较顺畅。回想那个时候,我的角色身份比较单纯,对于学术研究也有着非常朴素的认识,想着只要认真钻研按部就班就可以陆续有成果出版。没有想过第二本专著的出版会相距这么久的时间。在这期间,我的角色身份越来越丰富、同时也呈现出相互叠加、相互挤压的状态。行政工作占据了我绝大多数的时间,虽然我为自己的工作取得的成绩感到骄傲和欣慰,但是内心深处仍然为无法投入更多时间进行学术研究而感焦虑和不安。整段的研究和思考的时间对我来说是奢望,所以我尽可能地将碎片化的时间利用起来:坐公交车的时间、会议开始前的时间、等餐的时间……我的背包里永远都背着文献或资料,在这些碎片化的时间里翻看查阅,这种状态成为我的日常。这本书的出版是我多年的预期和愿望——在我拿到第一个国家社会科学基金项目的那一刻,我就决定要将课题成果出版。正因为有着这样一个执念,也使得我的这项国家课题结题时间一直拖延,因为总觉得还不够成熟、还达不到出版的要求。在这期间也不是没想过要放弃,但是每次看到那一本本厚厚的读书笔记、那一摞摞标注得五颜六色的文献资料,还是心有不甘,还是告诉自己再坚持一下。终于,这份执念有了结果。

第二件事情,是我被诊断罹患重病。

2020 年的 10 月,是我人生中的至暗时刻。各种检查、会诊、确诊、入院、手术、治疗……生活向我呈现了完全陌生的一幅景象,未来的每一天都不可控,我经历了从未有过的焦灼、悲伤、彷徨、恐惧。突然之间,曾经坚守执着的一切都变得不重要,"生命"真正成为我每时每刻都忧虑不安的主题。在经历了一段难以述说的极其痛苦的调整阶段之后,我终于接受了自己"病人"这一新的身份,终于明白了自己要拥有比以往更为坚强的意志来迎接这个挑战,战胜病魔、重塑自我。

这本书最后的修订工作,是在我的治疗期间进行的。在敲下这些字码的时候,我仍在忍受着药物带给我的种种不适。但是,一切都还好。期盼多年的书即将出版,未期而至的疾病也已步入正常治疗的轨道。

感谢在过去的岁月里曾经给予我那么多支持和爱的人们。

感谢领导和同事们对我工作的理解和支持,过去的几年中,我们一起并肩作战、拼搏奋斗的情景历历在目,我们为之奋斗过的每一个工程都刻骨铭心,虽为过往,依然美好。

感谢那么多的专家学者给予我的关心和勉励。有些专家虽然只是数面之缘,但却总是在我遇到难题的时候给我及时的帮助。在我患病期间最为无助的时刻,一些老师给我的安慰和支持,让我极为感动和温暖。

感谢我的学生们给予我的爱和包容。我最为喜欢就是"老师"这个身份,最为幸福的事情就是看到学生的成长和进步。因为近些年来工作太过繁忙，我用在学生身上的时间一再压缩，但是学生们对我报以极大的包容，给我的爱和回馈常常让我湿了眼眶。你们的名字我都一一记在心里。

感谢朋友们给予我的关心和爱护。虽然平时难得联系，但是关键时刻你们的竭力相助，让我感受到朋友的珍贵和力量。你们的叮咛我都记下了，天涯海角，同心相知。

感谢本书出版过程中提供帮助的可爱的人们。特别感谢郭彦辰编辑对书稿付出的辛苦，希望以后有机会面见道谢。

感谢我的家人们。你们真的是我最坚强的后盾。

谨以此书献给我的爱人李伟峰和小女托托——你们是我的至爱。

2020 年即将过去了。未来的每一天，希望每个人都好好的。

梁丽霞

2020 年 11 月 15 日

责任编辑：郭彦辰
封面设计：石笑梦
封面制作：姚　菲
版式设计：胡欣欣

图书在版编目（CIP）数据

被隐匿的光景:失能老年人家庭照顾者压力及社会支持研究/梁丽霞 著. —北京：
　人民出版社,2021.6
ISBN 978－7－01－023080－1

Ⅰ.①被…　Ⅱ.①梁…　Ⅲ.①老年人-护理-社会服务-研究-中国
　Ⅳ.①R473②D669.6

中国版本图书馆 CIP 数据核字(2021)第 001501 号

被隐匿的光景
BEI YINNI DE GUANGJING
——失能老年人家庭照顾者压力及社会支持研究

梁丽霞　著

人 民 出 版 社 出版发行
(100706　北京市东城区隆福寺街 99 号)

北京汇林印务有限公司印刷　新华书店经销

2021 年 6 月第 1 版　2021 年 6 月北京第 1 次印刷
开本:710 毫米×1000 毫米 1/16　印张:26.5
字数:364 千字

ISBN 978－7－01－023080－1　定价:79.00 元

邮购地址 100706　北京市东城区隆福寺街 99 号
人民东方图书销售中心　电话 (010)65250042　65289539